天下文化
BELIEVE IN READING

健康生活 155B

吃對全食物 下

陳月卿 著

作者
陳月卿

資深新聞工作者、知名電視節目主持人、暢銷作家。現任癌症關懷基金會董事長；參與多項公益團體，熱心社會關懷運動。

政大新聞系、政大新聞研究所畢業。歷任「健康2.0」節目主持人、華視新聞部記者、主播、副理，製作《天涯若比鄰》、《放眼看天下》、《華視新聞雜誌》等優質節目。曾獲最佳新聞 節目及教育文化節目主持人等五座電視金鐘獎，及第 十四屆十大傑出女青年。

二十多年來，陳月卿陪伴夫婿重新調整飲食模式以對抗癌症，她深深了解，適當的飲食不是一時的健身時尚，更應該是一種生活方式。她經常接受訪問、主持節目或應邀演講，希望與所有有緣人共同寶貝身體，並在交流中分享疾病帶來的生命轉機和智慧。

2010 年出任「癌症關懷基金會」董事長，全力推動「全食物運動」，設立癌友飲食指導班，並由學者專家免費協助癌友進行飲食營養改善計畫，長期指導、觀察、記錄，以深入了解飲食對癌症病人的幫助，並作為未來擴大推動「全食物運動」的基礎，目前在台北、台中、高雄已進行十多個梯次，幫助許多癌友。

目錄

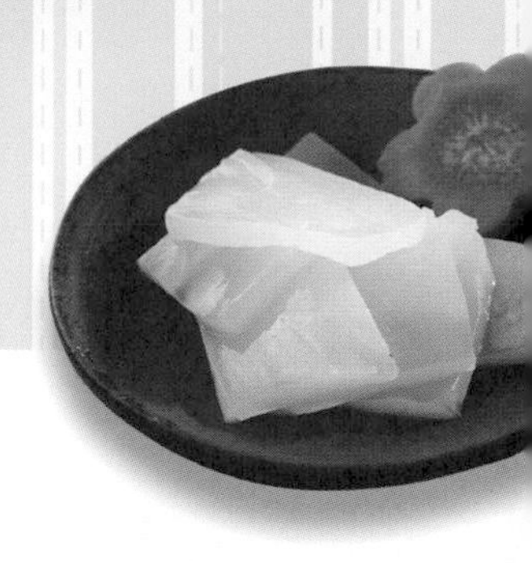

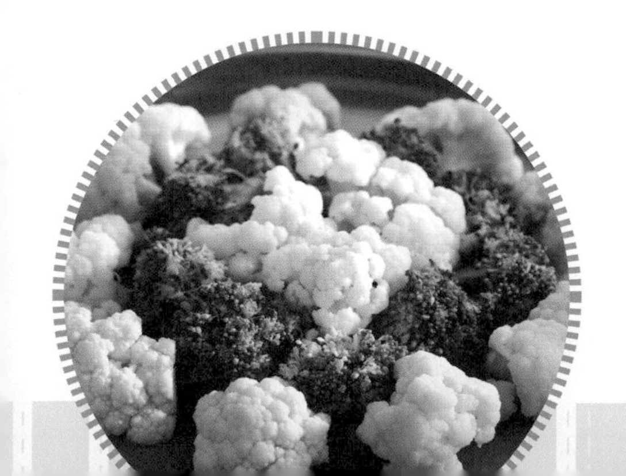

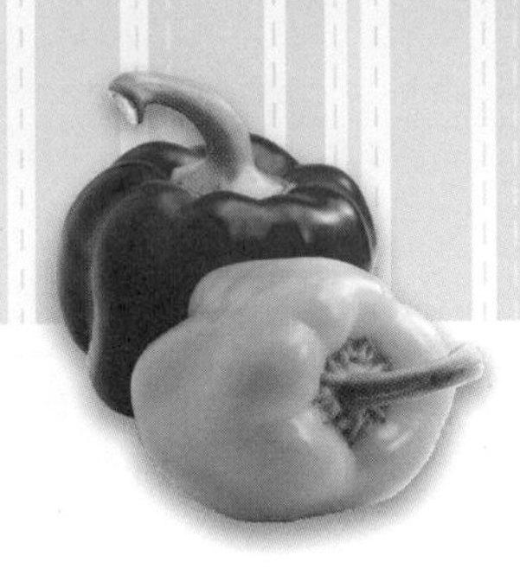

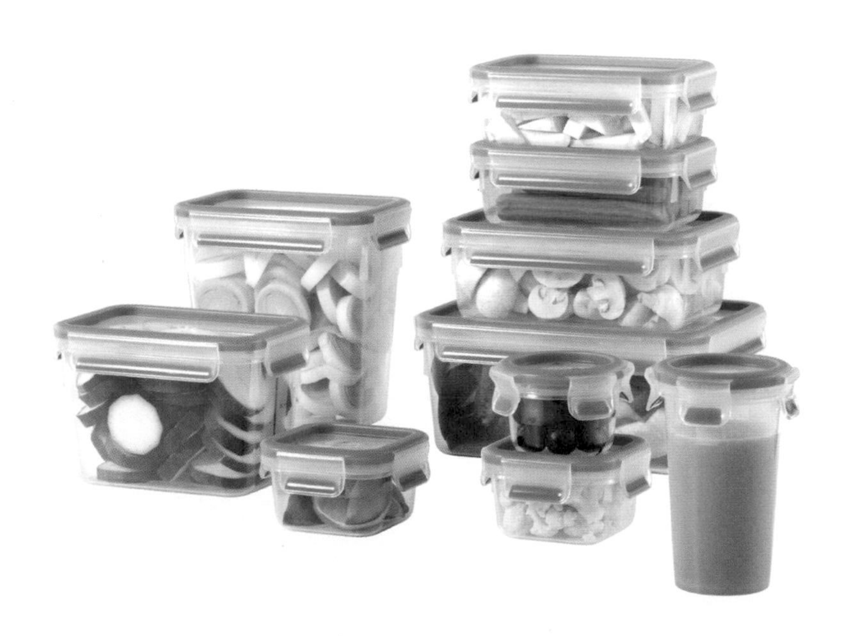

序一

健康的最佳指引

賴基銘

我認識陳月卿女士是在她主持「華視新聞雜誌」時，這個節目曾是我年輕時最喜歡的節目，她做新聞的認真態度也表露在今天的寫作上，尤其是過去20年無微不至照護她先生的健康，更全力推廣蔬食全民運動，使得關於全食物的系列書籍自出版以來，贏得廣大民眾的迴響。

全食物營養是目前很重要的營養觀念，單一純化的營養素即使如綜合維他命，都已不再是營養保健的潮流。其實蔬菜水果等天然的食物，都含有各種抗氧化的成分以及化學物質（phytochemicals），它們包含在果皮、果肉及種子，當全部混雜打碎之後，再由人體全面吸收，會產生交互協同作用，大大增加保健價值。

曾有研究顯示，沒有任何證據證明單一或綜合維他命可以預防癌症或心臟病，長期使用維他命E（每天400國際單位以上），反而增加10%的死亡率，而大量攝取蔬菜水果的人，可以減低60～70%心血管疾病，或減少75%的胃癌、70%的大腸癌、50%的乳癌及46%的肺癌。再根據全球154個可比對的前瞻性研究調查報告顯示，蔬菜水果攝取太低，會增加2至

3 倍的各種癌症機會，只有全食物的蔬果，還可以有保健防癌的效果。

因此，養生防癌之道，就是維持抗氧化保護與自由基破壞之間的平衡。台灣民眾蔬果攝取量仍嚴重不足，台灣癌症基金會多年來不斷努力呼籲民眾，應攝取大量蔬果，喊出「天天五蔬果」進而「蔬果彩虹 579」的口號，但仍迫切需要有心人士著書推廣，鼓勵社會大眾多多攝取全食物蔬果，陳女士再接再厲推出《吃對全食物》，可以做為最好的指引，值得大大推薦。

（本文作者曾為國家衛生研究院「台灣癌症臨床研究合作組織」主任、癌症研究所副研究員，現為台灣癌症基金會執行長及萬芳醫院研究副院長）

序二

吃出健康　吃出愛

李秋涼

多年以前，基於同樣是追求健康的理由，我與作者陳月卿女士相約在光啟社碰面。磁場相同的我們，一見如故，對談甚歡。言談間，可以感覺到她對全家人身體健康的照顧十分用心而有智慧，有關飲食的觀念也很正確，尤其是談到「全營養調理機」的使用心得，我們的共同話題就更多、更投入了。

在很短時間內，我們籌備出一場牧草大餐，還集合了一群志同道合的朋友，一起「吃出健康吃出愛！」此後，她便積極參與各項有關活動，讓我印象最深刻的是她一定會隨身攜帶筆記本，邊吃菜邊做紀錄，回家後就實施在她的生活中。所以她的生機飲食是極其生活化的！

為了照顧罹患肝癌的先生和維護孩子的健康，她很勤快認真，看遍了國內外的有關資料，並做了深入研究，不但造福了全家，連自己多年的貧血現象也一併消除，擺脫了「藥罐子」的夢魘。如今陳月卿女士已是健康美麗的代言人，更難得的是她願意兼善天下，把自己多年的研究收穫和體驗心得與眾人分享，讓大家在接受飲食新觀念的同時，也能輕鬆學到全食物、全營養的簡單烹調方法。

作者曾主持過「華視新聞雜誌」的節目，讓我有機會在電視上傳達許多新的健康訊息；更因為有了媒體的積極報導，才讓我有足夠的信心去推廣身心靈整合的健康概念。感恩天主安排我認識她，也請讀者大眾因著她的善心引導而得到健康，期待有一天，台灣這塊土地終能成為健康王國！

（本文作者為前愛德園文教基金會董事長、自詡為「與癌和平相處的生存者」）

序三

加入新飲食文化的行列

黃翠華

您是否有不少減重的經驗，但常失敗也容易復胖？其實每個人的飲食習慣都由來已久，再加上美食的誘惑，要改真難，但卻唯有改變才能帶來健康，而這也正是營養師工作的挑戰。尤其受限於醫院人力，只能以短短的時間盡力傳授，回家後患者的飲食行為是否改了？身為多年營養師內心總有許多著急與無奈。

2010 年，月卿姊邀請我與我的同學黃淑惠營養師擔任癌症關懷基金會董事，共同為癌友與全民健康盡一份心力，大家一步一腳印的陪伴癌友，苦口婆心的指導與鼓勵，目標就是要幫助他們改變飲食習慣。我們因而開辦飲食指導計畫，由一開始陪伴癌友長達八個月的時間，之後不斷調整修正做法，現在已經進入第七屆了。期間淚水交雜著汗水，累積許多寶貴的經驗，月卿姊更分享自己實用的飲食妙招，讓這個專班的學理、實務、操作、經驗傳授都能兼備。

現在，我們只需三個月便可以有效幫助癌友改變飲食習慣，包括質與量都有明顯改變，甚至連血脂肪、尿酸等問題都跟著改善，對癌友的體重管理也更好了。這樣的成果在 2014

年8月的亞洲營養年會發表後，獲得許多回響，而其中許多珍貴、實用有效的飲食方法與資訊，都可以在這本書裏找到，尤其以月卿姊生動且淺顯易懂的文筆寫來，讓我彷彿進入時光隧道，感人的往事歷歷在目。

親眼目睹癌友改變多年的飲食習慣，吃出健康，尤其令我佩服的是月卿姊的願心，總想把自己百寶箱裏所有的寶藏與大家分享。大家受到她的感染都會跟著照做並分享，也會不斷動腦蒐集與研發新食譜，快樂的加入她領航的新飲食文化運動推動者之列。

我誠摯邀請大家，趕快拿起書跟著做，讓自己與親朋好友，一起吃出健康、快樂、幸福！

（本文作者為癌症關懷基金會執行長、台北護理健康大學兼任講師、前中華民國營養師公會全聯會秘書長、北醫營養部主任、馬偕醫院營養師）

序四

愛心，家真正的味道

Joyce

小時候，我以為每個小孩都要喝精力湯和吃五穀飯，直到小學三年級才知道這是我們家特有的家規。

出國讀書後的第一、二個月，覺得自己終於解脫了，沒有媽媽每天耳提面命的嘮叨著什麼能吃、什麼不能，不需要天天喝精力湯、吃五穀米。所以，前兩個月真的是卯起來狂吃，把媽媽訂下的十大禁食、家規全都拋到了腦後。舉凡披薩、炸雞、薯條到奶油蛋糕、珍珠奶茶……媽媽千叮嚀萬交代別碰的食品，全部都被我吃了一遍。

然後我就後悔了。

我整整胖了十公斤，體驗了傳聞中的「Freshman 15」（大學新鮮人增胖 15 磅）後，我才知道原來媽媽的愛心、嘮叨和對健康的堅持，是真的有她的道理在。這時候我才開始想念每天早上的精力湯、豆漿，還有五穀飯和地瓜葉。

但是，在美國要吃得健康真的不容易，所以趁著暑假回台灣，我搬回了調理機、電鍋，以及一些鍋碗瓢盆，還向媽媽學了幾道簡單的菜餚。功課比較不忙的時候，我會給自己打杯精力湯，甚至做個便當，這時候才發現，簡單的事要持續，還真的不簡單。但是，自己做的飯不僅吃起來健康，而且很有成就感，我想我會繼續努力。

放假回台灣，除了與最想念的親朋好友相聚之外，第一件要做的事就是睡個好覺，然後起床喝媽媽的精力湯。因為對我來說，這才是家的味道，不是滷肉飯、蚵仔煎或是雞排，而是一杯營養豐富、充滿愛心的精力湯。

（本文作者為陳月卿之女）

自序

健康美味也可以很簡單

「希望能幫助更多人，像我們全家一樣找回健康」！

多年前這個小小心願，促使我寫下我的第一本健康食譜，沒想到掀起一圈又一圈善的漣漪。很多朋友閱讀或實踐之後覺得很好，又分享給更多朋友，這套健康飲食的概念就這樣一波波傳佈出去。我知道這不是我個人的力量，而是「因緣」，代表「時候到了」，大家有這個需要。這時我才恍然大悟，原來冥冥中一切自有安排。

民國八十年到八十二年是我最痛苦的兩年，先後經歷先生蘇起肝癌開刀的龐大壓力和兩次流產的錐心之痛。當時我常背地裏流著淚無語問蒼天：「為什麼要讓我經歷這些痛苦？」現在我明白了，這不僅是上天對我和我們一家人的祝福，也是對我的鞭策！讓我們找到回復健康的自然法則，再分享給大眾。而這分享的快樂，遠遠超過我們全家獲得健康重生的喜悅。

自從發現自己實踐健康飲食的方法能幫助許多人，我不但沒有停下研讀、實驗的腳步，反而感受到讀者朋友更多的督促。我也很高興「全食物飲食概念」現在已經成了顯學，越來越多的理論與證據證實：「飲食對身體抵抗疾病、維護健康的能力確實有很大的影響」，「調整飲食是改善體質最直接、最快速的方法」，而且「最適合人類生理需求的，絕對是天然完整的食物」。所以自詡為推動新時代飲食文化義工的我，總覺得有責任提供更多、更簡單，也更美味的真食物、好食物、全食物飲食給大家，於是再接再厲完成《吃對全食物》下冊。除了跟大家分享一些實踐者的心得、更多有關全食物的新發現，當然還有更多、更簡單、更美味的健康食譜。

此起彼落的食安問題嚇壞了許多人，我也常在我主持的電視節目中跟朋友分享：「該是時候回家吃自己了」。其實在家下廚，除了能確保食材安全、清洗徹底、環境衛生之外，還可以省錢，因為食材費其實只佔外食成本的三分之一，其他是人力、場地、水電等種種支出還有商家的利潤。烹飪也是轉換心情、釋放壓力最好方法，我非常享受緊張忙碌工作後專注烹調所帶來的放鬆，我也鼓勵朋友這麼做，因為身心都會更健康。

所以在下冊，我要跟大家分享我家的無油煙料理、快速上菜的方法、一餐的份量怎麼搭配，還有一個人怎麼吃，尤其真的忙不過來時，怎麼餵飽自己和全家人？其實，人真的不需要吃太多，也不必為了三餐把自己搞得蓬頭垢面，簡單也可以吃得健康又美味，而且更長壽。

3C 產品和資訊革命把人類帶進 10 倍速時代，但是人類的 DNA 並沒有太大的改變，當時代快速前進，我們更需要保留一點餘裕，貼近真實的生活，讓自己活得更好、更健康。現在就開始動手為自己和家人做飯吧！希望這本書能幫助更多朋友健康升級、幸福加分！

全食物是
最天然的飲食

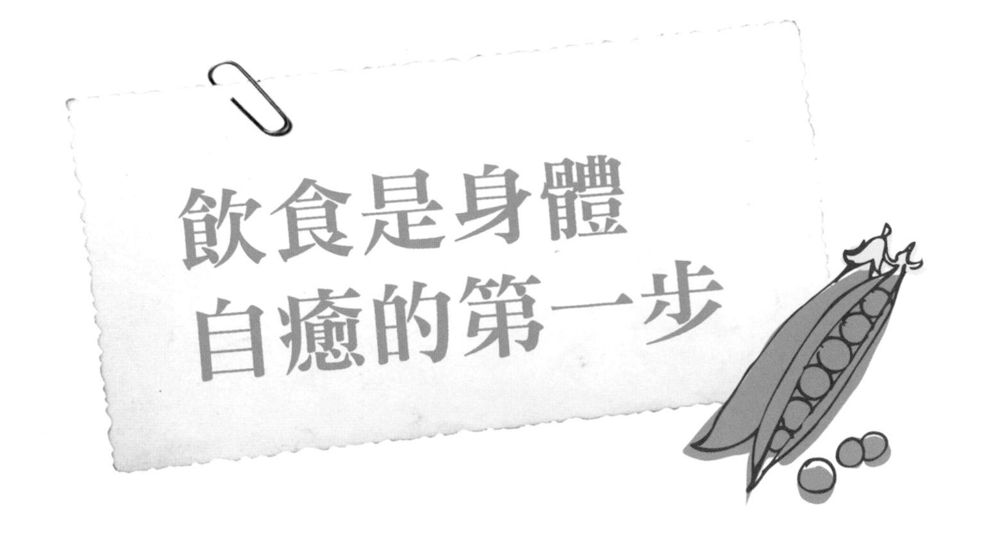

舌尖上的生死拔河

這是我在東吳大學「大師講座」跟青年學子分享時所用的標題，其實一點都不誇張。曾幾何時，我們賴以維生的食物竟成為我們失去健康、甚至死亡的原因，每次吃食物，都好像在進行生死拔河。

透過無數論文和研究，飲食與疾病的關係明確到連醫師也不得不正視，越來越多的醫生和專家主張:用超級飲食維護健康、戰勝疾病。到底那些食物是超級食物呢? 綜合過去二十年營養學的研究發現，所有新發現能幫助我們提升免疫力、防止生病的高微量營養素，都在天然蔬菜、水果、豆子、堅果、種子裏。

過去我們以為吃加工食品，添加些維他命和礦物質進去或吃個維他命補充品就夠了，但醫生說我們錯了，「因為番茄

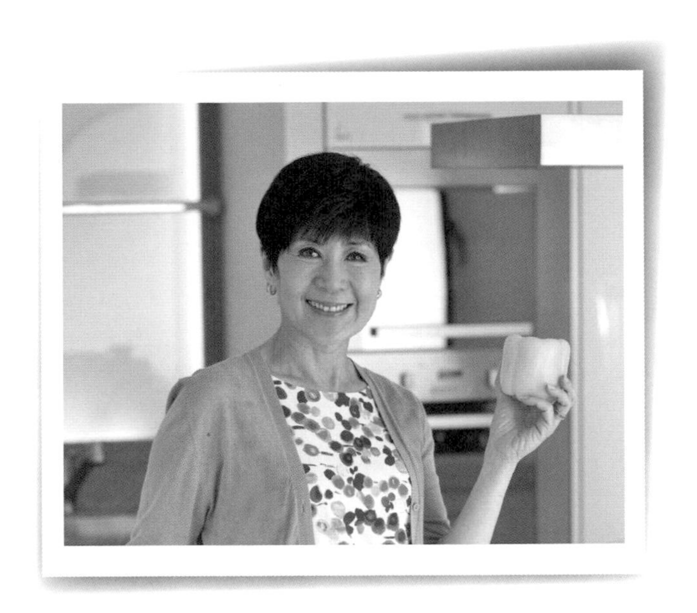

裏面有上千種營養，包心菜、生菜、 黃瓜、豆子、莓果跟芽菜，都有數百種、數千種營養素，對保持健康非常重要。」而且這些珍貴的營養素都在皮上、籽裏，或皮下薄薄的一層，所以一定要連皮整個吃，才能吃到完整的營養。

吃對全食物會為你的生命帶來驚人的轉變。

太平洋彼端的真實案例

2014年年底，在我的臉書粉絲頁上，有一則來自美國陳小姐的留言，讓我士氣大振，也更願意不計辛苦、東奔西跑跟大家分享全食物的好處。以下是我們的通信記錄，與大家分享：

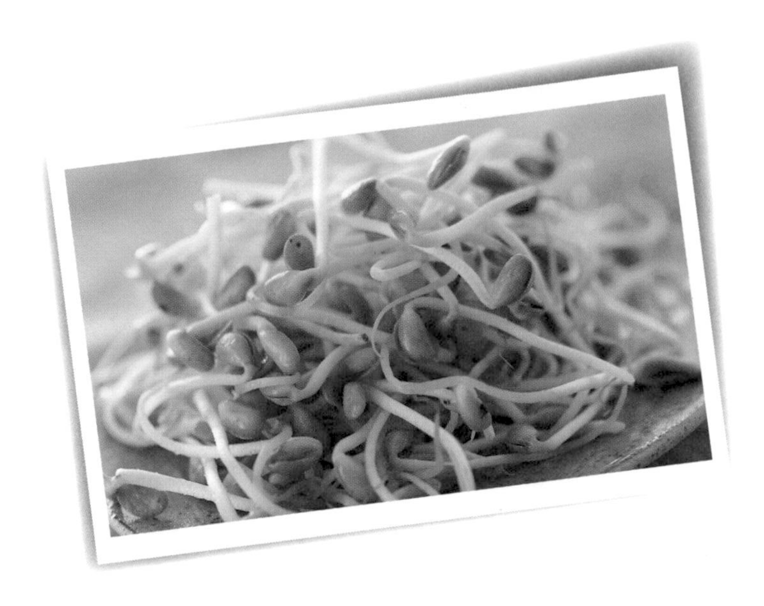

2014年9月22日

陳老師您好：

我是住在美國的台灣人，我先生上星期四剛被診斷為攝護腺癌第四期，癌細胞已擴散到骨頭了。從他發病到確診花了三個月的時間。這期間他每天發燒、盜汗、食慾不振，瘦了十二公斤。這裏的醫生要等到下星期五才幫他注射荷爾蒙，但我無法看他每天繼續發燒，醫生也沒有做任何治療。

我這兩天上網看了你的紅粉佳人精力湯，在這裏我沒辦法買到豌豆苗，請問有什麼蔬菜可以代替豌豆苗嗎？還有什麼蔬菜可以預防發炎？因為事出突然，我很慌，腦袋一片空白，可以請你幫幫我嗎？非常感謝您！

雖然預定的行程很忙，但我還是立即委託癌症關懷基金會的營養師回覆，除了告訴她可以用青花芽苗或任何芽菜類代替豌豆苗之外，營養師也建議：「您先生的狀況應是缺乏熱量與蛋白質，影響造血功能降低，白血球無法發揮正常的免疫力，才會處於發炎、發燒的狀態。所以目前比較適合的是溫熱的豆穀漿，可以用黃豆或黑豆、雜糧飯，加上核桃或亞麻仁籽，有助於補充蛋白質（體力）、熱量（有助體重回升），以及Omega-3脂肪酸（抗發炎），不妨先試試看。」

2014年9月23日

謝謝陳老師，我這兩天會趕快找到食材。請問他早餐還可以喝粉紅佳人精力湯嗎？有問題還可以請教您嗎？真的非常感謝您提供給我的食譜。

我的建議是：早餐還是可以喝紅粉佳人（詳見上冊第87頁）或其他蔬果精力湯，若早上喝了奶漿，傍晚或晚餐前還可以再喝一杯蔬果精力湯。我建議挑選幾道食譜替換，不只營養更豐富、均衡，也比較不容易喝膩而感到排斥。

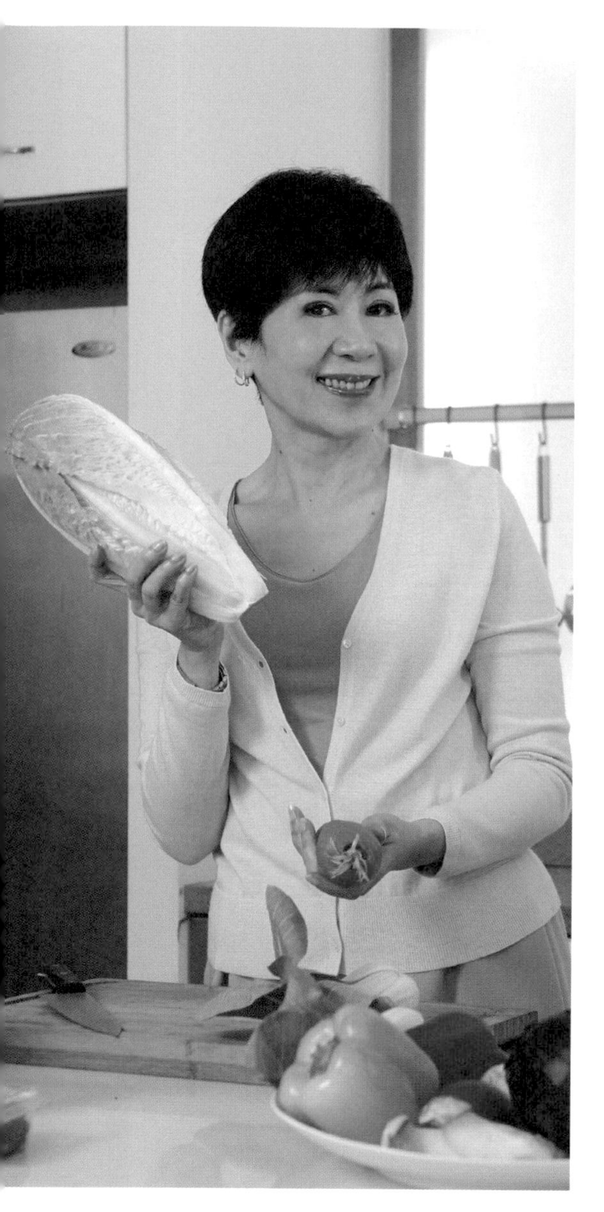

結果，9月29日就看到陳小姐分享的好消息。

陳老師您好，忍不住要跟您分享好消息。我先生自從吃您建議的豆穀漿，已經五天沒發燒了，真是個天大的鼓舞！這裏的醫生一直無法治療他的發燒，而且他的胃口也比以前好了，我真的很感謝您，由於您的書要一星期後才會寄達，我想請教老師有什麼食譜可以補血還有補骨質，因為醫生說他貧血非常嚴重，加上荷爾蒙治療容易骨質疏鬆，如果有這方面的食譜也請老師提供給我，謝謝您！

我也受到非常大的鼓舞，因為從回信上看來，她先生9月25日開始就不再發燒了，顯示精力湯和豆穀漿在兩三天之內就幫助她先生恢復正常的消化機能，讓營養進入身體，止住了發燒。我們建議他正常飲食，並持續喝蔬果精力湯和豆穀漿，因為其中有豐富的蛋白質，能幫助血球增生，而且黃豆有不少的鈣，不亞於牛奶，再搭配些許黑芝麻，富含鐵與鈣，可讓造血功能提升，並預防骨質疏鬆。

10月2日陳小姐又傳來好消息。

陳老師您好，今天我們去看骨頭掃描和血液篩檢報告，醫生說我先生的攝護腺癌指數（PSA）從321降到90，醫生很振奮也很訝異，短短一星期的時間，我先生的指數就降得那麼多。我相信，除了藥物治療有效之外，一半也要歸功您提供的食譜。醫生對我先生的病情很樂觀，我們也非常樂觀，希望老公可以抗癌成功。明年我們兩人準備回台親自跟您道謝，這是我們的目標，再次謝謝您給我很大的信心與幫助！祝平安。

2014年10月24日

謝謝陳老師的關心，我知道您最近非常忙碌，所以打電話去基金會，謝謝黃營養師提供我很多飲食的建議，現在我備料也比較輕鬆了。

我先生自從吃了精力湯，體力比發病前還要好，也比較不容易累，他覺得非常不可思議，現在他可以做伏地挺身、啞鈴，還有一招一式的氣功，體重已經從上月底的167磅（約76公斤）增加到178磅（約81公斤）左右，而且上星期的攝護腺癌指數已又從90降到11了，我很高興他進步那麼多，也謝謝您提供的食譜還有一本好書，我先生現在也開始學習打精力湯了。

2014年10月31日

陳老師您好，原本昨天要和您分享我的好消息，但我想還是等今天的攝護腺癌指數報告出來再說。昨天醫生告知，我先生的骨頭和淋巴的癌細胞幾乎沒有了，而且造血功能也正常了。他非常高興也非常訝異我先生恢復得比其他病人還要快、還要好。他說，我先生雖然不是完全痊癒，過去也沒有攝護腺癌患者痊癒的案例，但他說只要追蹤治療配合飲食，是可以活十年或十五年以上的，甚至下個階段不用化療，只要改用其他的荷爾蒙治療即可。

這對我們來說真的是一大好消息，而今天的攝護腺癌指數是

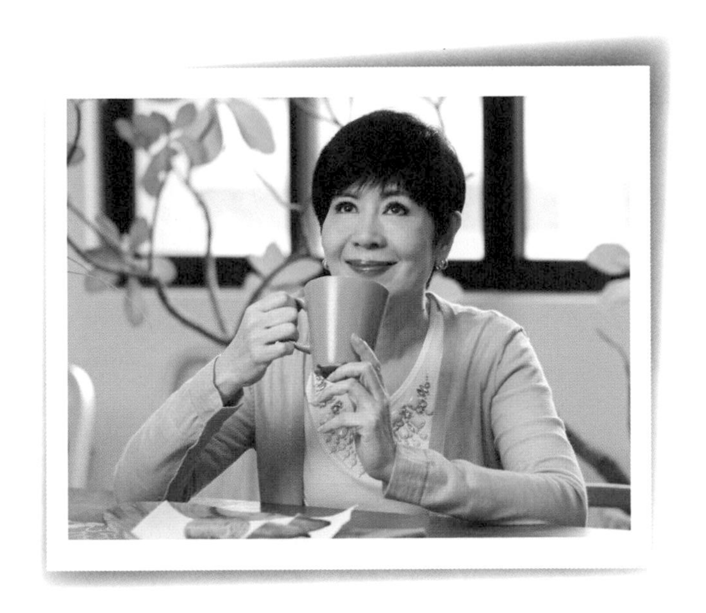

2.7。醫院告知我們，這是一個非常好的數據，也給我們很大的信心繼續抗癌，我們會朝著0指數邁進。我跟我先生都相信他會恢復這麼快，絕大部分的因素是吃了您提供的抗癌食譜。就如同您所說的，只要堅持就有希望！我們的希望就是不要進入化療的階段，所以我們會一直堅持用您提供的全食物療法來抗癌，或許真有一天奇蹟會發生在我們身上。

我們真的非常感激您的關心和提供這麼好的抗癌食譜，讓我們充滿希望。

2014年11月7日

陳老師您好，很高興我的故事得到這麼大的迴響也鼓勵了很多人，我希望更多人可以實踐您的全食物療法，往後有更多的好消息，我仍然願意分享，讓更多人重拾希望。但我必須說，因為有您的鼓勵和食譜才讓我有了動力，是您給我一切的信心和希望。

還有，我們今天去家醫科回診，家醫也非常訝異我先生的攝護腺癌指數降了那麼多、那麼快。她說，即使做化療，攝護腺癌指數也不會降那麼多，所以她很肯定的說是您的全食物療法發揮了功效，她也很願意跟我交換您的食譜。我很高興連外國人都贊同您的全食物療法。

我相信唯有堅持、相信、希望，並保持樂觀的態度，就一定會有更好的事發生。

2014年12月19日

陳老師，最近好嗎？

我知道您最近忙於新書發表還有健康講座，所以很久沒跟您分享我先生的近況。上星期三我們去家醫科看例行血液檢查報告，我先生的攝護腺癌指數已降到1.9，而且他的骨髓也可以製造血液，體重184磅（約83公斤）。

家醫師一直覺得很不可思議。她這次很坦白的說，三個月前看到我先生的狀況和所有的診斷報告，她原以為我先生最多活半年、

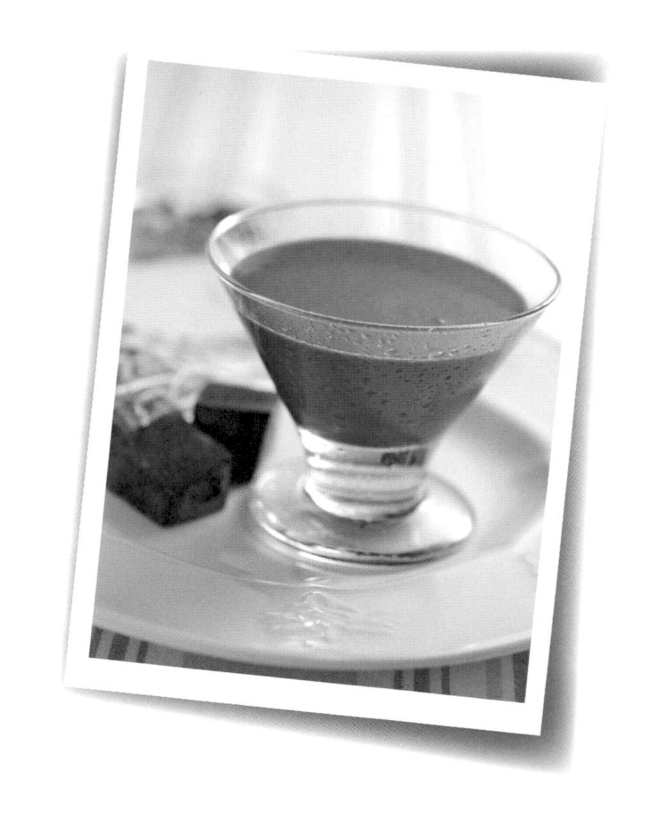

最少活三個月（我當時聽了很驚訝，原來我老公是會很快離開我的），但看了這幾次的報告結果，她發現我先生進步得非常快，也非常的好，她再次肯定這與您給的全食物食譜有關。

我心中有萬分的感謝，謝謝您及時幫了我，給我新的食物觀念，讓我先生復原得那麼好。原本我上星期就想趕快告訴您，但今天癌症專門醫師也要驗血看報告，所以我想看完今天的報告再跟您說。真的很神奇！才過一星期的時間，我先生的攝護腺癌指數變成1.5，體重為189磅（約86公斤）。

今天，醫生說他看到了他期待的結果，他很開心的笑了，還告訴我，我先生再活十年沒問題。我開心地掉下了眼淚，這半年的煎熬，三個月來的努力，加上醫生給我肯定的答案……我要謝謝您帶給我生命中的轉機，我會持續喝您的精力湯，也會分享全食物的成

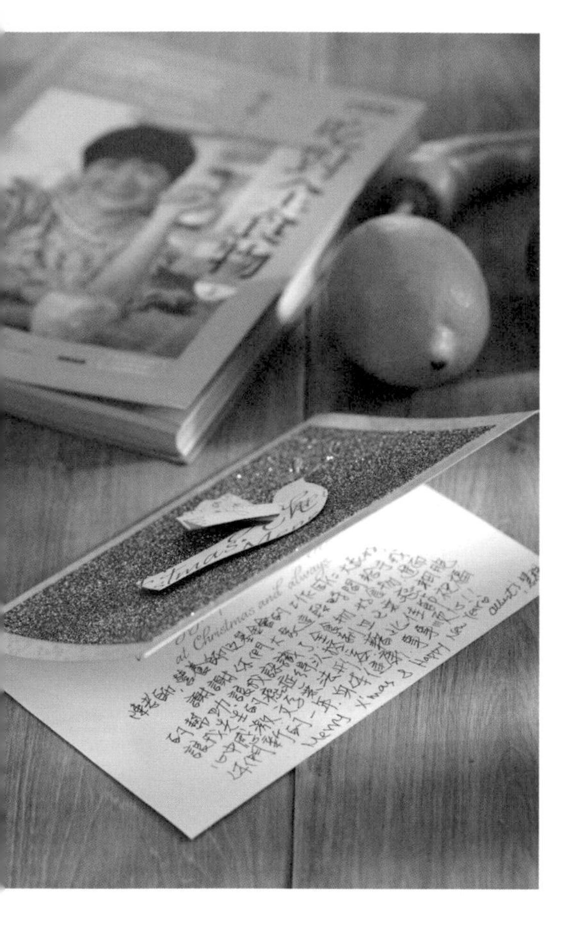

效給我的好朋友們，現在我先生的一些親戚都開始喝您的精力湯了。我希望大家都能得到健康，也謝謝老師，祝您一切順心。

這是來自太平洋彼端、與我素未謀面的慧雅的親身經歷。看著她寄來的賀年卡，我感受到她由憂慮、焦急轉向充滿希望和信心，內心非常激動。這就是上天賦予我的使命。我真高興我的方法和食譜能給人信心、助人健康。

食療無效才用藥

也許你會好奇，甚至懷疑，飲食真的對健康有這麼大的影響嗎？

其實兩千多年前西方醫聖希波克拉底（Hippocrates，460～377B.C）就說：「你的食物就是你的良藥」。有藥王之稱的唐代名醫孫思邈在《備急千金要方》裏也說：「夫為醫道者，當洞曉病源，知其所犯，以食治之。食治不癒，然後命藥」。也就是說，醫生看病，先要了解病源，然後以食物來治療，食療無效，才要用藥。可見東、西方的智者，所見略同。他們都相信人體擁有強大的自癒力量，而醫生的角色則在於強化這些與生俱來的能力。

適當的飲食是避免生病、強化身體自癒能力的第一步，也是很重要的一步。因為營養在免疫機能上扮演了非常重要的角色，即使是輕微的營養不良、精神壓力或暴露在毒性物質中，都會讓我們的免疫功能減弱。尤其人在生病的時候，是否吃進能幫助抗發炎、排毒、提供充分營養的食物，或是吃下會加重發炎、累積毒素又沒有營養的垃圾食物，治療結果的差異會是很大的。

我印象最深刻的是《讀者文摘》曾經摘錄，一位罹患肺癌三期的女性，因為年僅三十多歲，醫生嘗試各種新的標靶藥物，想讓她得到更多康復的機會，遺憾的是效果都不顯著。醫生在束手無策之下，忽然想到這或許與病人的飲食相關，所以勸導病人改變飲食，果然讓標靶藥物立刻發揮效果。關於這點，許多的科學研究已經證實：同時接受治療和飲食調整的癌症病人，生活品質和完全康復機會可以增加12到21倍。

現代人的飲食陷阱

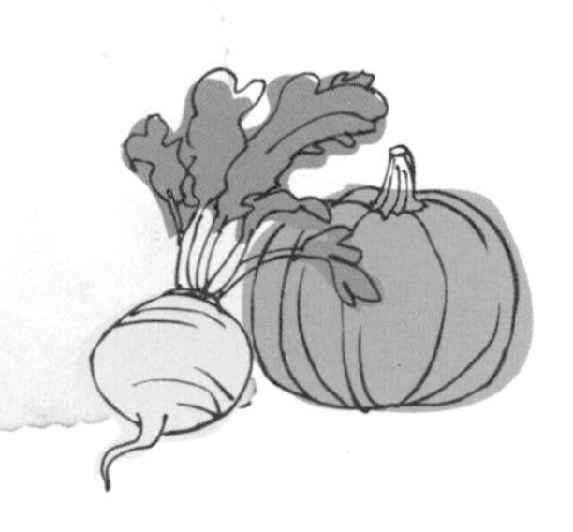

陷阱一：太多精製食物

很多人每天必吃的白米、白麵、白糖，以及精緻的麵包、餅乾、甜點、蛋糕，其實都屬於精製食品，缺乏人體所需要的營養，如維生素、礦物質、植化素等，更缺乏會帶來飽足感的膳食纖維。長期吃這種食物會使細胞處於飢渴狀態，不斷需求養分，大腦就會發出要身體繼續進食的訊號，所以容易飲食過量、體重過胖而營養不良。很多胖哥、胖妹胃口特別好，也許正是這個原因。

研究也發現，長期吃高度精製的澱粉和糖這類高升糖指數的飲食，容易導致糖尿病和心血管疾病。因為這些精製食品沒有纖維保護，食用後會被腸酵素以很快的速度分解，所以人體內的血糖會快速升高。此時，身體會釋放大量的胰島素，讓血糖快速下降，但是低血糖又會讓人產生疲倦感，所以身體再次釋放大量的腎上腺素和正腎上腺素，使血糖值再次飆高，促

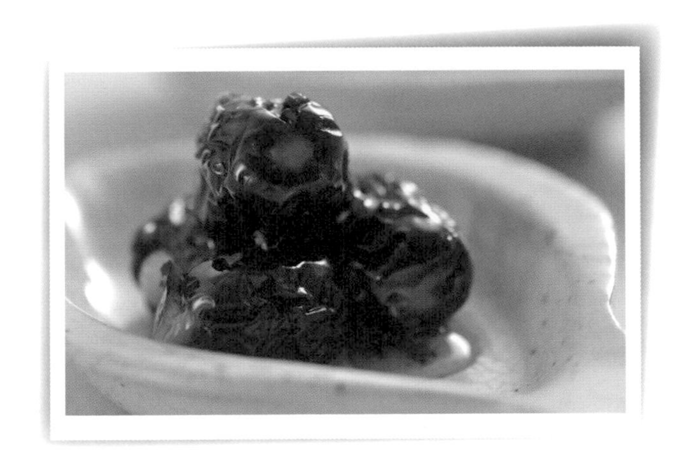

使身體又釋放大量胰島素……這樣的循環不僅讓血糖值不斷升高、降低，情緒也會因為腎上腺素而起伏不定。

這就是為什麼我鼓勵大家吃全食物的原因，也就是盡量攝取保持原始狀態的食物，像糙米、胚芽米、全麥、五穀雜糧、豆類、蔬果等，因為它們好處很多：一、營養密度高，還含有豐富的纖維，可以避免血糖急速上升又急速下降，減少得糖尿病的機會；二、可以增加飽足感，所以不容易過量；三、可以增加高密度脂蛋白膽固醇，也就是好的膽固醇；四、是腸中好菌的養料，有益腸內生態，提升免疫力；五、可以幫助排除廢物，預防痔瘡和便秘。

你也許不知道，我們每公克糞便中大約有一千億個細菌，同時還有許多其他的毒素，如果接觸腸壁的時間過久，毒素會被人體再吸收，難怪有人說：便秘是百病之源。

動物的肉裏是沒有纖維的，這也是為什麼肉食者容易便秘的原因。現代人蔬果量本來就不足，要補充足夠的膳食纖維，最好的方法就是改吃糙米和五穀雜糧。自從我把家裏的主食改成糙米及五穀雜糧之後，立刻感覺自己的健康又有提升，很容易就有飽足感而且精力充沛。此外，五穀雜糧越嚼越香，現在我偶爾吃到白米飯時，反而覺得不夠味！

陷阱二：太多脂肪

脂肪是食物美味的來源，也是熱量的來源，許多癌症的發生，特別是女性的一些癌症，如乳癌、卵巢癌，都直接或間接與脂肪的攝取量有密切的關連。因為油脂是體內荷爾蒙結構不可或缺的元素，過多油脂會刺激人體製造較多的荷爾蒙，而過多的荷爾蒙則會誘發癌細胞滋長。許多研究已經證實，增加食物中脂肪及膽固醇的含量，會增加攝護腺、乳房、卵巢與子宮內膜等生殖系統癌症，以及大腸、胰臟、膽囊等消化器官癌症的發生率。

當吃的東西太油，或者攝取了過量不良脂肪，就會使體內的免疫細胞變得慵懶，而無法發揮免疫功能，身體大大小小的毛病就冒了出來。更糟的是，脂肪會刺激食慾，吃越多就會越想吃。

減少不良脂肪的攝取，第一，就是要避免油炸食物。除了脂肪含量高之外，在油炸過程中會產生許多不安定的化學分子和粒子，引起細胞發炎反應，而細胞層次的長期慢性發炎，正是人體老化、致病的主要原因。最近國內研究經由人體尿液分析，證實每天吃一小包炸薯條或洋芋片，致癌風險會暴增500倍。少吃油炸食物，除了減少罹癌，還可以減少肝臟負擔，也可以避免吃進劣質油或回鍋油，而這兩種油對健康都有很大的傷害。不過，油炸食物香酥可口，讓人很難抗拒，夜市、速食店更充斥這些食物。

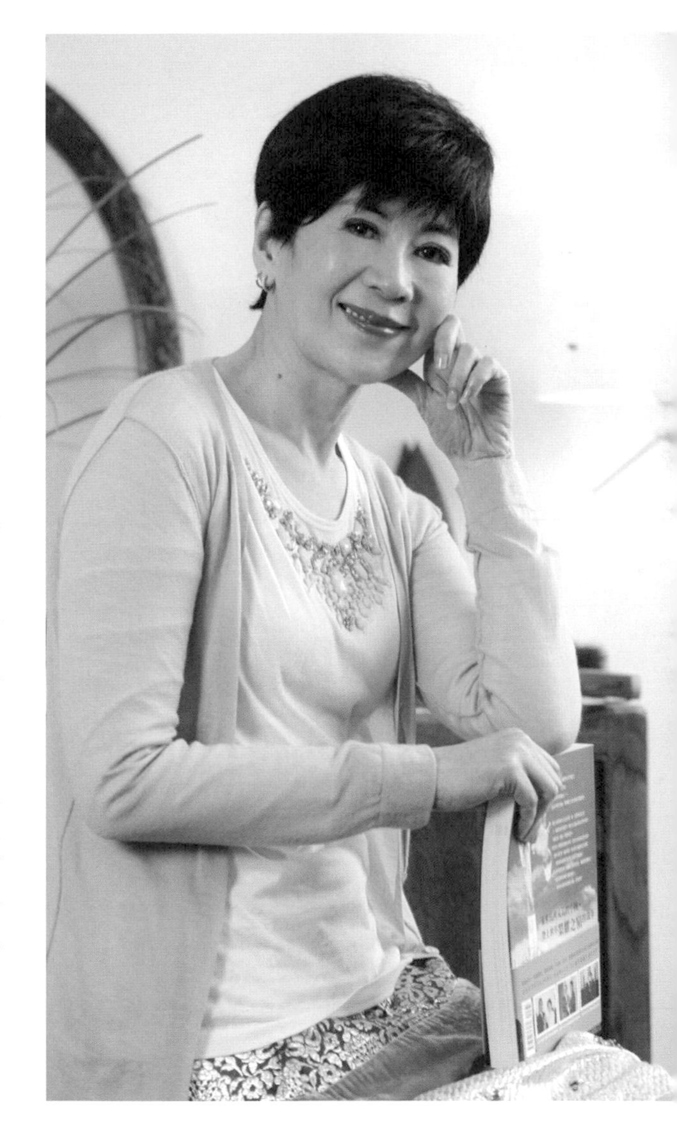

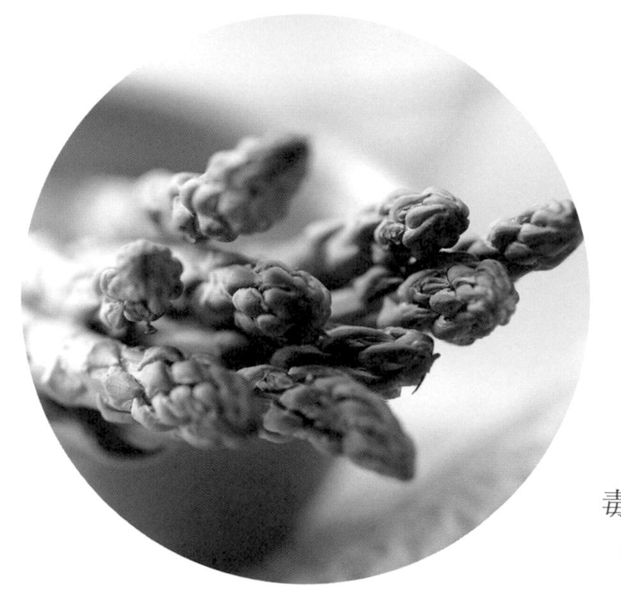

我朋友的小孩離家到南部念大學，幾乎天天吃油炸食物，才一個學期回來，背上就長滿了青春痘，其實，這就是一種身體急速排毒的現象。

很多人都知道要少吃豬油、牛油和肥肉，因為它們是飽和脂肪酸，容易沉積，而且會增加血液中膽固醇的含量，吃太多容易中風或血管阻塞、硬化。但別以為瘦肉就沒有脂肪，牛、羊、豬等紅肉和奶製品的飽和脂肪含量也很高。尤其現代的飼養方式，使紅肉含有太多飽和脂肪以及容易促進發炎的Omega-6脂肪酸，卻太少能抗發炎的Omega-3脂肪酸，所以我們還是要注意肉類的攝取量。

另外，動物性蛋白質攝取過多，容易造成骨質疏鬆（植物蛋白質的影響相對較小）；在烹調上，動物性蛋白質如魚、雞、紅肉，過度高溫烹煮，也會難以消化或產生毒素。

或許你會因此以為吃植物油就有益心血管，但其實過量的植物油一樣會引起肥胖、心血管疾病、糖尿病和癌症。尤其高溫精製的油，營養都在精製過程中消失了，只剩下高得嚇人的熱量。

植物油裏的棕櫚油、椰子油也是飽和脂肪酸，很多的糕餅、糖果都含有這兩種植物油。油加上澱粉，那更是體重的頭號助胖劑，因為「脂肪和精製碳水化合物一旦合體，便會發出強力訊號，促使身體儲存脂肪。」這就是蛋糕、甜點為什麼具有「致命的吸引力」的原因——它們很美味，但吃下肚會帶來嚴重的後果。

油炸食物裏還常常含有最近引起很多討論的反式脂肪。反式脂肪是一種經過氫化的植物油，因為穩定性高，可以重複使用來油炸食物，並能使烘焙食物酥脆、保存期限延長，因此使

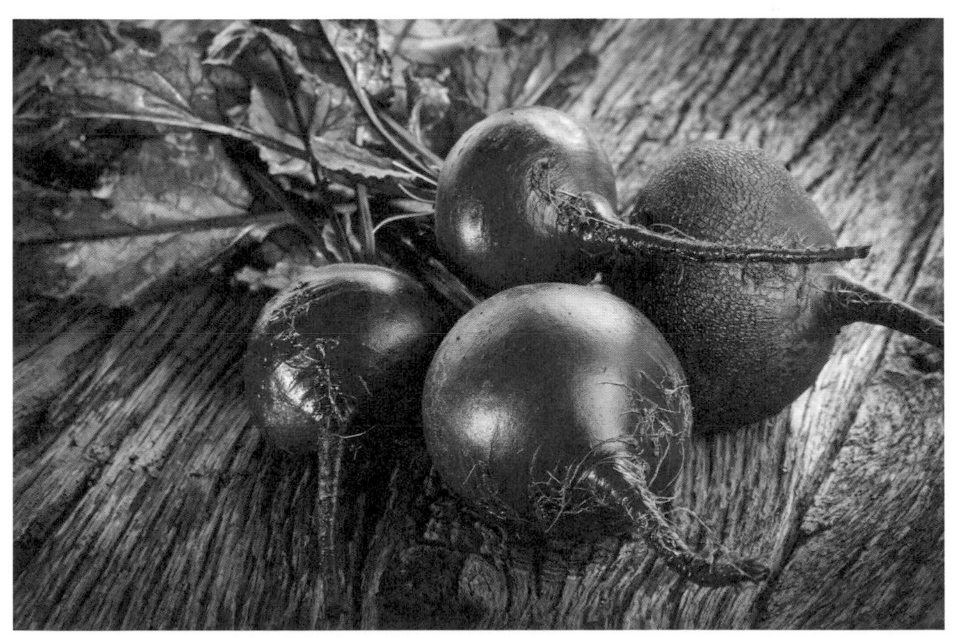

用的範圍很廣。但是，反式脂肪會提高血液中低密度脂蛋白膽固醇，也就是我們所說的壞膽固醇的濃度，因此會增加罹患心血管疾病與糖尿病的機會，也會導致動脈阻塞、硬化。除了油炸和烘焙的食物，像是植物奶油、奶精、奶球、甚至珍珠奶茶裏，也含有反式脂肪。

比較起來，生的堅果、種子、酪梨是比較好的油脂來源，不僅含有人體必須的脂肪酸，還含有豐富的礦物質、微量元素、維生素及纖維。不過，脂肪畢竟是脂肪，吃太多的話還是會讓人發胖。

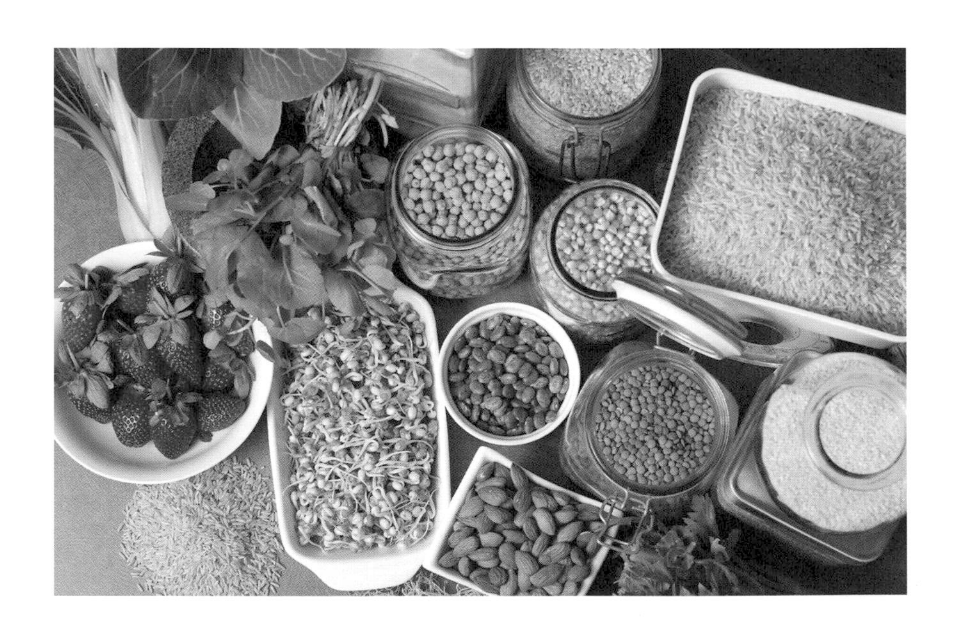

陷阱三：太多糖

幾乎很少人能抗拒糖的甜蜜滋味，就連癌細胞也愛吃糖，它們會吸取血中的葡萄糖，使病人血糖降低，而大腦裏控制食慾的機制就會叫病人多攝取高糖的食物，結果就像火上加油，帶來惡性循環。

甜食會影響白血球的製造與活動，降低身體抵抗疾病的能力，而現代人不只飲食熱量有20％來自精緻的糖，同時血糖的濃度也在攀升，研究認為這也跟癌症發生率節節攀升有關係。糖還會代謝掉血中的血鈣和B群，讓人容易疲勞、發胖、骨質疏鬆，甚至還會促進發炎。如果吃了太多含糖的東西，會引發身體氧化，進而產生老化現象。

可是糖和脂肪一樣，對人有致命的吸引力，而且一吃就停不下來，難怪有人把糖稱為「合法的毒藥」。更令人擔心的是，根據外電報導，飲料（特別是可樂）裏，含糖與咖啡因過量的情形越來越多。製造商添加咖啡因，主要是要讓兒童喝了之後上癮。專家估算，如果每天都喝一罐甜飲料，又不增加運動量，一年會胖12公斤，嚇人吧！更別提孩子長大後得心血管疾病、糖尿病和憂鬱症的比例都比一般人高很多。

現代人的味蕾真的讓甜味給寵壞了。不知道你注意了嗎？現在連水果都比以前甜很多，因為不甜沒人買。現代人簡直是生活在「甜蜜的飲食陷阱」裏。所以，愛自己和家人最實際的方法，就是少給他們吃甜食和含糖飲料。

陷阱四：太多外食

現代人的工作忙碌、生活緊張，所以很多人都成了三餐老是在外的「老外」。不過，外食的陷阱也很多：

首先是食材來源是否安全，很難掌握。

其次是添加物太多。商家為了讓食品色香味俱全，可能添加了一些你我都不太了解的東西。很多人都有過這種經驗：走近一些攤子，老遠就聞到香味，引人食指大動；有些食物吃起來特別脆、特別有彈性、口感特別好，這些都有可能是添加物幫的忙。難怪某食品大廠老闆在一連串食安問題後，有感而發的說：「大家要有心理準備，以後東西不會這麼好吃！」美味與健康孰輕孰重？我想這很容易判斷吧！更何況，這美味還是「假」的。

第三是調味料多。商家為了讓東西好吃，所以油、鹽、糖、味精、五香、七味粉……等等能增加滋味的調味料一定會多放，難怪每回外食，常覺得口渴；又因為油多，所以通常很不容易消化，感覺特別耐飽；而且雖然吃的份量感覺上與平常差不多，但回家一量體重卻比平常足足多了半公斤到一公斤。這是因為調味料，尤其是油和糖的熱量也不容小覷。

第四是烹調方式很難掌握。為了好看、好吃，或者快速上菜，餐廳都會用熱油加上大火快炒（例如青翠油亮的青菜），或先將食材過油，即使是紅燒的料理，也可能都先浸過熱油了。不過，油品一過了「冒煙點」就容易氧化變質而產生毒素，造成三酸甘油酯和壞膽固醇偏高，增加了心血管疾病和各種癌症發生的機率。因此，在家烹煮的時候，我都會盡量避免大火煎炒和油炸食物。

用飲食
善待細胞

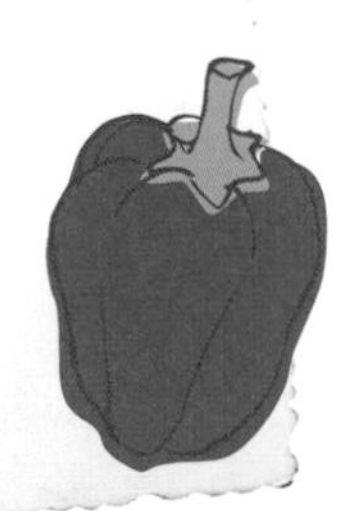

本身是癌存者的前台大病理科主治醫師李豐，在顯微鏡下研究細胞三十多年，她得到一個結論：「身體有六十兆個細胞，有無數生化工廠，我們是管不了那麼多的！還是供給原料、給它環境，讓身體自己運作就好了。」這裏提到的原料就是飲食和營養，環境就是生活作息和運動。人體的建構、修護和能量供應，都來自飲食中所包含的營養。

可惜現代人雖然處於歷史上食物供應最充裕的時期，卻也面對著更多的飲食陷阱。錯誤的飲食習慣和內容，讓現代人一口口吃掉自己的健康，累積出癌症、糖尿病、高血壓、心臟病、腎臟病等各種慢性疾病。根據世界衛生組織統計，在1999年，慢性疾病造成的死亡約佔全球死亡人數的60%，佔全球疾病負擔的43%；而在發展中國家，這些疾病造成的死亡率更高達79%，大多數患者的年齡在45～65歲之間，台灣也列在其中之一。

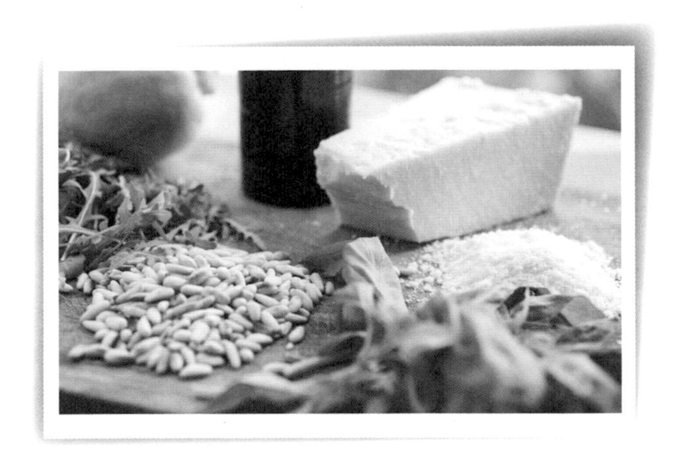

你正在用飲食謀殺孩子嗎？

美國營養學博士派屈克・奎林（Patrick Quillin）在《用營養擊退癌症》（*Beating Cancer With Nutrition*）裏，對現代人的飲食有很生動的描寫。他認為在美國，牲畜吃得都比人好，因為美國人多半根據自己的口味、方便性和價錢來選擇食物，通常是高度精製卻營養很低的食物，如白米、白麵，卻把營養豐富的米糠、麥麩給牲畜吃。

他還說，在美國很多大型動物園，販賣垃圾食品的自動販賣機旁邊都會貼著鮮明的告示，警告遊客：「不要用這些東西餵食動物，以免它們生病或死亡。」他問：「如果這些食品可能會害死一隻180公斤的大猩猩，為什麼卻可以給18公斤的小孩吃？他們的生理結構其實是非常相似的。」再進一步想想，你是不是也常用這些來餵養自己甚至小孩？

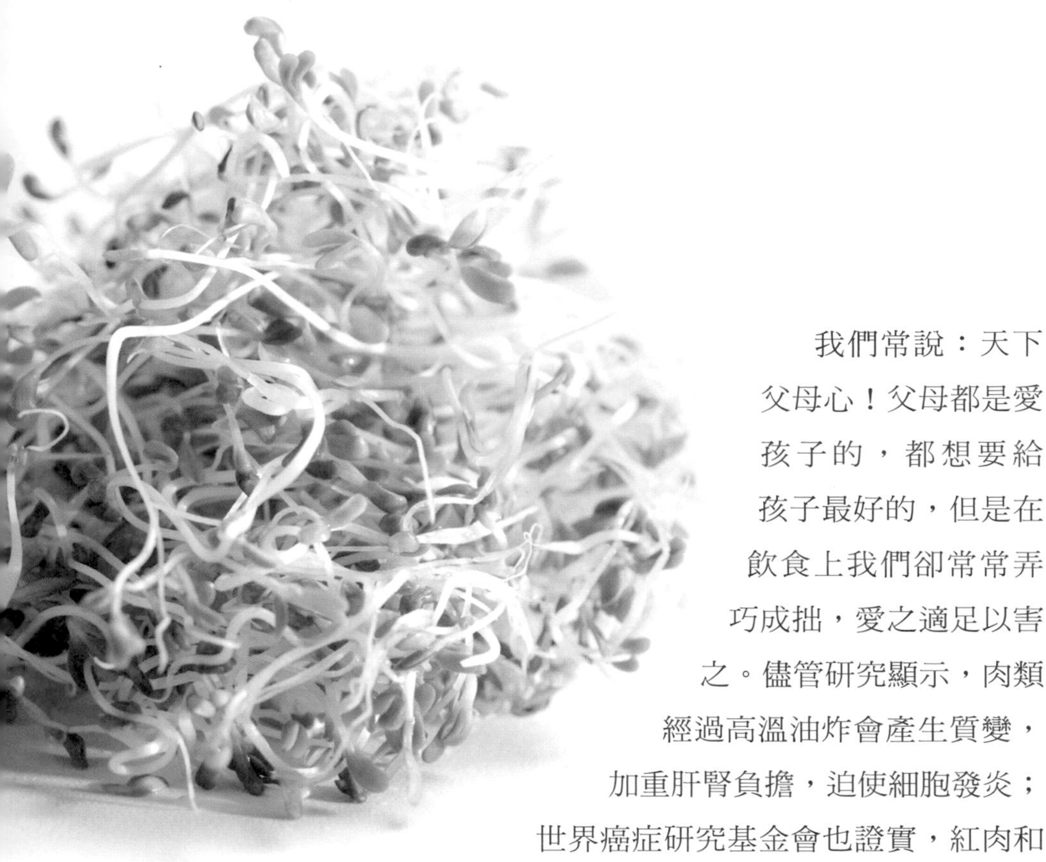

我們常說：天下父母心！父母都是愛孩子的，都想要給孩子最好的，但是在飲食上我們卻常常弄巧成拙，愛之適足以害之。儘管研究顯示，肉類經過高溫油炸會產生質變，加重肝腎負擔，迫使細胞發炎；世界癌症研究基金會也證實，紅肉和加工肉品確實是引發大腸癌的因素之一；最新的研究發現加工肉品對糖尿病也有相當不利的影響。但許多父母受了風氣或孩子影響，卻常常以速食餐或汽水飲料、糖果零食當獎勵，讓孩子從小吃慣油炸、重口味食物，反而對有益健康的蔬果、全穀不屑一顧，導致有孩子年紀輕輕就要換肝、八歲就中風、小學就得第二型糖尿病、十四歲就大腸癌末期、十八歲就心肌梗塞……，這都是不當飲食惹的禍。

不過，即使食物選對了，烹調方式也很重要。不當的烹調容易讓食物變質、營養流失，過多的油、鹽、糖和高溫的煎、烤、炸，都容易促使身體發炎和老化；少油少水、低溫烹煮或清蒸汆燙才是健康的料理方式，尤其蔬果生食能補充酵素，是細胞修復的關鍵。偏偏國人做菜，不論在餐廳或家裏，最愛熱鍋快炒，非得等到油冒煙了，才急忙倒下各種食材和配料，讓大火燒得滋滋的響，看似美味爽口，其實暗藏大「劊」人心的危機。

選對食物，改善行為

光是改變飲食，就能讓人在健康上獲益無窮，更別提還可以改善情緒和行為。《新世紀飲食》作者約翰・羅彬斯（J. Rpbbins）在他的著作《還我健康》（*Reclaiming Our Health*）裏提到，美國有許多研究顯示，當問題青少年改變飲食後，也就是讓他們吃完全的穀類、蔬菜、水果等營養密集的食物，並且避免含糖、人工色素、香精、防腐劑的食物，結果像偷竊、反抗、過動和自殺等有問題的行為，減少了44％到75％之多。

改變飲食不僅可以改變孩子的行為，還可以改善學習成績。《還我健康》舉了另一個例證。紐約市的八百多所公立學校曾經進行一項長達四年的研究，方法是逐步減少學校供應午餐中的加工及精製食物、人工添加物、糖分和脂肪，同時逐漸增加新鮮的水果和蔬菜、完整的五穀和植物性蛋白質。實驗一年後，這些學校的學生成績跟其他郡內學校比起來，從原來的排名39％、41％、43％，進步到47％；第二年飲食計畫更進一步，成績也進步到51％；第三年維持同樣的飲食計畫，成績排名也維持在51％。第四年飲食計畫完整的付諸實施，成績再度進步到55％。讓人振奮的是，他們的健康和社交行為也有顯著的改善。

這還只是改變午餐一餐而已，並沒有改變孩子在家裏的飲食習慣。如果孩子整個的飲食習慣全部改變，又會有多大的變化呢？真期待未來會有同樣大規模、長時間的研究。

全食物飲食，抗癌又長壽

國內外許多研究都證實，低脂肪、高纖維、多植化素的天然飲食可以控制體重、降低膽固醇、預防糖尿病、高血壓、骨質疏鬆症和許多其他情況，當然也可以預防甚至對抗癌症。

在美國癌症患者中最廣為人知的是「大型生物飲食法」。其實這種飲食方法就是完全不吃加工食物，改吃全食物（即完整而自然的食物），以全穀類、蔬菜、水果和各種豆類、乾果、堅果種子為飲食基礎，並且少油少鹽。有些人會吃點魚，

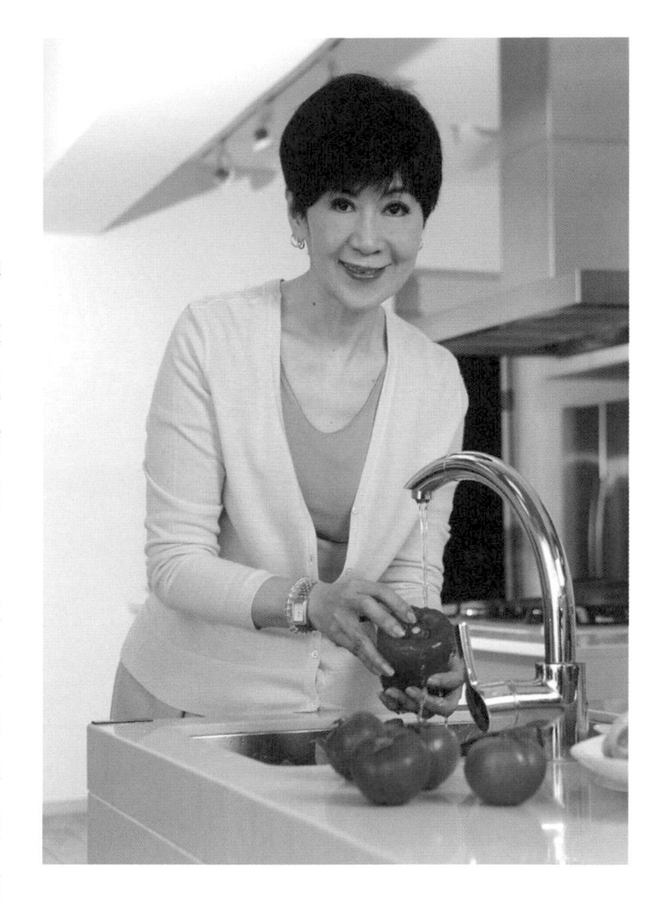

有些人則完全素食。一些研究顯示，接受治療並改成大型生物飲食法的病人，與只接受治療沒有改變飲食的病人相較起來，可以延長3到19年的壽命。

為什麼有些採用「大型生物飲食法」的人不吃魚呢？問題不在魚本身，而是污染。他們認為，現在海洋污染嚴重，充滿重金屬、細菌和病毒，所以不敢吃。前一陣子新聞報導，由於人類過度捕撈，預估到了2050年，海洋魚類資源將枯竭，但是污染可能更早就讓我們不再有魚可吃。其他肉類也是如此，例如牛、羊、豬、雞本身也沒有問題，是人們飼養的方法讓它們的肉質脂肪過高，同時殘留抗生素和荷爾蒙，再加上大家吃得過量，或烹調的方式不健康，才會影響身體健康。

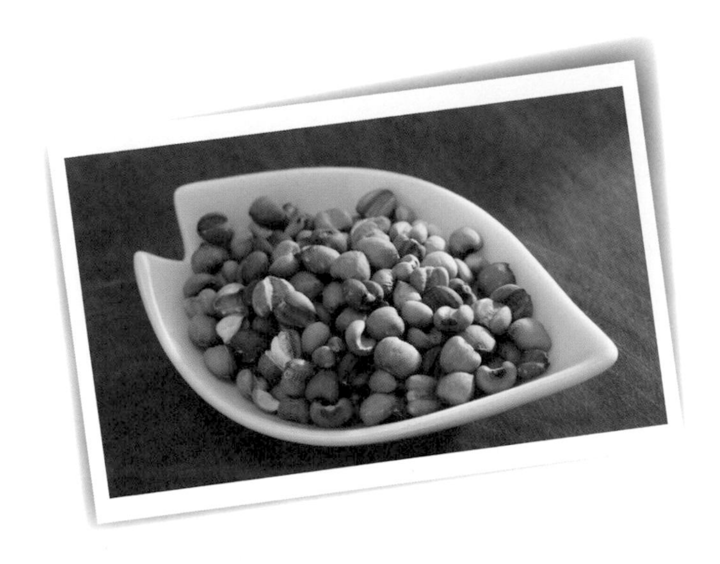

日本的正食養生法

此外，全食物飲食法在日本也很流行，他們稱為「正食養生法」，原則是：

一、「身土不二」：盡量吃當地、當季盛產的食物。因為當地生產的食物所含的礦物質正是我們需要的，不但運輸里程短，食物最新鮮、風味和營養都最好，而且食物碳足跡少，有益減緩地球暖化。當季盛產的食物營養價值最高，最符合我們身體在這個季節的需要，同時產量大，價格便宜，農藥最少。

二、「一物全體」：把整個食物完整的吃下去，這樣才能吃到最完整的營養，而且不浪費食材，也就是全食物的概念。

三、「穀類菜食」：多吃植物，以穀類和蔬菜為飲食的主要部分。

四、「陰陽調和」：也就是中醫所說的寒熱平衡，這又牽涉到體質與季節。也就是體質熱的人多吃平涼的食物，體質寒的人多吃溫熱的食物。春、夏天氣熱，多吃可以幫助抒發的蔬菜水果；秋冬，天氣寒，多吃可以溫熱滋補的穀類、豆類、根莖類。

這些概念跟我多年來力行的飲食原則不謀而合，也是東方自古以來的智慧。

吃對食物，改變人生

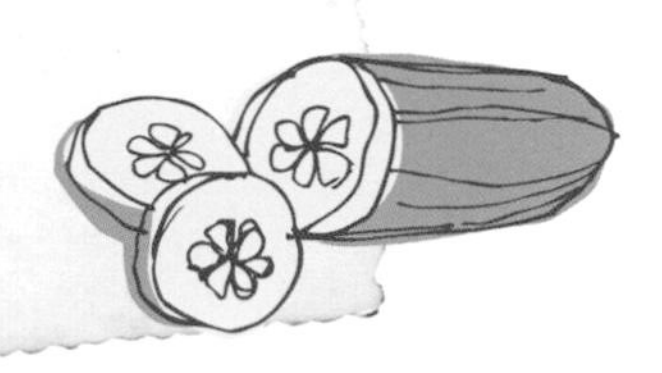

Lisa與 BoSam的抗癌經歷

我的讀者Lisa就是用全食物飲食，克服了化療帶來的虛弱與不適。以下是她在2012年6月透過出版社轉來的信：

陳小姐：

很冒昧寫這封信給妳，希望能順利轉至妳手中，因為我有太重要的話要說！

首先，先對妳致上最深的謝意！妳對於我就像再造父母一般，因為看了你的書，使我在手足無措、驚恐與無所適從中，找到正確的方向。

今年3月21日，經由大腸鏡檢查，證實我罹患了大腸癌。在3月29日接受乙狀結腸切除手術後，我被秘方、特效保健品淹沒，這種情節，應該每位病友都不陌生。面對這樣情況，我彷如失去方向盤

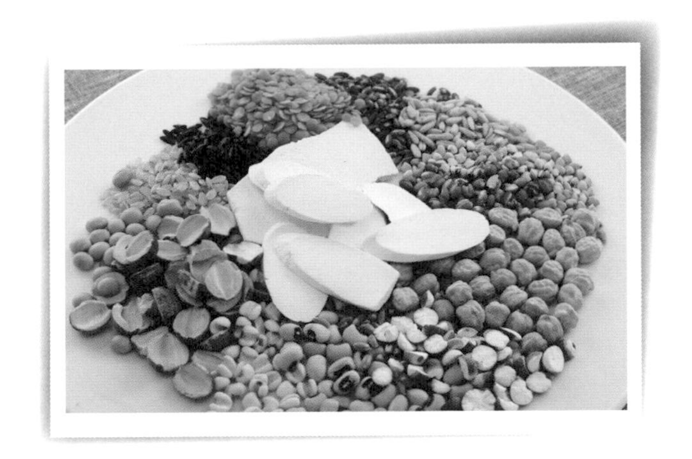

的船隻一般，茫然不知所措！

我的妹妹，三、四年前就是妳的忠實奉行者，她勸我可以試試。於是我買了書，並且照著妳所建議的方式，用最厲害的神奇機器打出全食物果汁。

首先見證的是，每天早上的排便順暢得不得了！然而，更神奇的還在後面。

因為我必須接受12次的化療，在第一次化療結束回到家後，簡直像重病病人一樣，喘得很厲害，根本無法說話，胃口差得吃不下。一整瓶安素，也只勉強喝3小口就再也喝不下，最後都是倒掉的下場。

我嚇得趕緊開始請妹妹在網路上訂一些有機的雜糧穀類、堅果類，並按照妳介紹的方法催芽、蒸熟。以下是我前三次化療日期和症狀，這是鐵的見證，連家人、朋友、同事都說太不可思議了！

第一次化療 5／4～5／6

症狀：氣喘，反胃，便秘3天、用藥5天，非常虛弱。

飲食：出院後加入豆穀奶攝取。

第二次化療 5／27 ～ 5／30

症狀：沒有喘，稍微反胃，搭配便秘藥5天。

第二天即可走路20分鐘。

第四天騎單車1小時。

飲食：出院當天可以喝安素2瓶，比第一次化療的3小口差太多了！

第三次化療6／15 ～ 6／18

症狀：輕微反胃，搭配便秘藥2天。

第2～3天遇颱風因此無法外出運動。

第四天騎單車1小時

飲食：出院當天喝安素2瓶，香蕉、優酪乳、魚。

這以上的明顯差異，是自從我加了全穀類、豆類所打成的穀奶之後，身體出現的神奇反應。我完全遵照妳書上所寫，攝取大量植化素，完全不吃任何肉類，只在出院前幾天吃少量的魚，每天早上固定打一杯500c.c.的穀奶加胜肽，下午則是果汁加堅果。這樣，我的前三次化療，副作用明顯的一次比一次小！

住院期間，雖然我自己也要打化療三天，但只要有機會，我不厭其煩的將自身經驗與癌友分享。大家看我氣色與體力，都說我不像在做化療，連醫院護士都說我的反應太棒了！

誰說做化療一定要吃肉？雖然醫院一直警告我白血球不可以太低，否則要逼我吃肉，但我每次都通過標準，連癌指數都降下來好多，而且，我連任何偏方、保健食品都完全沒有採用。

我要謝謝出版社出版了這本等於救了我的命的書。也要謝謝陳小姐用心倡導的全食物理念，真的太珍貴了！最後，獻上我最深的祝福。

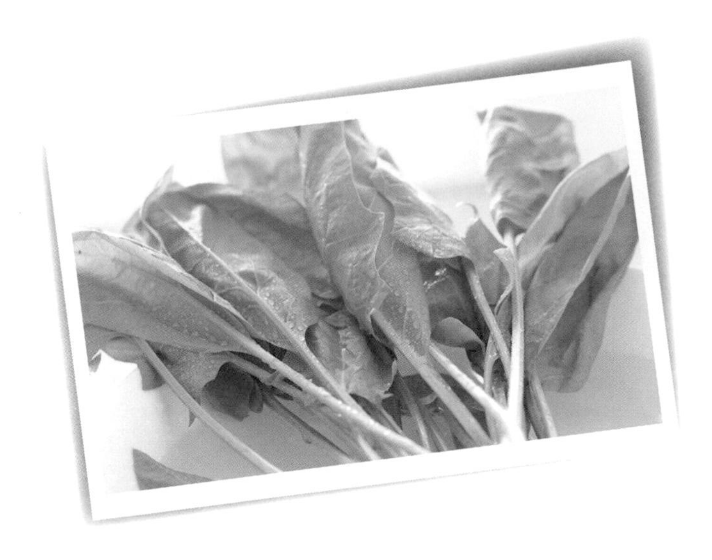

距離Lisa第一次寫信給我已經三年多了，她後來不僅用這樣的飲食方式輕鬆完成12次化療，而且結束化療後依然每天用這樣的飲食保養自己。尤其剛結束化療沒多久，她就開始裝潢新居，加上恢復工作，每天忙得不得了。她的同事、朋友都覺得不可思議，但她覺得是吃對飲食讓她電力滿滿。

尤其是她無論多忙，都堅持自己製備飲食，完全不外食，在康復後體重逐漸恢復，比生病前瘦了5公斤，好身材讓許多人羨慕。現在的她不僅搬進新家，工作更受倚重，而且還找到了感情的歸宿。誰說癌症不會是一段新生命的開展？

全食物不僅對生病的人有益，對健康的人一樣有幫助，BoSam和她先生的抗癌經歷就是很激勵人心的成功案例，不僅先生安然走過癌症死亡幽谷，全家也因而更健康！

陳老師您好：

終於有機會親自感謝您，感謝您的全心投入與大力宣導全食物精力湯，讓不知所措的我們，有了方向與支柱。生病了才知道覺醒，才知道要改變飲食，我迫切希望身邊親朋好友能從現在就開始改變。

我先生化療9次，體重不但沒下降，也沒有任何副作用，更沒有白血球下降的問題，隔天照常上下班，看不出他是個病人。我們沒有吃保養品與藥物，天天早餐一杯全食物精力湯。最常用的是南瓜、葡萄、黃豆、堅果、蔓越莓、番茄、西洋芹、紅蘿蔔、十穀米，以及少許葡萄乾、枸杞，就成了營養又豐富的早餐。我先生早餐喝600c.c.，其他家人喝350c.c.，這些食材也可變化成點心，若餓了就打奶漿喝，或補充不同蔬果精力湯，我先生每天吃得飽飽又營養，當然不餓啊！

我更是受惠。泌尿道發炎的問題迎刃而解，便秘也解決了，痔瘡腫大的老問題不再出現。以前我治療痔瘡老是用結紮的方式，反反覆覆，一下看西醫、一下看中醫，苦不堪言。在書中我發現「冬瓜黑木耳濃湯」有消腫的功效，於是我喝了2次，1天1杯，竟然痔瘡消腫，真的神奇。巧婦隨手做羹湯，此後冰箱食材一拿，變化無窮，製作不同精力湯，不亦樂乎！

老公生病到現在快2年了，身體越來越好，擁有健康快樂的生活！醫生一直強調老公不會好，但我一直堅持全食物精力湯，證實我們是對的。沒有人知道他是第四期，在我們絕望的時候，燃起了希望。

吃自然的全食物精力湯真的太棒了，而且全家人一起改變，真的太感恩了！

王木發的健康靈糧

過去三年，我和癌症關懷基金會的董事、營養師們利用同樣的理念和方法幫助癌友改善飲食營養，方法很簡單，就是根據血液檢查和體組成分析，給予飲食建議，加上每天兩杯：一杯蔬果加堅果精力湯，一杯全穀加全豆奶漿，補充植化素、膳食纖維、酵素、維生素、好的油脂，結果在短短三、四個月期間，他們的健康都有相當改善。例如，保持適當體重，瘦體組織增加、身體比較精實，膽固醇、血脂肪、糖化血色素或肝指數趨向正常。可見無論在癌症治療中或治療後，甚至一般慢性病患者，保持適當的飲食對體質改善都大有幫助。

王先生是其中改變最大的。他原來是模具鑄造廠的老闆，生病之前喜歡吃三層肉與花枝，且長期抽菸、喝酒，為了跟員

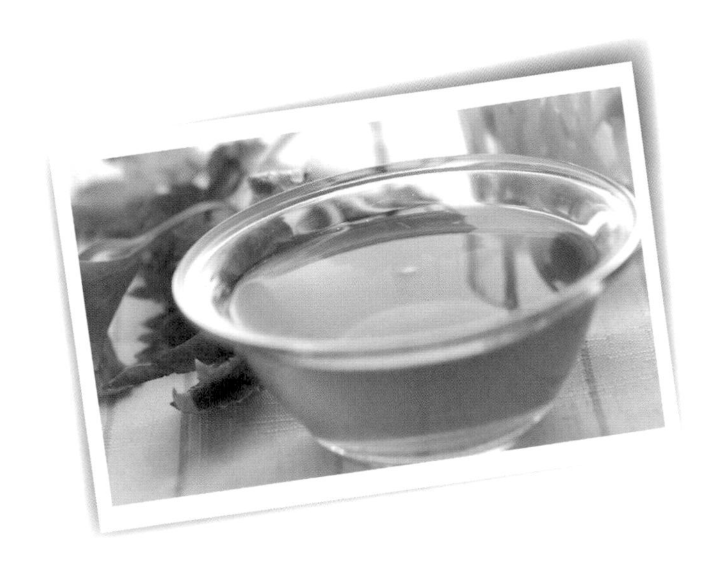

工搏感情又學會吃檳榔。因為常喝醉酒回家，孩子都不自覺的跟他保持距離，夫妻關係也因此漸行漸遠。

2011年8月5日，王先生被診斷罹患口腔癌四期，醫生說他只剩約2個月的生命，太太聽了當場腿軟，也擔心他經不起痛苦的治療，但是，他卻堅持要積極治療。他說：「我要活下去，還有很多事想做還沒有做……」，當天立即住院，並進行了大範圍的切除手術，切除舌頭、大部分的淋巴結，也拔了10多顆牙齒。因為術後傷口太大，無法由口進食，醫師幫王先生做胃造口，僅能利用胃造口的管子來灌食。兩年間，他一共歷經36次放療與6次的化療。

2013年7月，王先生報名參加癌症關懷基金會所舉辦的「飲食指導計畫」，太太也全程陪伴，藉由營養課程與個別飲食指導，幫助他調整飲食。因為管灌營養品的費用太過龐大，

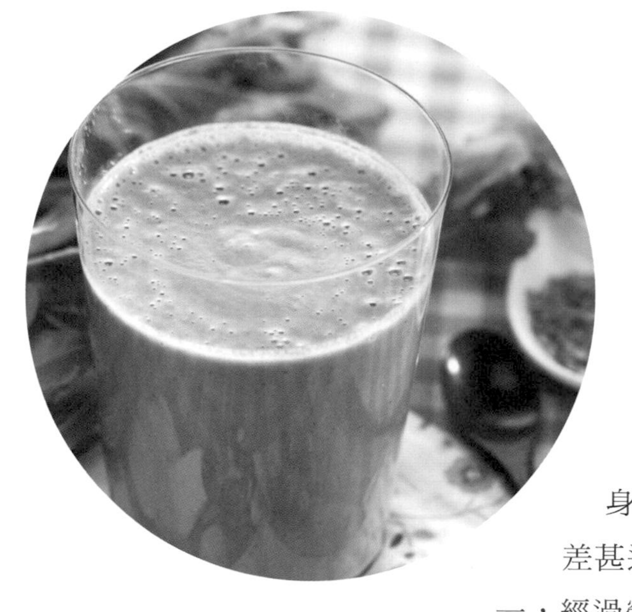

又常感覺吃不飽，於是王太太經過營養師指導，全部用天然食物攪拌成流質食物取代營養品，原本攝取熱量約一天1,325大卡，與身體實際所需的2,300大卡相差甚遠，而且過去食物來源太單一，經過營養師的飲食指導，加上週週配送到家的多樣化精力湯食材，讓他飲食大幅改善。

王先生的肝指數長期居高不下，參加飲食計畫前檢查時，肝指數（GOT與GPT）分別高達222 U／L與212 U／L，一個月後肝指數降到26U／L與32U／L。醫師驚訝的問他：「你最近吃特別的藥嗎？」王太太說：「只吃醫師開的保肝藥啊！」醫師說：「保肝藥也無法降得那麼快，是否還有吃什麼？」王先生仔細想才發現，唯一改變的就是飲食，王太太也迫不及待的打電話告訴我們好消息，負責帶領那一小組的營養師聽著她激動的分享，心裏好感動。

王先生從原本被醫師宣判只剩兩個月的生命，到現在已經三年多了。罹癌曾經帶來恐懼悲傷，卻也帶來祝福。罹癌後的王先生，性情與生活有很大的轉變，不僅主動打理家務，也積極樂觀的面對生命，讓原本幾近破碎的家庭，重新圓滿，孩子跟他的關係變好，太太也重拾對婚姻的盼望。王先生還根據自己的體驗，設計營養滿點的「健康靈糧」食譜（請見本書第93頁），參加癌症團體舉辦的食譜選拔，得到了第二名。他成功的飲食調養經驗也讓口癌病友會紛紛邀請他們夫婦幫同病相憐的口癌病友上課，教導他們如何製作天然又均衡的管灌飲食，成為「全食物飲食」的志工雙人組。

由於體會全食物的好，他們還認養土地，用最自然的方法種植蔬菜，以便放心的連皮

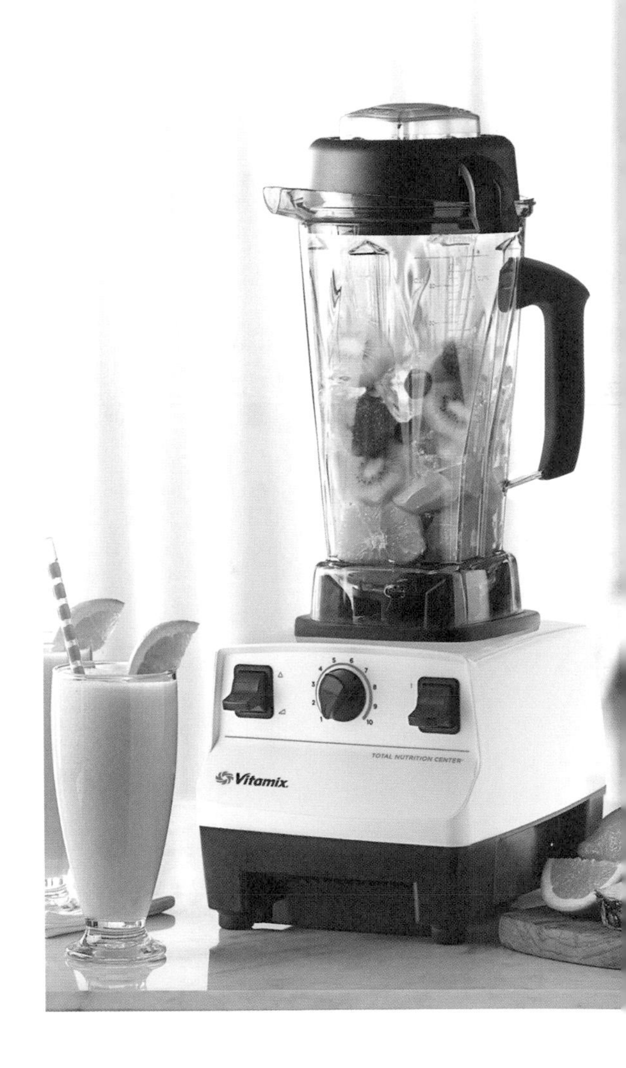

帶籽吃進全食物的全營養，同時也減少對土地的污染。他們說，能多把一塊土地變乾淨，就多搶救一塊。因為不貪多、不求快，老老實實流汗耕耘，他們種出來的菜，量雖不多，卻生命力旺盛，而且非常有風味。

他的生命故事再度見證：曾經蒙癌洗禮卻幸運活下來的人，往往都充滿感恩之心，並把癌症當作是一種祝福。癌症對健康的威脅是這麼立即而直接，因此成為刺激生活方式改變的原動力，而能重新開啟自我與內在靈性成長，找出人生新的方向。王先生就是一個典型的例子。

蔬果達人葉樹姍

在我的朋友裏，對精力湯執行最徹底、最有心得的要算葉樹姍了。樹姍不僅新聞工作橫跨廣播、電視，幕前、幕後，還進入政界，推動台中市的文化發展。她在生活上也非常用心，多年下來她成了蔬果達人，不僅有許多創意和巧思，而且很樂意跟別人分享。不過她總是謙虛的說，精力湯最早的配方是我提供給她的，不願掠美。

2000年，隨著政黨輪替，我先生蘇起卸下陸委會主委職務。肝病防治基金會執行長許金川醫師有一天拜訪蘇起，請他

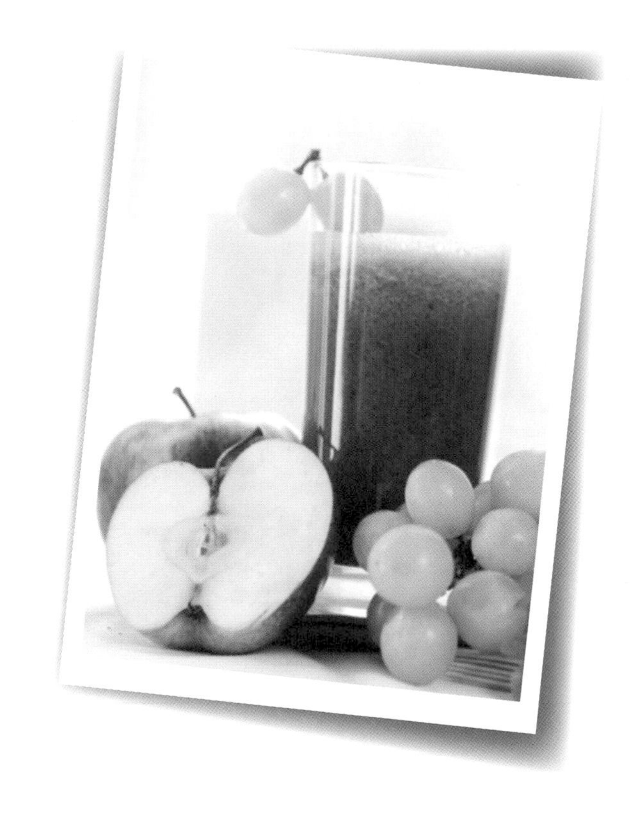

出席記者會並擔任肝癌防治宣導義工，蘇起思考了幾天，決定接受，因為這雖然得公開自己的隱私，但如能以肝癌過來人的身分為肝癌患者打氣，也是很有意義的一件事。

就在記者會之後，當時在台北之音主持「台北塞車族」的樹姍約了我和蘇起接受訪問，話題包括我們喝精力湯的經驗、精力湯配方，以及如何準備材料。節目後我把精力湯食譜傳給她，行動力超強的樹姍立刻開始實踐。

精力湯讓她覺得最棒的是，因為膳食纖維豐富，很快就解決了她深以為苦的便秘問題，也減少了痔瘡的痛苦；另外，豐富的維他命和礦物質，也讓她的皮膚「水噹噹」。她因此養成了每天早上一杯500c.c.精力湯的習慣。

基於「好東西要跟好朋友分享」的想法，樹姍不但自己喝

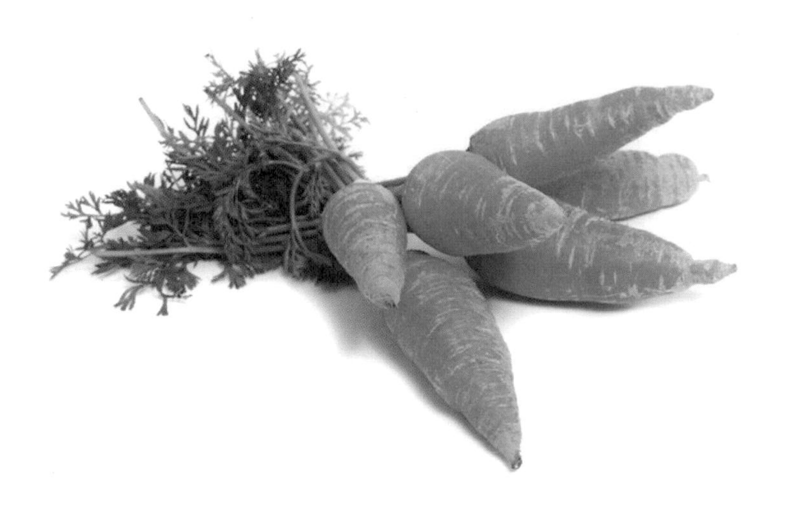

精力湯，更熱心的到處宣揚，希望朋友人人一杯精力湯，個個像她一樣健康又美麗。樹姍有時候還自掏腰包送長輩、朋友調理機，她說：「送健康，是最好的禮物」。

除了宣揚，她還創新。巧手慧心的樹姍發現，每天實驗不同口味的精力湯非常好玩，而且都有不同的驚喜。為了兼顧美味和美感，她還用「彩虹蔬果汁」的概念，就是每天用不同顏色的蔬果精力湯來設計早餐。如紅色用番茄、草莓、紅椒；橙色用柳丁、柑橘、哈密瓜、紅蘿蔔；黃色用蘋果、鳳梨、黃金奇異果、百香果；綠色用芭樂、奇異果、芹菜或青椒；藍紫色用葡萄、紫色高麗菜、藍莓等。

其實這非常符合健康飲食的原則，因為最近的研究證實，不同顏色的蔬果含有不同的植化素，如紅色有茄紅素，黃色和橙色有類紅蘿蔔素，綠色有葉綠素、葉黃素，藍紫色有花青素等，各有不同的作用，但都能抗發炎，減少體內自由基。因為擔心蔬果較涼，樹姍最近幾年比較多喝熱的精力湯，如豆漿、豌豆湯、南瓜湯等。

也許就是因為喜歡分享，再加上身體力行、從飲食中改善健康，所以樹姍一直美麗苗條，很多人都好奇「她為什麼都不會老」？而在蔬果中體驗到的「一菜一果一世界」，也讓她更願意繼續為公益盡心，為文化保留一塊繽紛的園地。

好的一餐怎麼吃？

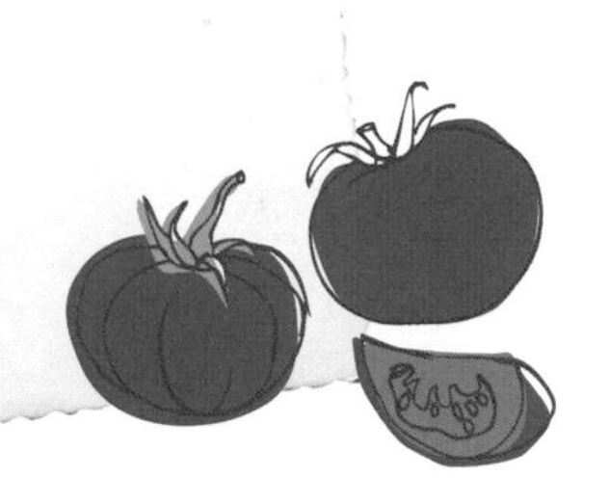

餐點組合與份量

吃什麼很重要，但吃對比例和份量也很重要。這是哈佛大學設計的「我的餐盤」（My Plate），我覺得對一般人易懂又容易記憶，雖然我們並不用餐盤吃飯，但用這樣的比例來換算十分簡便。

餐盤的蔬菜30％，水果20％。新鮮的蔬菜和水果就佔了一半，因為它們不僅是鹼性食物，含有很多礦物質，還含有很多能抗氧化、抗發炎的植化素和膳食纖維，營養密度高，熱量卻較低。尤其蔬菜是排毒補缺、平衡酸鹼最好的食物，應該多吃。我們每餐可以選擇吃不同顏色的蔬菜，也可以輪流吃植物不同的部分如根、莖、花、果、葉。至於很好的鹼性食物還有海藻類，它提供豐富的礦物質，每星期至少要吃兩、三次。

五穀雜糧類佔25％。全穀類和根莖類被稱為主食，因為含

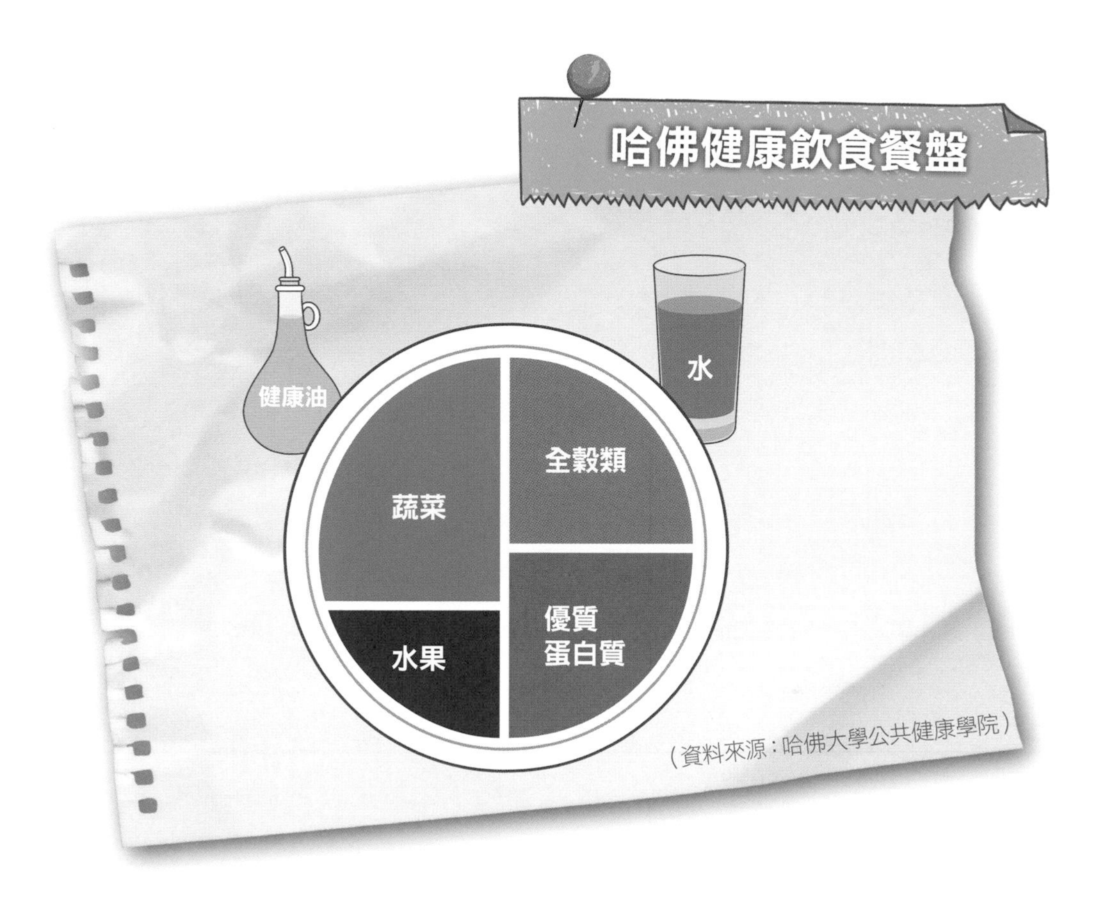

有豐富的醣類，是我們身體的能量來源，不吃或吃太少，會影響身體，導致代謝失常。按中醫說法，五穀可補脾益胃、補中益氣，不可或缺。

蛋白質可以佔飲食的25％。蛋白質促進生長、修補體質，身體的新陳代謝也都少不了它，不可過少也無需太多，以免增加肝腎負擔。優質蛋白質，也就是大豆類，包括黑豆、黃豆、毛豆、豆腐、豆干，以及堅果等，應該佔其中的一半，也就是整個餐盤的12.5%；動物性蛋白質，如魚、蛋、雞、海鮮、紅肉等則佔12.5%。

我家的餐點裏，動物性蛋白質通常一餐只有一種（有魚就沒肉）。至於菇蕈類也含有植物蛋白質，被稱為植物牛排，含有豐富的膳食纖維和其他營養，每週也可以吃個兩、三次。

你可能會擔心那油脂類要怎麼吃？其實，紅肉、白肉都有脂肪，豆類和堅果也都有脂肪，再加上烹飪加入的油類，通常油脂量只會多，不會少。

國人攝取量最容易不足的是蔬果類，所以政府近年來大力推動「蔬果5、7、9」，因為這樣吃不但可以增加飽足感，還能累積抗癌力，更能保持苗條不發胖。但是很多人不知道自己一整天的蔬果量到底有沒有達到蔬果「蔬果5、7、9」的標準，你也可以用碗來測量看看：

六歲前兒童：每天3蔬2果＝1.5碗蔬菜＋1.5碗水果＝195卡。

六歲到十二歲兒童、少女及女性成人：每天4蔬3果＝2碗蔬菜＋2.5碗水果＝280卡。

十二歲以上青少年及男性成人：每天6蔬3果＝3碗蔬菜＋2.5碗水果＝330卡。

這樣是不是比背公式簡單多了？

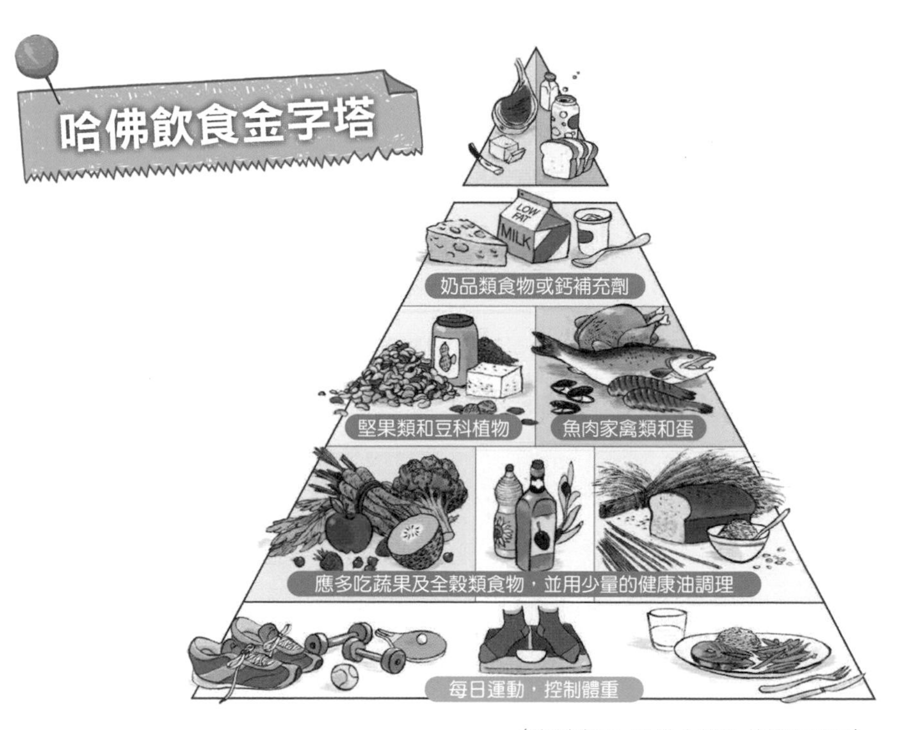

（資料來源：哈佛大學公共健康學院）

少食威力大

俗語常說：「七分飽，活到老」，真是一點也不錯。首先，胃需要足夠的空間運作，如果我們吃太撐了，就會影響到消化功能。另外，消化是很耗費能量的，很多人之所以經常感覺疲憊，就是因為吃太多了。現代人多半是撐病的，所以我常建議朋友：「吃好一點，吃少一點」。也就是說，選擇好的食物，但量不要太多。

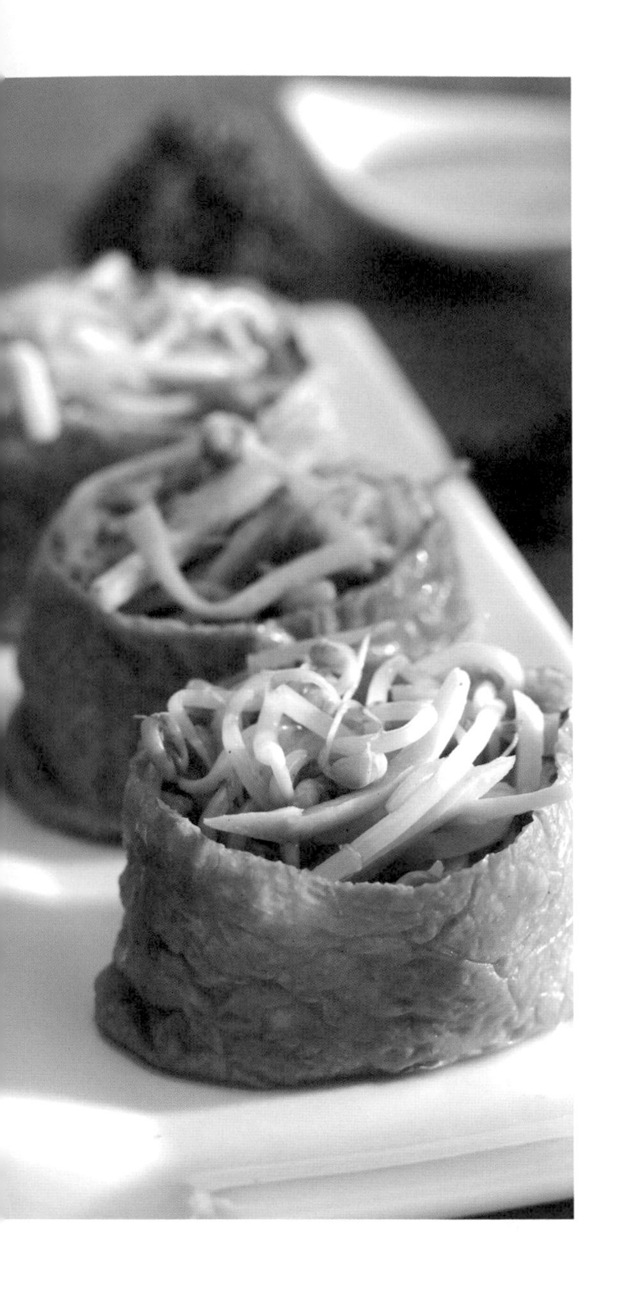

許多研究都證實，吃得少可以延長壽命。 日本九州大學的久保千春教授曾以老鼠做實驗發現，控制卡路里的老鼠，壽命可以延長2倍。美國加州大學的沃爾夫德教授也以少食方式飼養老鼠，証明了少食反而能提昇免疫力。少食除了能預防癌症之外，也可以減少腦中風、心肌梗塞、糖尿病等疾病。

日本自然療法醫師石原結實博士也是少食的擁護者。他認為高血脂、高血糖（糖尿病）、尿酸過高（痛風）、高血壓（鹽分過高），都是吃得過量引起的症狀，所以他主張一天吃一餐就夠了。因為他晚上應酬多，為了總量管制，他

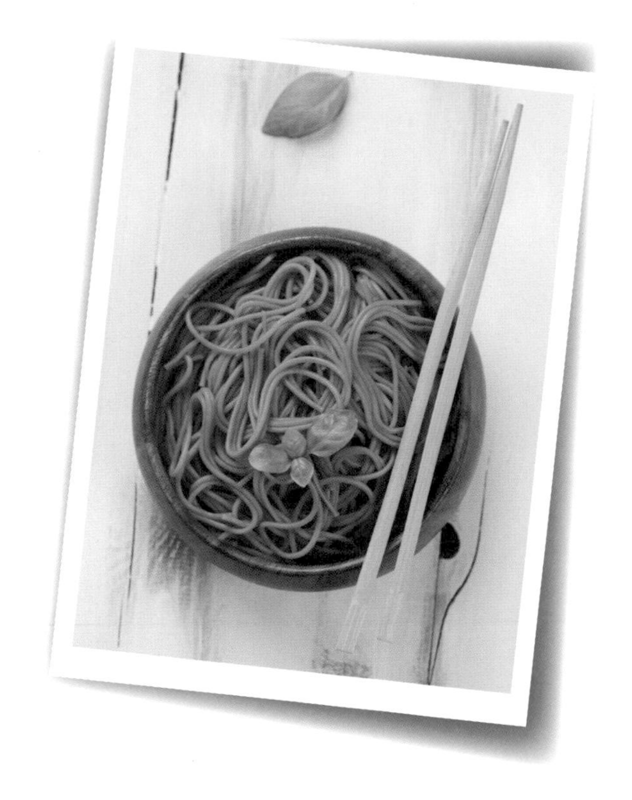

在早餐會先喝兩杯加了薑的蔬果汁（通常是胡蘿蔔蘋果汁），還有一杯加了黑糖的紅茶；中午吃碗蕎麥麵，因為蕎麥含有人體必需的八種胺基酸、植物性脂肪、醣類，以及豐富的維他命、礦物質和植化素，尤其是芸香素可以促進腦細胞活力。

不過，因為石原結實博士在46歲以後越來越忙，中午只喝兩杯加了黑糖的生薑紅茶。晚上則正常吃，包括生魚片、納豆、豆腐，兩三種炒菜，味噌湯，一碗飯。他認為這樣的飲食反而讓他能保持大學時代的體能和身材。他一週工作七天，除了看診還到處演講、上電視、寫文章。

我並不完全贊同石原結實醫師的飲食方式，因為早餐很重要，量不必多但要均衡，所以加了堅果的蔬果精力湯或豆穀

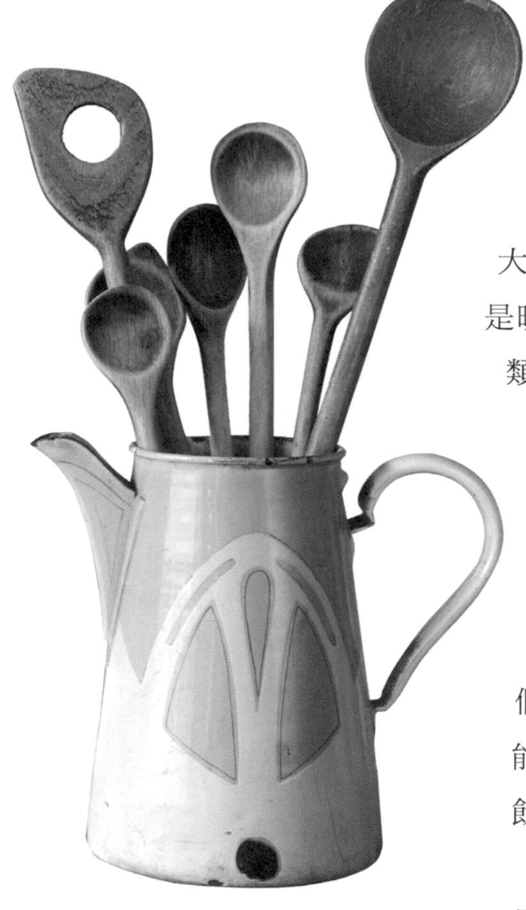

漿，會比單純的果汁和黑糖紅茶更好；而晚餐時體內的消化酵素較低，不適宜大吃大喝。不過值得注意的是，即使是晚餐，石原醫師飲食的量和種類也不會過多，同時吃的都是容易消化的食物。相較之下，以總量來說，我們是不是真的吃太多了？

這個例子也說明，飲食是相當個人化的事情，因為每個人的生活方式不同，所以選擇能長期執行，而且讓身體舒適的飲食方式，是最重要的。

另外，很多人會畏懼下廚，是因為怕每餐都要三菜一湯或四菜一湯，想起來就手軟，如果簡單吃反而更健康，也許心理障礙就小多了。

可別小看在家做飯這件事，所謂民以食為天，集體的購買力量可以改變食物的種植、飼養和供應方式。我真的希望有一天台灣不再有食安問題，土地越來越乾淨，大家越來越健康，家庭越來越和樂，而這就從你我重視飲食健康、開始動手做飯做起！

全食物是
最營養的飲食

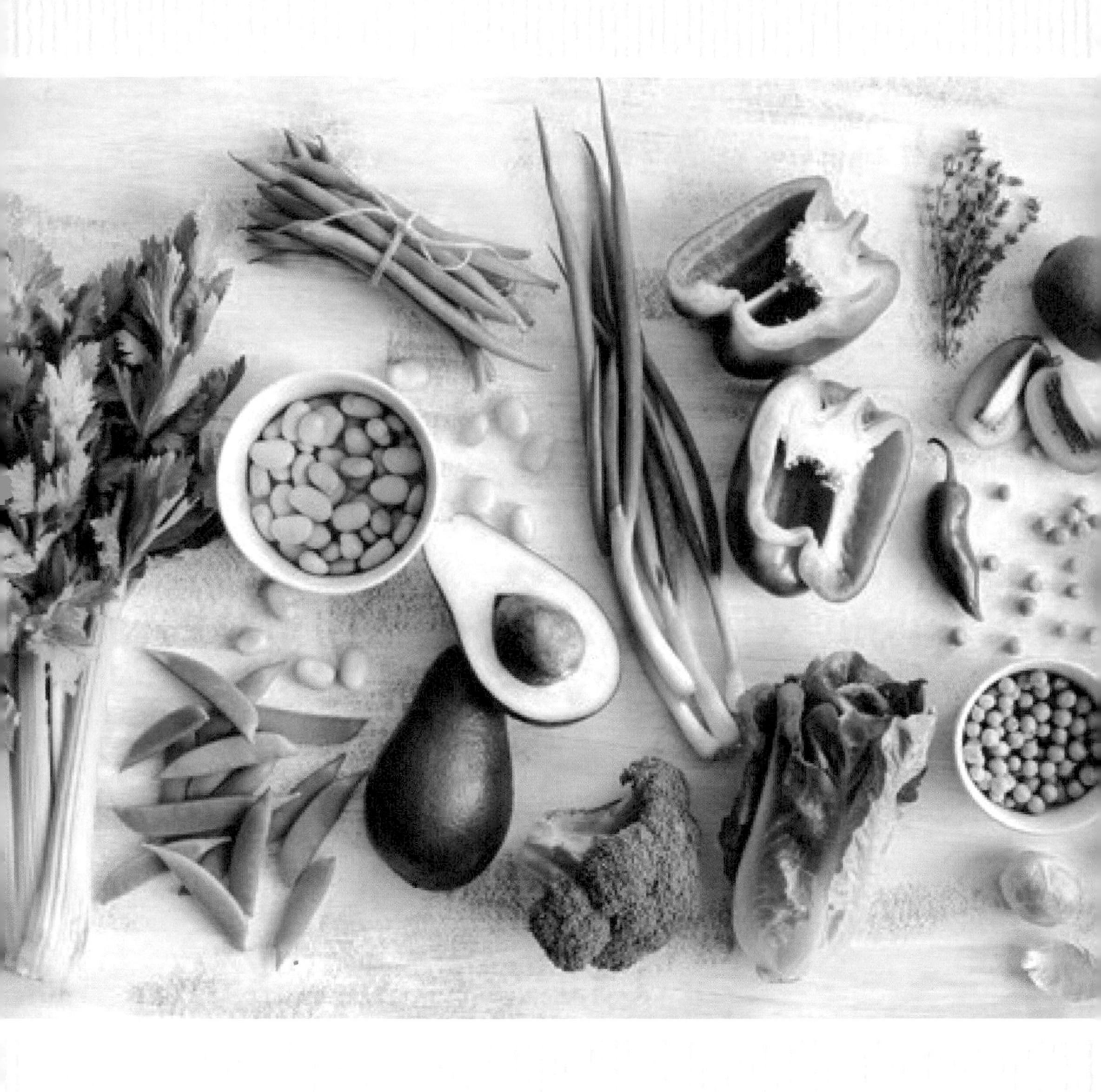

烹飪是
最善待身心的事

從不愛做菜，到愛上做菜，我走了一段不算短的路。

一開始在家做菜，是為了兌現承諾。因為蘇起一面求婚，一面問我：「到底會不會做菜？」為了順利出嫁，我只好說：「聰明的人學什麼都快」。婚後在他的循循善誘下，開始做菜，熱度持續了一段時間，終究敵不過忙碌的工作，外食的次數越來越多，終於全面棄守。

再度洗手作羹湯是因為蘇起罹癌開刀，我痛苦的領悟：原來錯誤的飲食讓我們一個吃成癌症、一個吃成藥罐子，為了健康只好自己下廚。一開始是勉強，盡量找簡單省力又健康的烹調方式，好不好吃在其次。直到有一天寫稿寫累了，為了轉換情緒，到廚房煮一鍋湯，不知哪來的靈感，開始關注火候、放入食材和調味料的順序，忽然發現烹飪就像藝術創作，果然那鍋湯特別美味，一股成就感，和專注烹調時帶來的五感全開、身心合一，讓我驀然進入了一個新的境界，從此我愛上了烹飪，經常玩不同的實驗、創作遊戲，享受烹調的過程和家人的驚喜。當然，原則還是健康、省力、能每日執行，但更注意到食材的搭配、視覺的美感和美味。

其實，人都愛烹飪，也都有烹調的本能。從遠古到近代，人類要維持生命，必須狩獵、採集、農耕，所以這些本

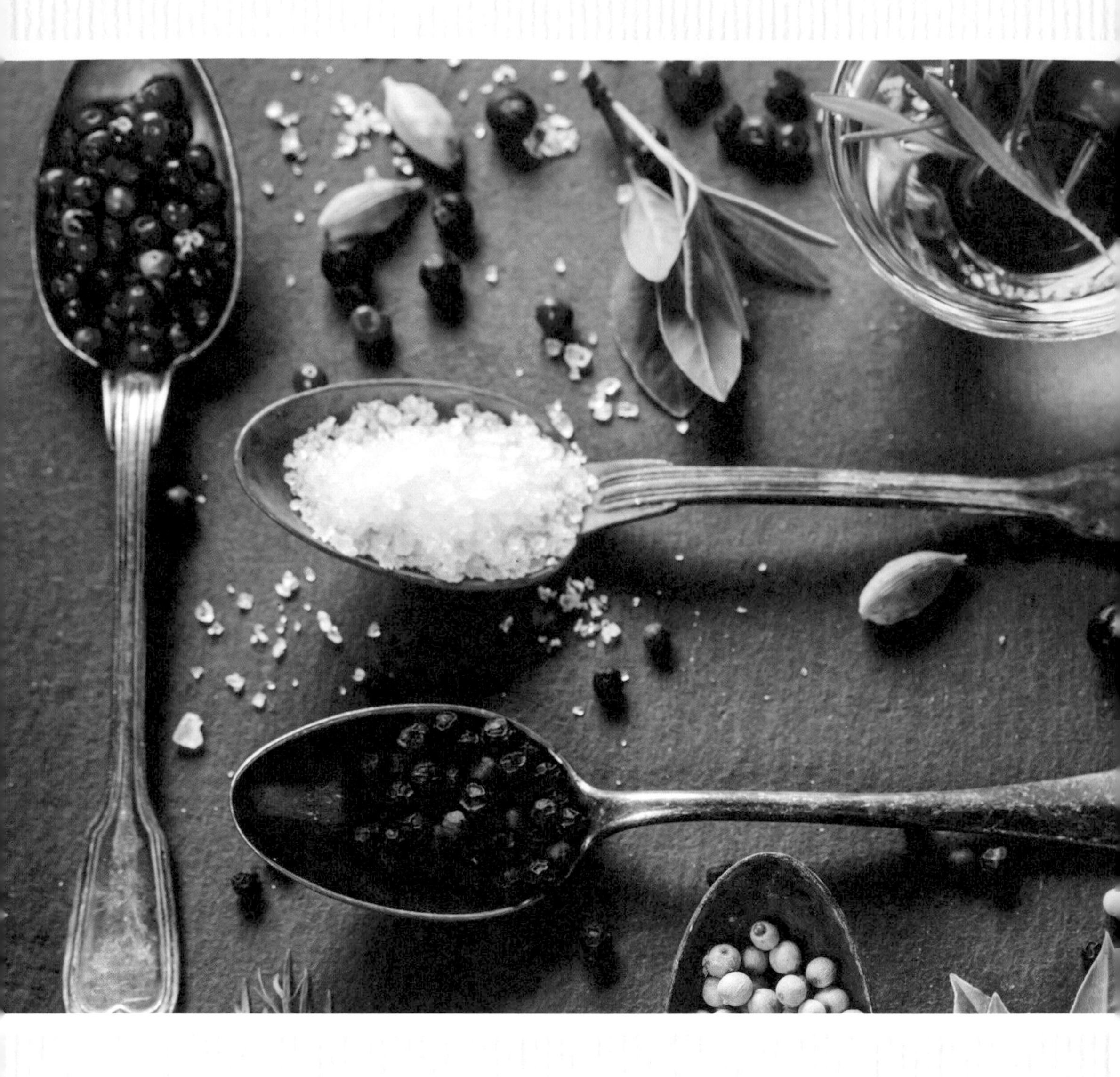

能深入我們的DNA。或許每個人都應該試試在家做菜，就會發現洗手作羹湯是最好的放鬆方式，尤其自己一個人，完全沉浸在做菜的愉悅氛圍中，五種感官全用上、專注又輕鬆，彷彿進入禪境，我稱它「做菜禪」。買菜、做菜也讓我們更注意四季變化，和大自然產生更多的連結，這也是生活在都市水泥叢林的現代人非常需要的。

我尤其鼓勵老人家動手做飯，不僅更能引發食慾，而且動腦又動手還可以預防老年癡呆，每天的生活也會更有節奏和重心。忙碌的上班族也應該做菜，趁機緩和一下緊張的身心，也讓頭腦轉換一下，待會進食才不會食不知味，尤其飯後半小時如果能收拾一下餐桌、洗洗碗，不要立刻坐下，對保持身材也很有貢獻。如果做菜時來點喜歡的音樂，或和家人、孩子一邊洗洗切切、一邊閒話家常，飯後一起收拾善後，更增添家人的凝聚力，也是給孩子最好的「食育」。再沒有什麼比煮一頓健康晚餐更能表達對家人的愛了。

我堅持自己採買食材、在家動手做菜，最重要的原因是：現代人真正需要的，是不含食品添加物及不含農藥、化肥、抗生素、生長激素等其他異質，且營養豐富的食物。也就是說，「選擇食物時最重要的關鍵，在於了解食物混入化學物質的問題。這些化學物質不是選不選擇的問題，而是這些東西本來就不應該存在，因為它們本來就不是食物。」所以我花很多時間採買食材，慎選好食物、真食物、全食物，再親手懷著愉快、感恩的心情烹調它們，和家人一起愉快的進餐，我認為這是鞏固身體健康和家庭幸福很重要的一步。

現在就讓我們一起開始這趟美好的旅程！

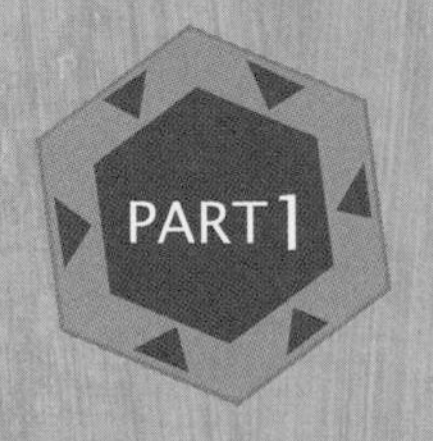

簡易早晚餐

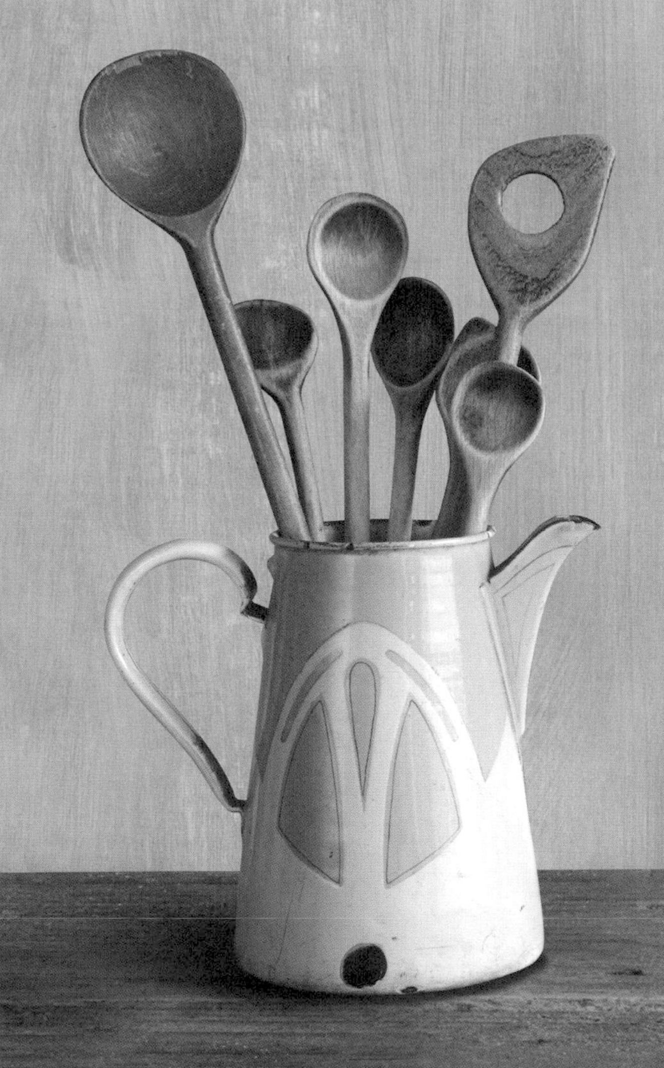

你常常來不及吃早餐嗎？是不是晚餐時間還在加班，可是又想吃點東西填飽肚子？

下班晚了，回到家離就寢時間很短，吃太多有礙睡眠；不吃又有點飢腸轆轆……如果常因此舉棋不定，那麼，你可以試試這些特別設計的簡食，不僅營養豐富、均衡，準備起來輕而易舉，又不容易發胖。

這幾道食譜全是由植物類的五穀、豆類、雜糧和蔬菜搭配而成，不僅醣類、蛋白質、脂肪三大營養素都有，而且比例適當，還含有豐富的維生素、礦物質、植化素和膳食纖維，每個人一餐所需要的營養幾乎完全具備。

當然，在料理時，一定要保留所有的纖維而非榨汁，才能吃到全部的營養又不至於讓血糖快速飆高。你還可以利用高性能調理機的特殊設計，保留一些顆粒，增加咀嚼口感，那就更像「吃」飯了！

自己一個人，更要加倍寵愛自己。只要利用假日，把下一週的食材泡好、煮好，利用保鮮盒冷凍或冷藏保存，隨手即可調配出一餐，而且口味豐富、不單調，絕對讓你驚喜連連！

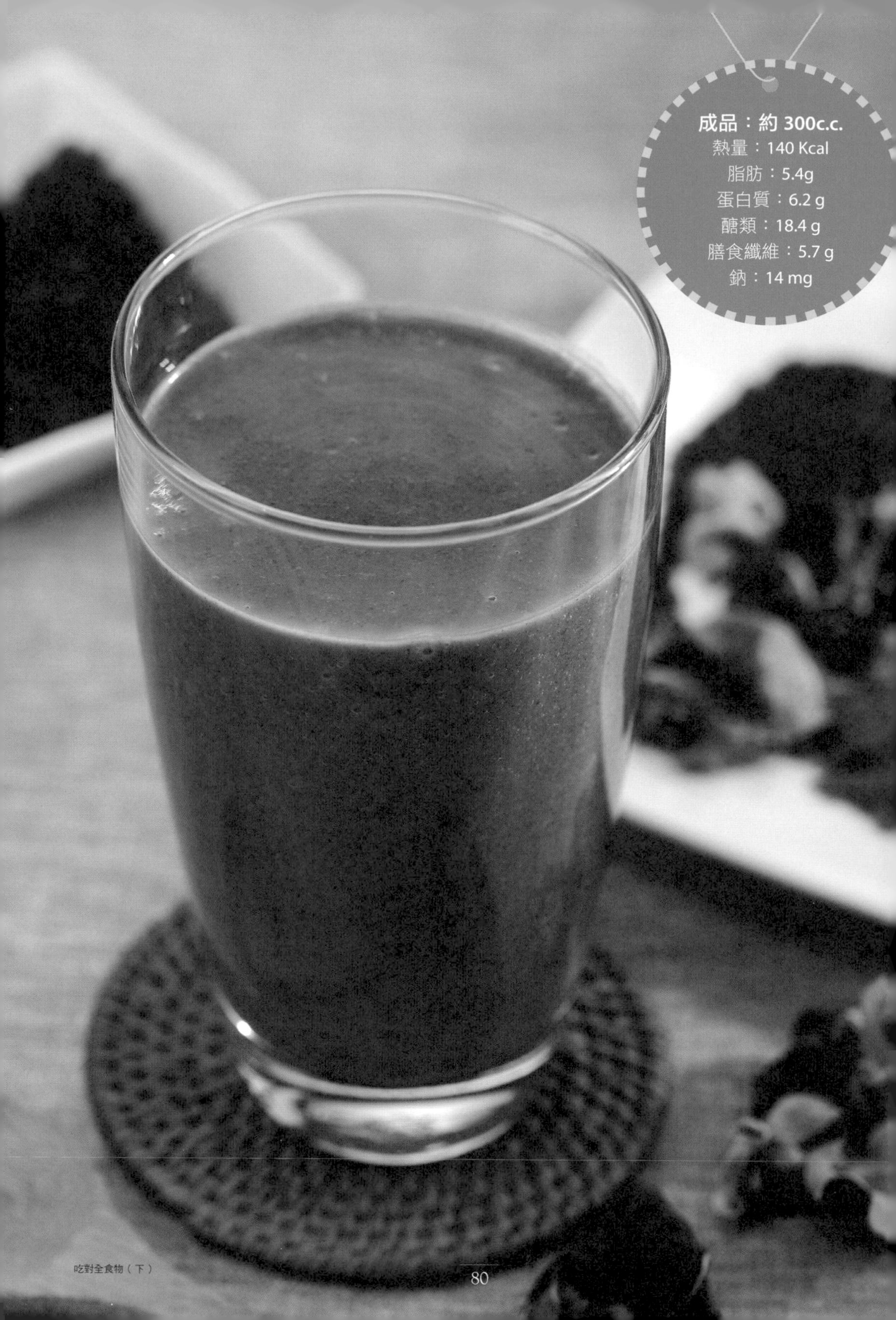
成品：約 300c.c.
熱量：140 Kcal
脂肪：5.4g
蛋白質：6.2 g
醣類：18.4 g
膳食纖維：5.7 g
鈉：14 mg

黑五寶奶漿

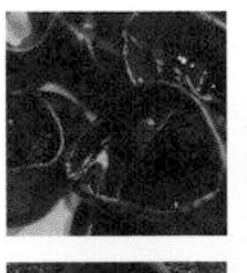
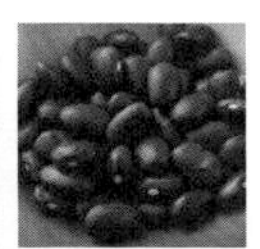
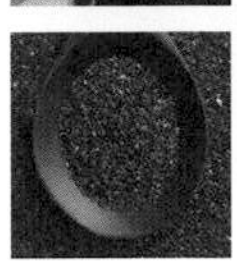
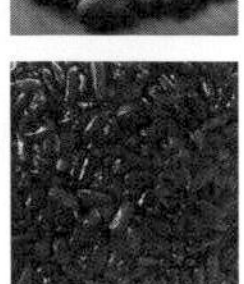

材料

1. 煮熟黑木耳—— 1/2片（約35g）
2. 蒸熟黑豆—— 20g
3. 蒸熟黑糯米—— 30g（生重10g）
4. 黑芝麻—— 6g（約1/3湯匙）
5. 黑糖—— 5g（約1/3湯匙）
6. 熱開水—— 200c.c.

做法

將所有材料置入調理機容杯，蓋緊杯蓋，高速打1分半鐘即可。

小常識

1. 黑豆含18種胺基酸，蛋白質含量是肉類的2倍、雞蛋的3倍、牛奶的12倍，可加速肝細胞修復；維生素E和維生素B含量也高，可抗發炎、增加活力，還含有2%的蛋黃素，可防止大腦因老化而遲鈍。
2. 黑、白木耳都屬真菌類，有增強免疫力、抗病毒、抗腫瘤作用。尤其黑木耳的鐵含量很高，還可以降低膽固醇，被稱為血管中的清道夫。最近的研究發現，黑木耳的酵素和植物鹼有催化膽、腎、膀胱結石、潤滑管道，以及排出結石的功能。
3. 這道奶漿有米、豆、蔬菜、種子，三大類營養素比例適當，膳食纖維含量豐富，可預防大腸癌。富含維生素B1和維生素E，可以增加活力、抗老化。尤其鈣與鎂呈黃金比例，可增加鈣質吸收，預防骨質疏鬆。

叮嚀

1. 這是主治大腸癌的台中榮總王輝明醫師最喜歡的早餐，我把比例調整得更均衡，當晚餐也相當不錯，尤其傍晚5到7點是腎經運行時間，氣血流注腎臟，而黑色入腎，所以喝一杯黑五寶，營養特別容易吸收。
2. 黑豆的浸泡與保存與黃豆相同（參閱上冊第73頁）。我喜歡自己泡發黑木耳：先在好水中加點醋，把雜質輕輕搓洗掉，泡水3、4小時，再汆燙3分鐘即可。

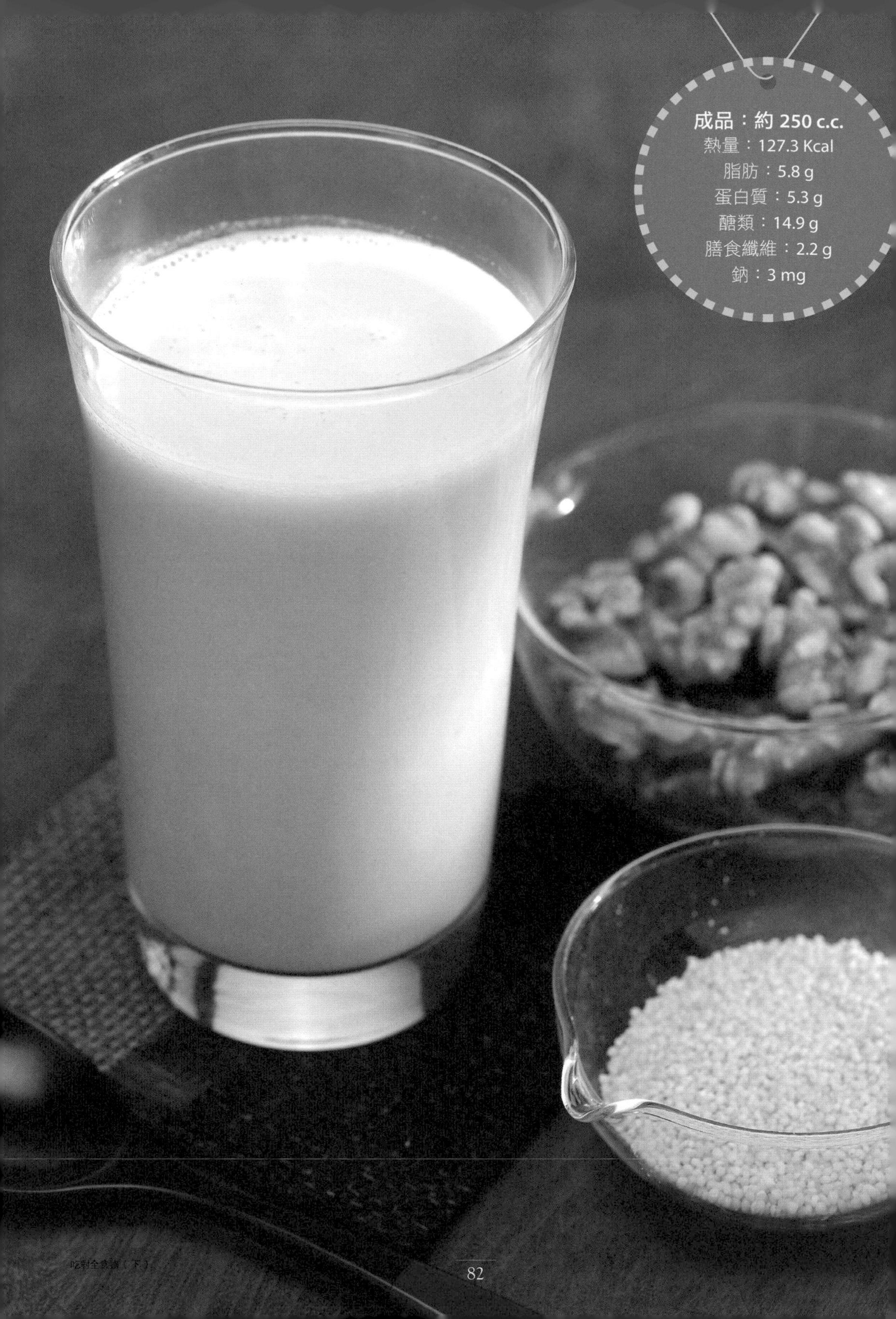
成品：約 250 c.c.
熱量：127.3 Kcal
脂肪：5.8 g
蛋白質：5.3 g
醣類：14.9 g
膳食纖維：2.2 g
鈉：3 mg

特別適用：不易消化的老人與兒童、需要補充能量和營養者

黃五穀奶漿

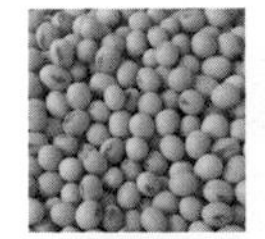
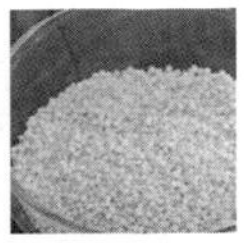
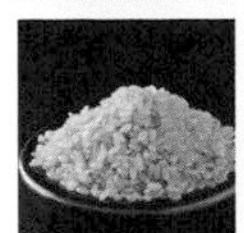
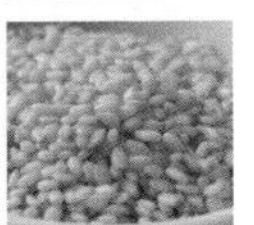
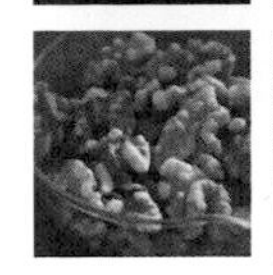
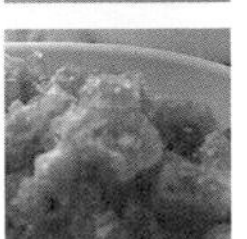

材料

1. 蒸熟黃豆——— 20g
2. 蒸熟小米——— 10g
3. 糙米飯——— 10g
4. 燕麥飯——— 10g
5. 核桃——— 5g
6. 原色冰糖——— 1茶匙
7. 熱開水——— 200c.c.

做法

1. 將所有材料置入調理機容杯，蓋緊杯蓋，高速打1分半鐘即可。
2. 喜歡有咀嚼感的人，可在其他材料打成奶漿後，再加進核桃，調速鈕從1轉到10，來回3次，切碎核桃。

叮嚀

可將需蒸熟的材料一次準備較多的量，分盒放入冷凍保存，使用前一晚改放到冷藏即可。

小常識

1. 小米是五穀雜糧中唯一的鹼性食物，通常無須精製，因此保留較多的營養素和礦物質。小米不含麩質，不會刺激腸道，屬於溫和的纖維質，容易消化，非常適合老人和孩子。
2. 根據古籍，五穀中的稻（糙米）是肺食、稷（小米）是脾食、麥（燕麥）是肝食、菽（大豆）是腎食，如果加上屬心食的黍（玉米），五行能量就更完整了，所以家裏若有有機玉米，也可以加入。
3. 營養學的觀點也非常主張豆、米、麥的組合，不僅含醣類，還可讓胺基酸組合更完整，營養也均衡，不用擔心蛋白質不足。
4. 現代人怕胖不敢吃主食，導致脾虛的不少。根據中醫理論，健脾要多吃黃色味甘的食物，所以這道奶漿可以強化脾臟的運化能力，減少體內濕氣和水腫。
5. 春季時也要常補脾，免得肝氣太盛而傷脾；長夏時則要養脾，七、八月時天氣又濕又熱，胃口不好，不想多吃時，來一杯黃五穀奶漿正好（詳見附錄一〈一年五季養生法〉）。

成品：約 350 c.c.
熱量：188.4 Kcal
脂肪：0.9 g
蛋白質：8.5 g
醣類：36.9 g
膳食纖維：6.5 g
鈉：52 mg

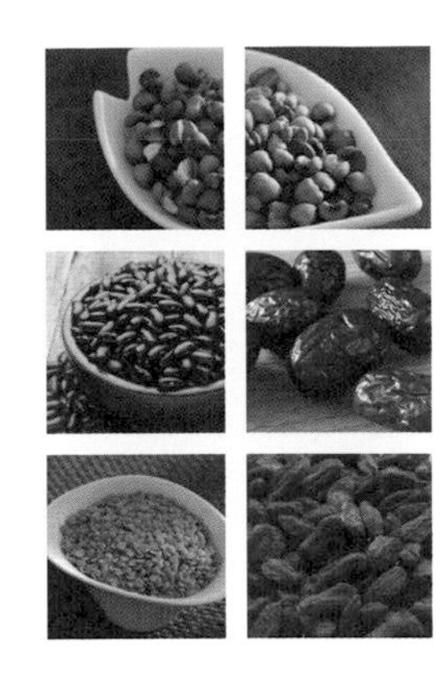

紅五類奶漿

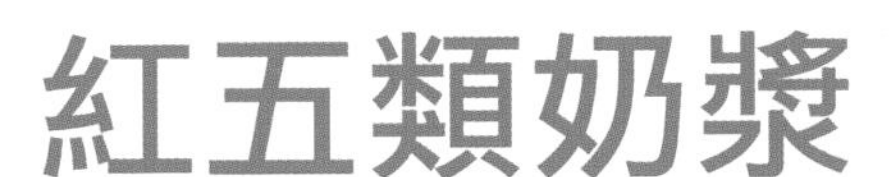

材料

1. 蒸熟紅豆——— 30g
2. 蒸熟紅扁豆—— 15g
3. 蒸熟紅薏仁—— 15g
4. 糙米飯———— 20g
5. 枸杞————— 10g
6. 紅棗————— 3顆
7. 熱開水———— 250c.c.

做法

1. 將枸杞、紅棗洗淨後泡水約10～15分鐘，紅棗去籽備用。
2. 將所有材料置入調理機容杯，蓋緊杯蓋，高速打約1分半鐘，即可完成。

叮嚀

枸杞與紅棗可帶來天然甜味，或依個人喜好適量添加黑糖，增加風味。

小常識

1. 紅豆、紅扁豆、紅薏仁的蛋白質及碳水化合物比例與人體所需相當近似，尤其紅扁豆蛋白質含量23～26%，在植物類中排第三高，雖然不是完全蛋白質，但加上糙米即可互補。
2. 紅豆可以去濕熱、消水腫，尤其是改善下肢水腫，這是因為紅豆含高鉀和豐富的纖維，有助利尿與排便。紅豆不但富含鐵質，夏季多吃紅豆，還能補充鉀離子，避免流汗過多造成低鉀症。
3. 紅扁豆也是長壽食物，含有豐富的維生素和核酸，所含的維生素 B1能維持心臟、神經系統正常功能。
4. 紅薏仁是指沒有去殼的糙薏仁，保有大量的纖維質，功效更勝薏仁。近年來薏仁被證實降血脂功效優於燕麥。輔大、成大及埔基醫院曾通力合作，讓高血脂患者每日食用60公克薏仁，4～6週之後，患者血中的膽固醇、三酸甘油脂及造成血管阻塞元凶的LDL（低密度脂蛋白）的量，都明顯下降。

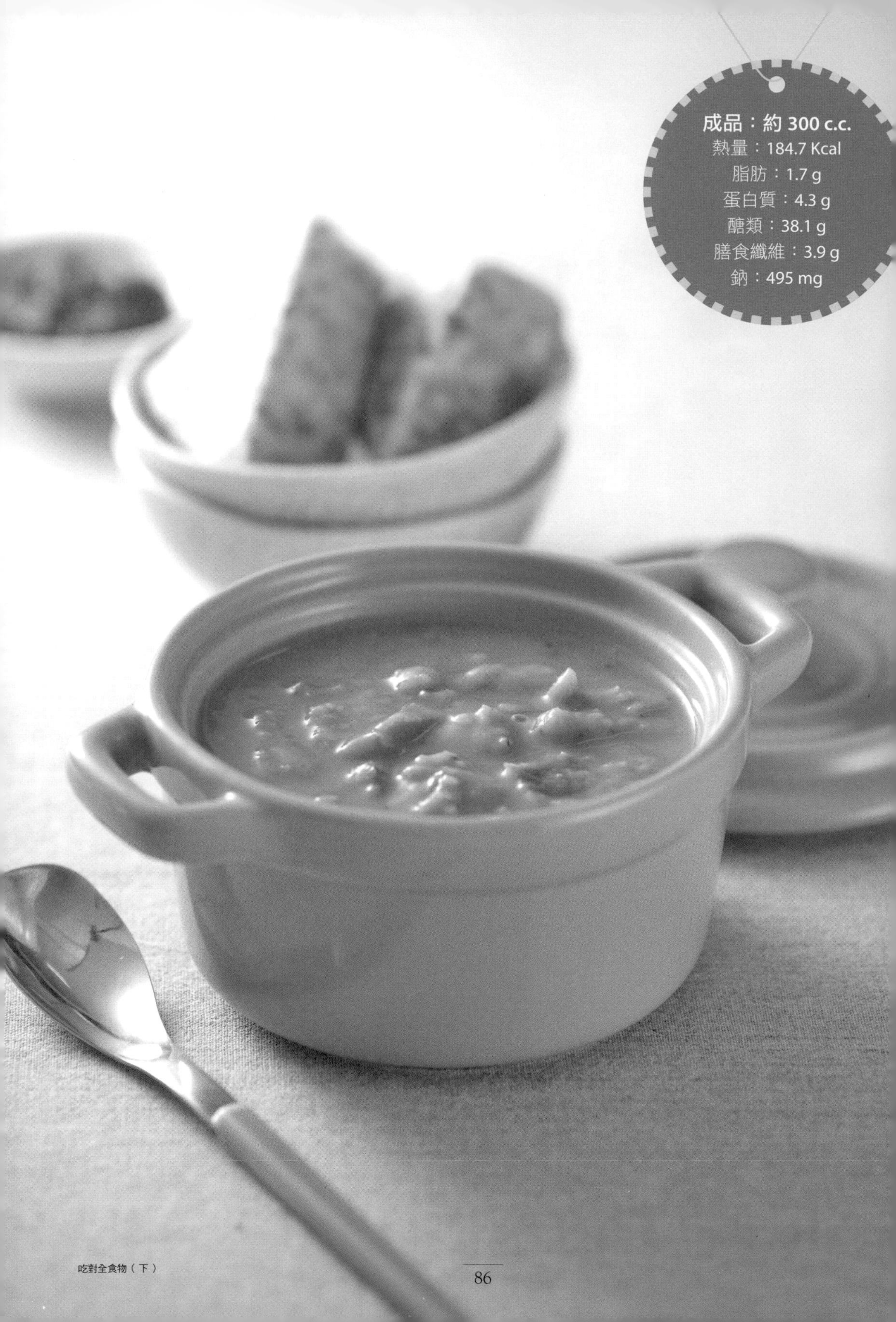
成品：約 300 c.c.
熱量：184.7 Kcal
脂肪：1.7 g
蛋白質：4.3 g
醣類：38.1 g
膳食纖維：3.9 g
鈉：495 mg

特別適用：銀髮族、肝腎較虛或常感元氣不足者

芋頭五穀鹹粥

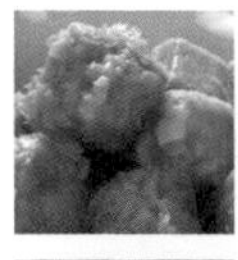
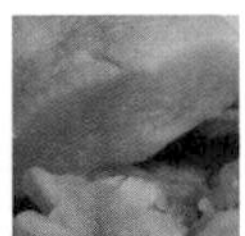
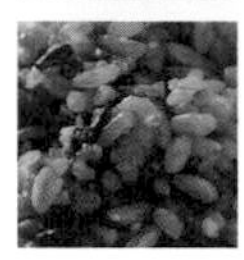
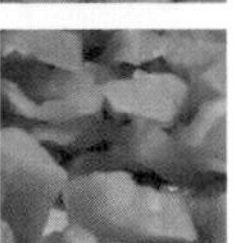

材料

1. 蒸熟芋頭——70g
2. 蘿蔔乾——15g
3. 煮熟五穀飯——50g
4. 熱開水——180c.c.

做法

1. 將蒸熟芋頭和熱開水置入調理機容杯，蓋緊杯蓋，高速打1分鐘。
2. 將蘿蔔乾和五穀飯置入調理機容杯，蓋緊杯蓋，調速鈕由1轉至10，再由10轉回1，來回3次，切碎食材，就可以保留粥的口感而不會變成米漿。

叮嚀

這是特別為忙碌的職業婦女和上班族所設計的養生粥。趁週末煮好一大鍋五穀飯，一盒盒冷凍起來，臨睡前把芋頭放進電鍋蒸熟，除了蘿蔔乾還可以加入自己喜歡的食材，不到五分鐘就可以吃到好喝又營養的粥了。

小常識

1. 五穀飯比白米有更多營養素，同時多量纖維能幫助腸胃蠕動排毒；豐富的維生素B群有益神經傳導、消除疲勞，又是低升糖食物，所以不會讓血糖起起伏伏。
2. 芋頭所含的膳食纖維跟許多蔬菜不相上下，可以說是澱粉類的蔬菜。芋頭所含的鉀也很高，可以幫助身體排出多餘的鈉，並降低血壓。很多人誤以為芋頭熱量比米飯高，事實上芋頭熱量只有米飯的九成，有時用芋頭當主食，三餐可以多些變化。
3. 中醫理論認為芋頭可強健肝臟、腎臟，這可能與其粘蛋白可強化肝功能有關；芋頭粘液中的甘露聚醣可活化腦細胞，預防老年癡呆。

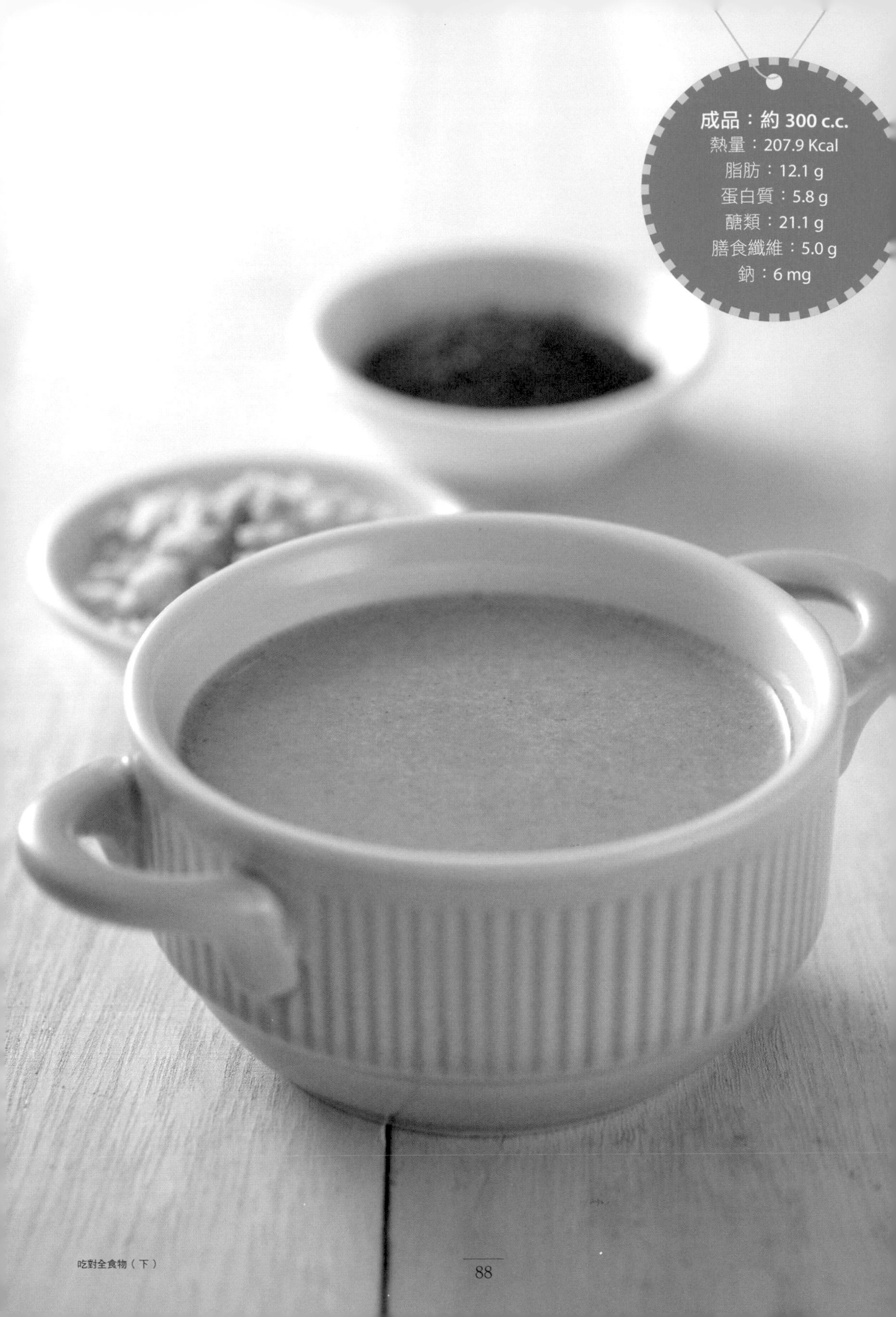
成品：約 300 c.c.
熱量：207.9 Kcal
脂肪：12.1 g
蛋白質：5.8 g
醣類：21.1 g
膳食纖維：5.0 g
鈉：6 mg

燕麥高鈣奶漿

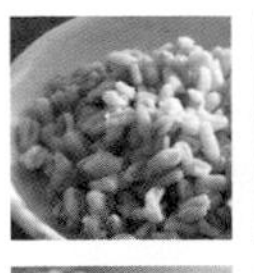
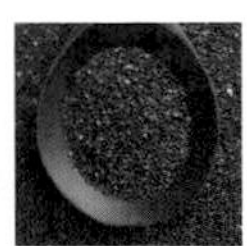
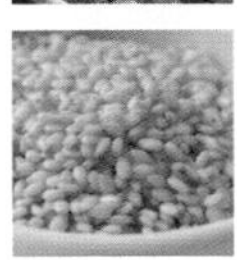
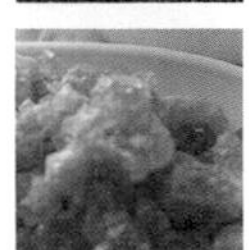

材料

1. 煮熟燕麥飯—— 半米杯
2. 黑芝麻———— 10g
3. 白芝麻———— 10g
4. 原色冰糖——— 1茶匙
5. 熱開水———— 200c.c.

叮嚀

一定要買真空不透光包裝的芝麻，以免讓脂肪氧化劣變而產生自由基。最好放冰箱冷凍保存，要吃的時候再打，才不會影響營養與風味。

做法

將所有材料置入調理機容杯，蓋緊杯蓋，高速打1分半鐘即可。

小常識

1. 若是單純的芝麻糊，熱量會偏高，但以燕麥飯為底加入黑白芝麻則使熱量減少，但仍維持高鈣含量，加上燕麥多纖維，這對中年發福、骨質流失者、高血脂者都是一道好點心。
2. 燕麥粒的營養在全穀類中排名第一，其蛋白質是糙米的兩倍，又含有豐富的維生素B群和E，另外多酚類、植物雌激素等植物化學素含量也很豐富，熱量低又擁有豐富的可溶性纖維，可以說是物美價廉的減肥食物。
3. 芝麻含有豐富的維生素B群、維生素E和礦物質。黑芝麻是真正高鈣的食物，含有豐富的鐵。白芝麻含有較豐富的油脂，尤其亞麻油酸是人體不可缺少的必需脂肪酸，缺乏就會讓體內某些荷爾蒙無法正常製造，此外，還可去除血管壁上的膽固醇。

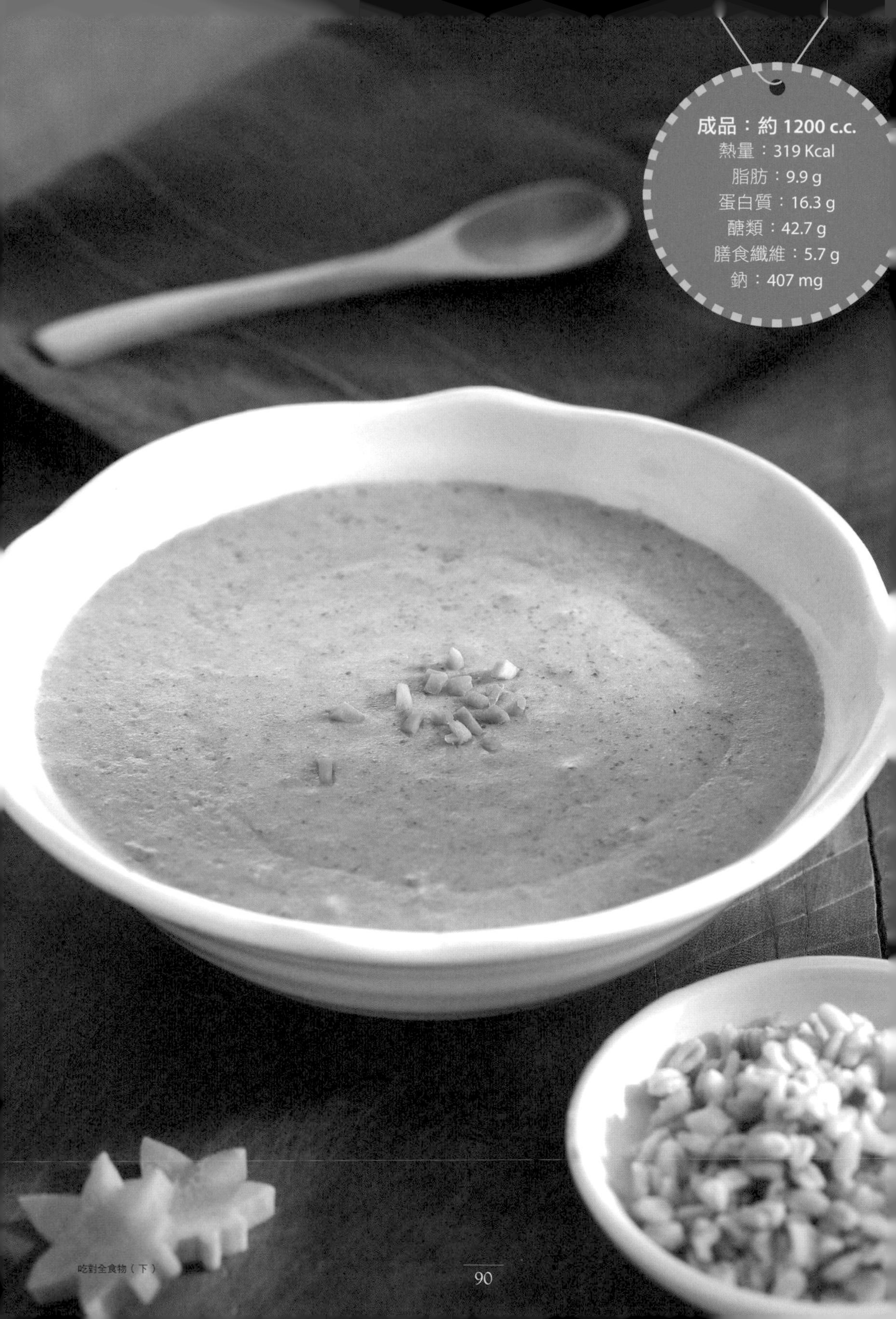
成品：約 1200 c.c.
熱量：319 Kcal
脂肪：9.9 g
蛋白質：16.3 g
醣類：42.7 g
膳食纖維：5.7 g
鈉：407 mg

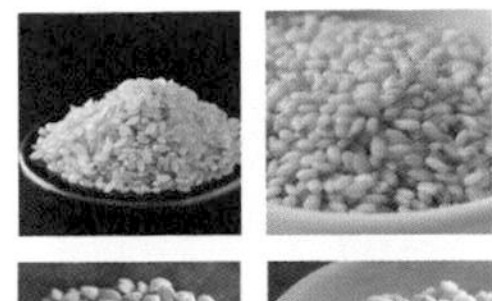

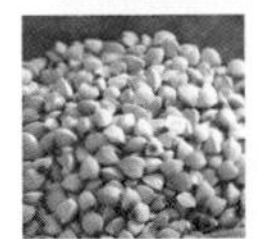
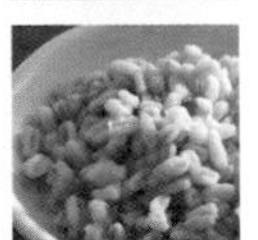

五穀鹹粥

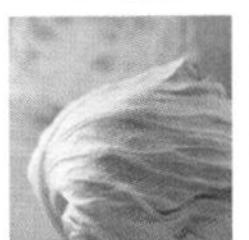
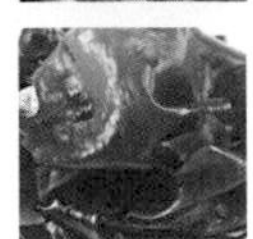

材料

1. 糙米——12g
2. 燕麥——12g
3. 蕎麥——12g
4. 薏仁——12g
5. 白芝麻——1茶匙
6. 紅蘿蔔——50g
7. 高麗菜——100g
8. 紫菜——5g
9. 白煮蛋——1顆
10. 熱開水——800c.c.
11. 鹽——1/4小匙

做法

1. 將全穀類洗淨，用好水浸泡3小時，煮熟備用。
2. 將紅蘿蔔切塊煮熟，加入高麗菜、紫菜汆燙，瀝乾備用（燙菜熱湯可取代熱水加入容杯）。
3. 將所有材料、鹽、熱水置入調理容杯內，高速打1分鐘，即可完成。
4. 也可先加熱水和全穀飯、白芝麻，高速打1分鐘，再將水煮蛋、高麗菜、紅蘿蔔、紫菜，運用調速鈕由1轉到10，再由10轉回1，來回3次，切碎食材，保留咀嚼口感。

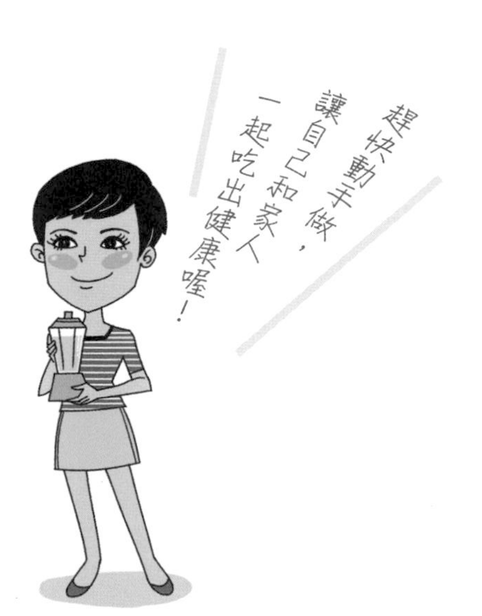

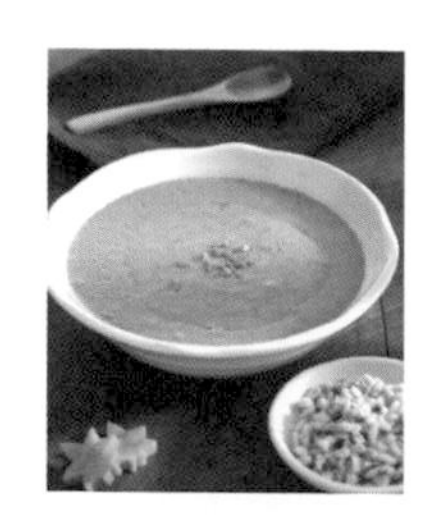

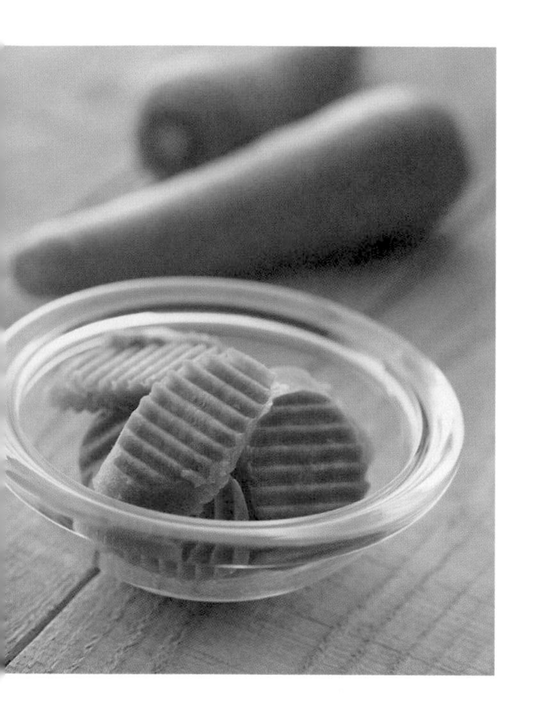

小常識

1. 這道鹹粥含有全穀類、蔬菜、海藻，有蛋白質及好的油脂，營養均衡，容易消化吸收，除了一般人可當簡餐，也很適合癌症患者及肝病、腸胃道、高血糖患者。
2. 五穀雜糧如糙米、燕麥、蕎麥等都含有能抗氧化的植酸，可強化免疫系統，抑制癌細胞活動；同時含豐富的維生素B群、維生素E、膳食纖維，可增強體力並促進新陳代謝。
3. 薏仁能抑制癌細胞的增殖或轉移，並有鎮痛作用，可減輕神經痛、風濕痛；降血脂、血糖；利尿、去水腫。孕婦不要一次吃太大量；另外，薏仁鉀磷都高，慢性腎臟病人也要適量。
4. 十字花科的高麗菜跟花椰菜、芥菜、大白菜一樣，都含吲哚、硫配醣體等抗癌成分，可減少罹癌機會。高麗菜鈣的含量也高，並含有可凝血的維生素K，以及可修復胃黏膜的維生素U。為預防營養流失，高麗菜汆燙不宜過久。
5. 紫菜含有豐富的維他命A、B1及B2，各種礦物質；豐富的可溶性纖維可以清除體內毒素。不要使用已調味的紫菜。

健康靈糧

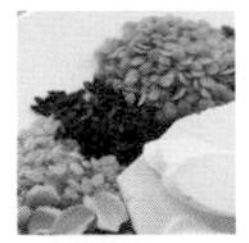
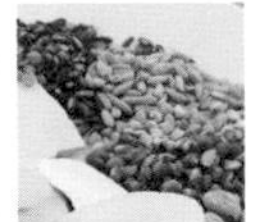
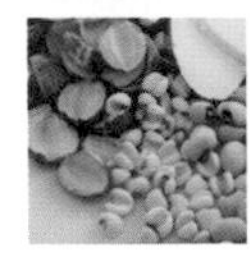
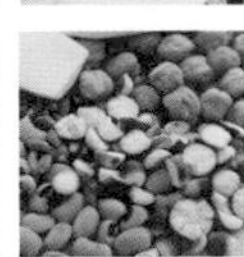

材料

1. 煮熟紅薏仁、薏仁、紅蓮子、茯苓、淮山、芡實、蕎麥、燕麥、小麥、糙米、黑米、紅米、紅扁豆、埃及豆、米豆共 30g（180g）
2. 蒸熟黃豆或黑豆 20g（120g）
3. 蒸熟南瓜——— 20g（120g）
4. 蒸熟牛蒡——— 25g（160g）
5. 蒸熟地瓜——— 20g（120g）
6. 蒸熟栗子——— 10g（60g）
7. 蒸熟山藥——— 15g（80g）
8. 燙熟葉菜——— 100g（1碗）
9. 綜合堅果——— 5g（30g）
10. 鹽———— 1/4茶匙
11. 熱開水——— 600c.c（1800c.c.）

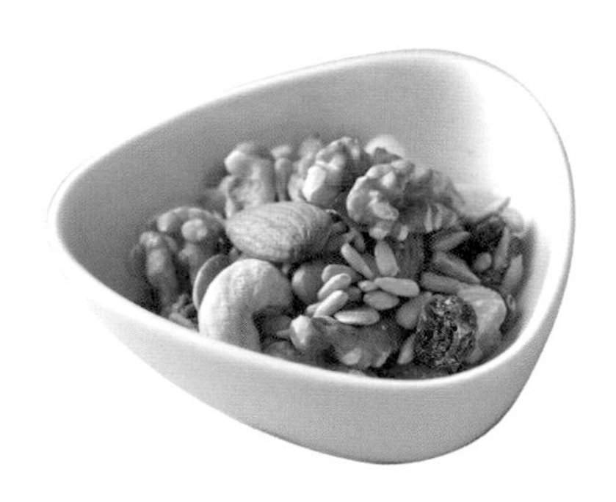

做法

1. 將食材1～7分別煮熟或蒸熟。
2. 選擇當季的蔬菜洗淨後，煮水燙1分鐘（水燒開，關火，汆燙一分鐘）。
3. 將所有食材置入調理機容杯，蓋緊杯蓋，高速打1分半鐘，即可完成。

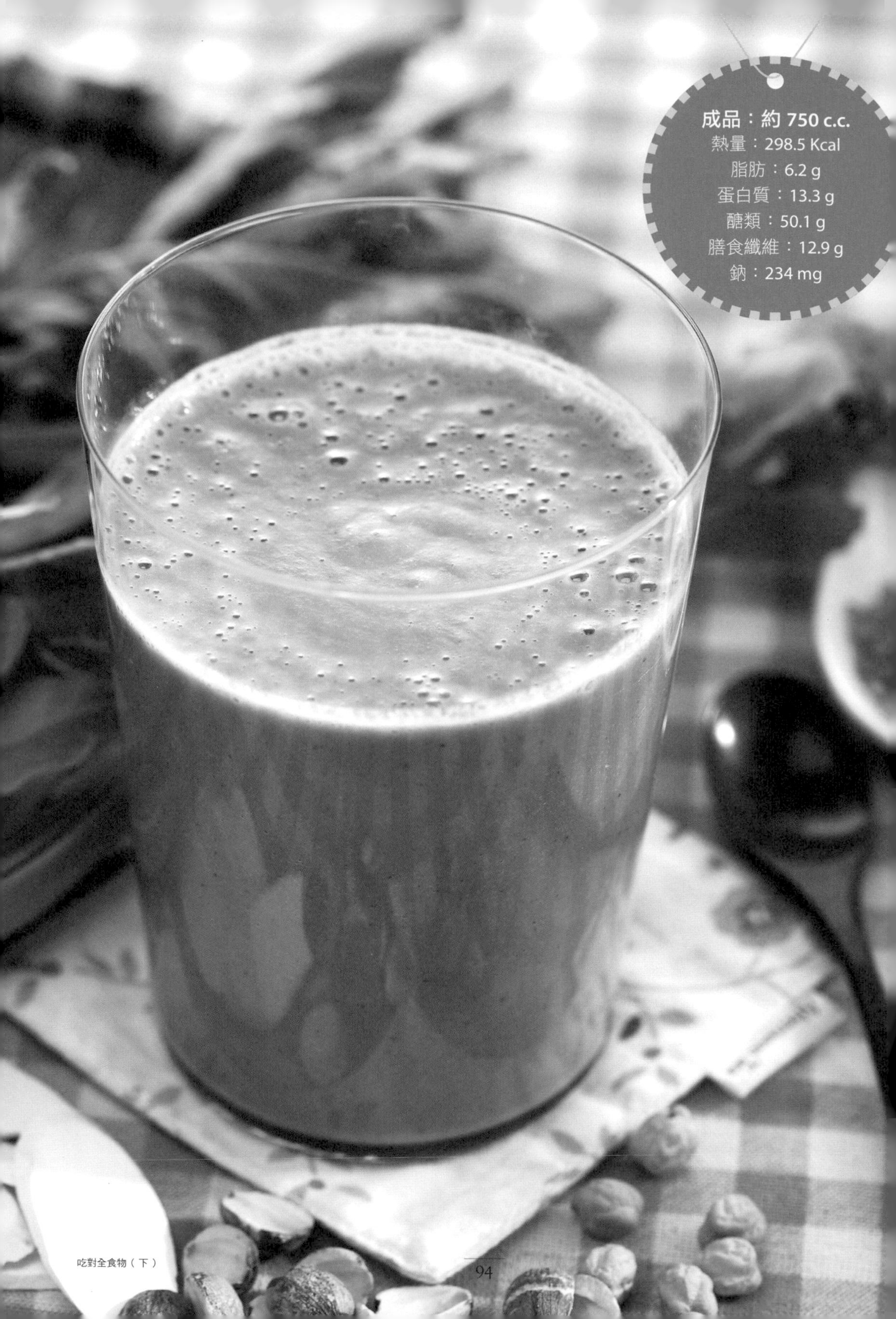
成品：約 750 c.c.
熱量：298.5 Kcal
脂肪：6.2 g
蛋白質：13.3 g
醣類：50.1 g
膳食纖維：12.9 g
鈉：234 mg

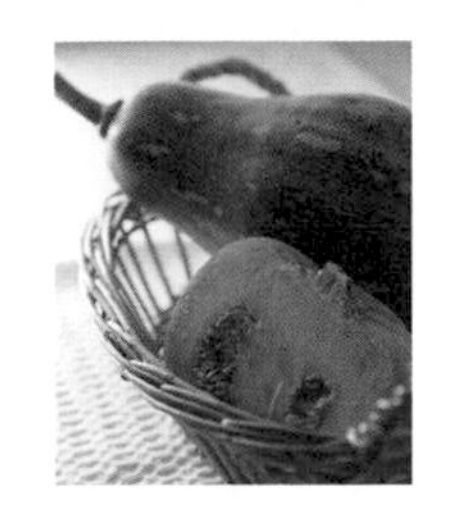

小常識

1. 這就是口腔癌友王先生為自己研發並獲獎的食譜，也是營養豐富、均衡多元的一道全餐。我喝過，不僅口味不錯，而且十分有飽足感。
2. 材料1是全穀種子類，包括米、麥、種子，再加上四神（紅蓮子、茯苓、淮山、芡實），每一種的量不多，但種類非常多，可提供許多植化素。
3. 材料2是優質植物性蛋白質；材料3～7是根莖類，包括蔬菜和主食類，提供主要能量；材料8則是葉菜，其他還有堅果和油。
4. 乍看食材繁多，準備耗時，但是如果五穀雜糧和豆一次買齊，泡好煮熟，用保鮮盒冷凍保存，要用的時候再拿出來冷藏；其他根莖類可以一起放電鍋蒸熟，加上燙熟的青菜和堅果調味料一起打勻，其實比煮一頓飯要簡化許多，吃到的營養卻更多元豐富。
5. 由於王先生完全靠管灌獲取營養，所以加入的食材種類很多，份量也足，尤其是主食類，所以我把份量稍微調整為約750c.c.（原份量2000c.c）；材料的部分，前面的數量是我的建議量，後面是王先生的需要量，可見管灌和一般人需求量有別。另外一個可以選擇變化的方式是，把材料3～7項輪流選用、適量減少。

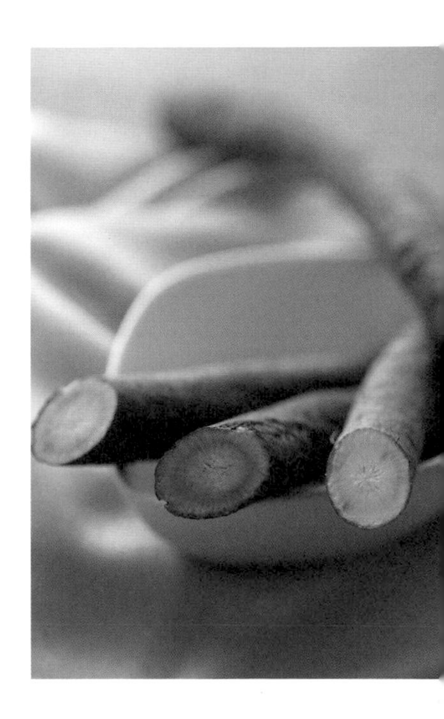

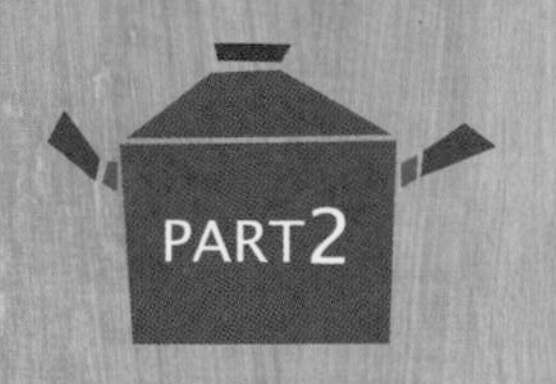

百變湯品

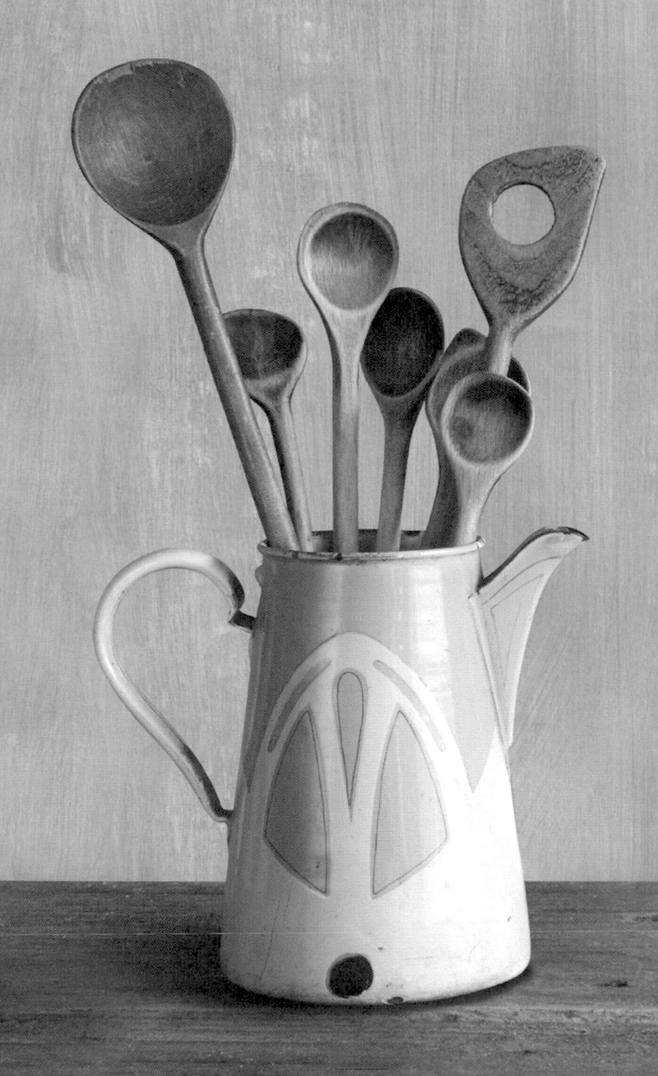

我愛喝湯，卻常常沒有時間和耐心慢慢熬湯，又貪心的想吃到全食物的全營養，所以想出了一些簡便又可以喝到好湯的辦法。

一般西餐濃湯大都以奶油炒麵粉加牛奶來調製，味道香濃，但油量和熱量都極高。從養生觀點出發，以糙米和燕麥可以取代精緻麵粉和奶油、用腰果可以取代牛奶，同樣可以達到湯品濃稠又有奶香的目的，而且熱量變少了，卻提供更多維生素B群、好的油脂、礦物質和纖維，對促進代謝、提振精神更有幫助。

常常有人問我，一個人怎麼做飯？或是，下班回家怎麼能快速上菜餵飽自己和全家？我的建議是趁著週末熬鍋好湯吧！

湯不僅是飯桌上不可少的一道料理，而且能創造出百變風貌，很容易就化身成一道讓你吃飽喝足的全餐。下班回家後，只要拿一盒高湯，放入鍋中，再加入番茄、青木瓜、紅蘿蔔、馬鈴薯，或其他當令蔬菜，如山藥、蓮藕、菱角一起烹煮，無論是加上五穀飯煮燉飯、下麵、煮麵疙瘩、或當火鍋鍋底都鮮美甘甜，而且毫不費力。或者，利用熱湯燙點綠色葉菜、打個蛋，或加魚片、肉片，配上五穀飯或糙米飯，也是營養均衡的一餐。

想要在餐桌來一碗好湯嗎？只要善用食材及工具，把煩人的料理步驟丟一邊，煮湯也可以超簡單、超有創意！

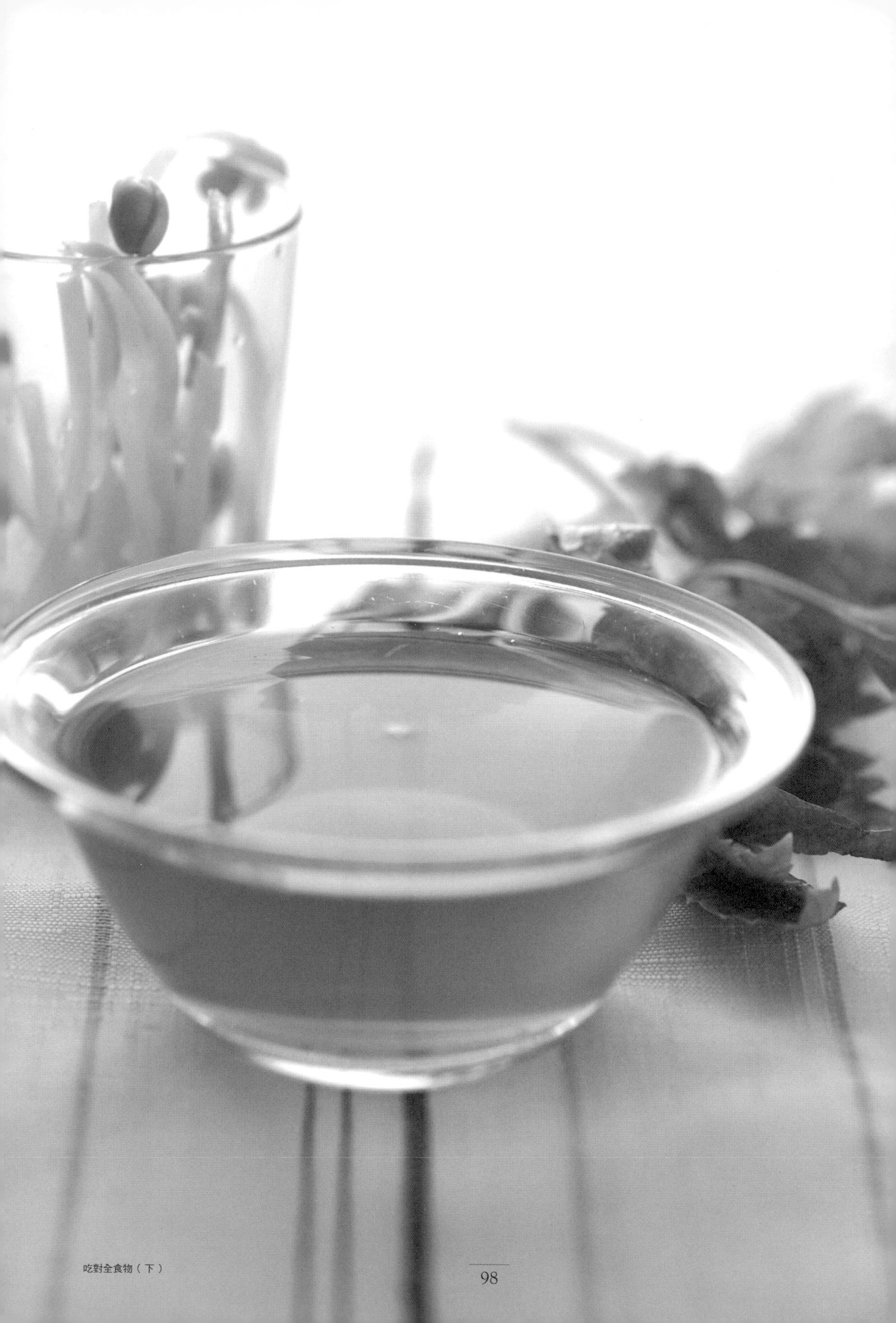

蔬菜高湯

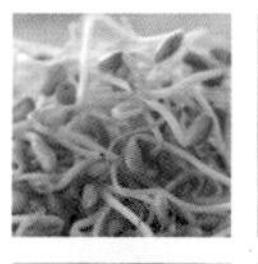
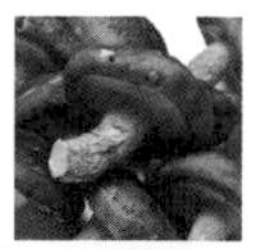
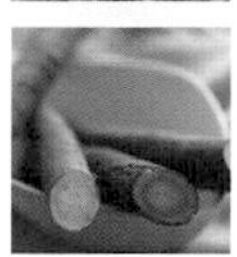
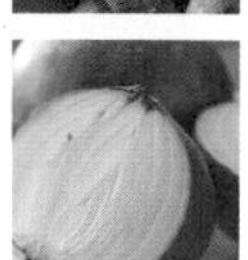

材料

1. 黃豆芽———— 半斤
2. 香菇———— 2～4朵
3. 牛蒡———— 半斤
4. 洋蔥———— 1個或半個
5. 有機鳳梨皮—— 1個
6. 好水———— 3000c.c.

叮嚀

我常利用週末熬一鍋蔬菜高湯，等放涼了再用保鮮盒裝好放冷凍庫保存。

做法

1 黃豆芽洗淨；牛蒡連皮刷洗乾淨後切段；洋蔥連皮刷洗乾淨；有機鳳梨洗淨後削皮備用。

2 香菇沖洗乾淨，用80°C的熱水浸泡15分鐘（泡香菇的水也可放入湯鍋）。

3 不鏽鋼鍋加水放進所有材料，煮開後改小火熬煮30分鐘即成。

4 原材料可再熬一鍋高湯，第二次放2000c.c.水，一樣熬煮30分鐘即可。

小常識

1. 我很少熬大骨湯、排骨湯或雞骨湯，因為根據研究，它們鈣不多，油脂含量卻很多。所以我喜歡用植物熬高湯，不僅礦物質多、營養豐富，而且滋味鮮甜，對身體的負擔也比較少。
2. 黃豆芽便宜又有很好的鮮味，還可以自己在家裏發，當熬湯材料再好不過。尤其發芽過程中更多的鈣、磷、鐵、鋅等礦物質元素被釋放出來，營養更豐富。豆芽的葉綠素能分解人體內的亞硝酸胺，可預防消化道惡性腫瘤。

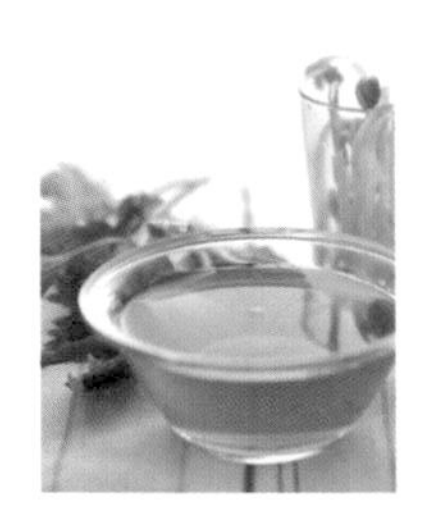

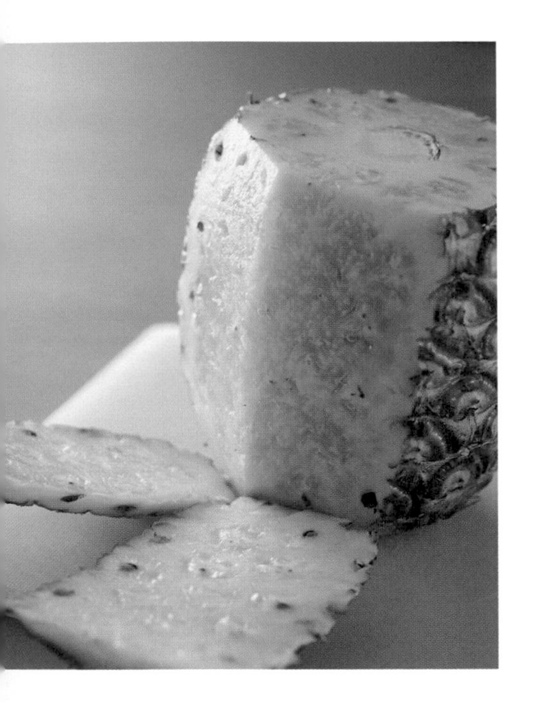

3. 香菇也是鮮味來源，尤其香菇中有一般蔬菜缺乏的麥角固醇，經日光或紫外線照射，可轉變為維生素D2，幫助鈣質吸收，強健骨骼。香菇的核酸類物質還有助於降低膽固醇。
4. 牛蒡是蔬菜中營養價值非常完整的食材，多種多酚類植化素能提升肝臟的代謝能力與解毒功能；還含17種胺基酸，其中7種是人體無法自行生成的必需胺基酸。牛蒡粗硬外皮中的皂苷具有減重功效，能吸附並帶走膽固醇和脂肪，所以熬湯時，千萬別去皮。
5. 洋蔥的甜味是天然味精，還能刺激食慾，降血壓和血脂，最新研究發現它預防骨質疏鬆的效果比藥物還好，最多的成分保留在皮上，所以熬湯時盡量保留外皮。
6. 鳳梨用處很多，它的果肉可以打精力湯，而剩下的鳳梨皮的鳳梨酵素特別豐富，千萬不要因為多刺皮硬，嫌處理太麻煩而丟掉，刷洗乾淨後熬高湯，湯味非常鮮甜，跟羊肉尤其對味。
7. 很多人熬完高湯的材料就丟掉了，我覺得很可惜。我通常第二次熬湯會加入一些蔬菜，如高麗菜、菜心、紅蘿蔔，煮完後挑掉鳳梨皮，就是一碗可以上桌的好湯，或是火鍋湯底。

昆布高湯

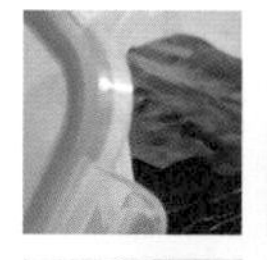
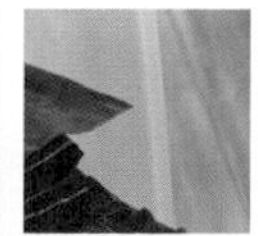
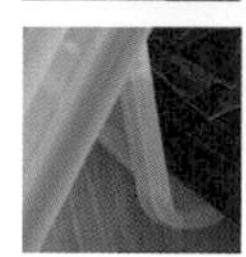
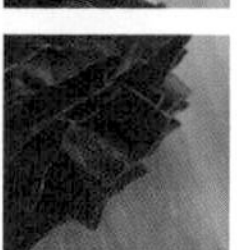

材料

1. 昆布一截約10公分（約10g）
2. 好水——————1000c.c.

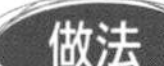

1. 用乾布迅速擦拭昆布表面，除去砂及污垢。
2. 用保鮮盒裝1000c.c.好水，放冰箱中浸泡一晚，萃取出昆布風味。浸泡完畢，取出海帶，用紗布或細網過濾湯汁即完成。
3. 也可將浸泡的高湯和昆布倒入鍋中，以小火慢慢加熱，至湯汁開始冒出氣泡時，將昆布取出即可（不要煮到大滾，以免產生腥味）。

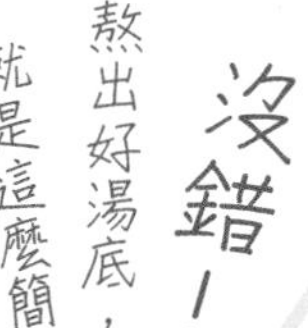

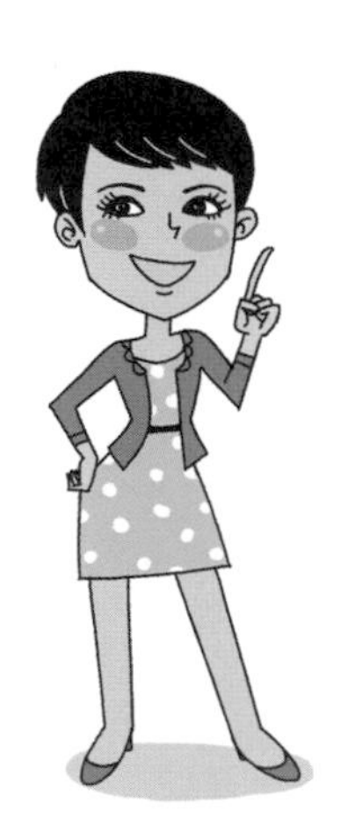

叮嚀

可先將昆布剪成10公分一截，放保鮮盒保存，需要時可隨時取用。

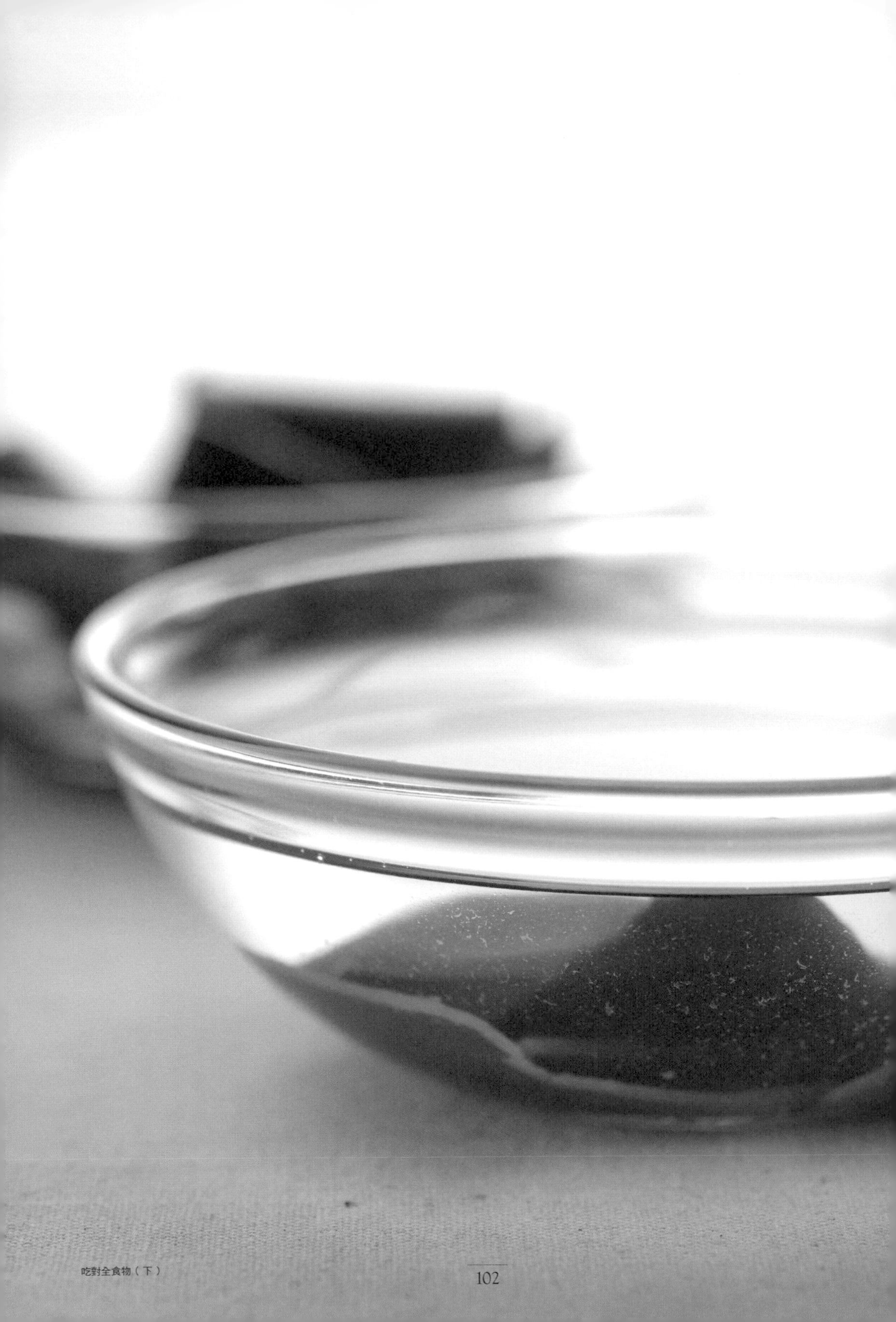

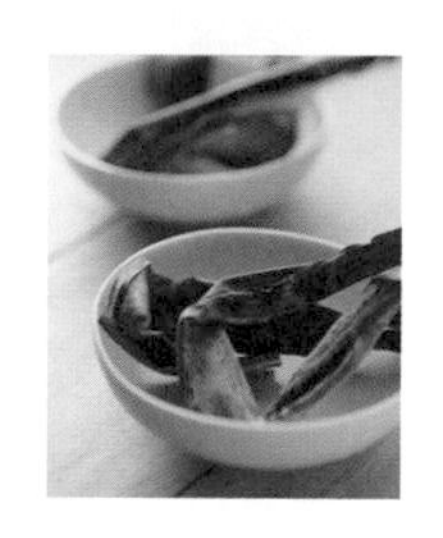

小常識

1. 昆布也稱海帶，乾燥昆布上的白霜是由海帶體內滲出的甘露醇，而昆布的鮮味就是來自於這些白色結晶，千萬別擦掉！
2. 昆布富含鉀、鈣等多種礦物質，有助降血壓；又具有DHA、EPA等Omega3不飽和脂肪酸，有益腦部及心血管；還有豐富的膳食纖維，其中以海藻酸和褐藻素最受矚目，能清除腸道內過量的脂肪、糖分和膽固醇，並幫助清除鎘、鉛等重金屬，達到體內淨化、排毒的效果。
3. 不想熬高湯或來不及熬高湯，又或者想做海鮮或日式相關的料理時，我就會泡昆布高湯，尤其用含礦物質的小分子好水浸泡，萃取速度更快、更鮮甜。
4. 我通常只用浸泡過的昆布水當湯底，再加入其他材料煮湯、煮麵或用關東煮的方式煮根莖類蔬菜。
5. 浸泡過的昆布，可在蒸魚時放在魚身下一起蒸，讓魚的味道更鮮美；若當天未使用，也可用保鮮盒保存，並盡快使用完畢
6. 可以將浸泡過的昆布收集起來做滷海帶。將海帶切成3公分左右，或捲成三折，與昆布水一起放入鍋中，加入1/4小匙醋，以大火煮到柔軟滑嫩，再加入醬油、味霖，以文火煮到湯汁收乾為止，好吃又不會浪費掉昆布最珍貴的膳食纖維。

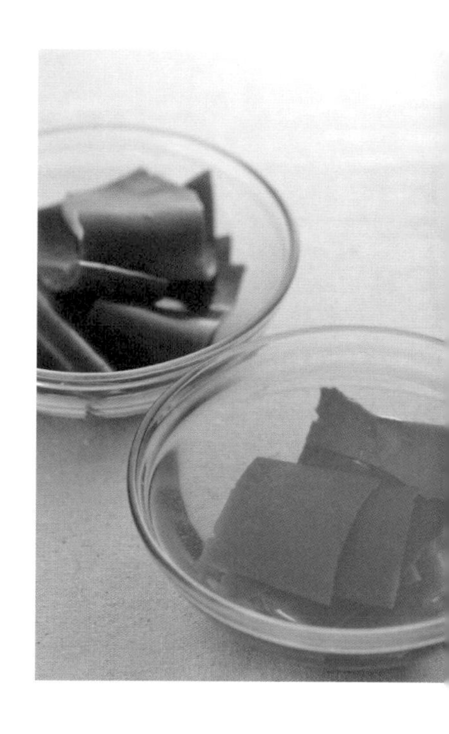

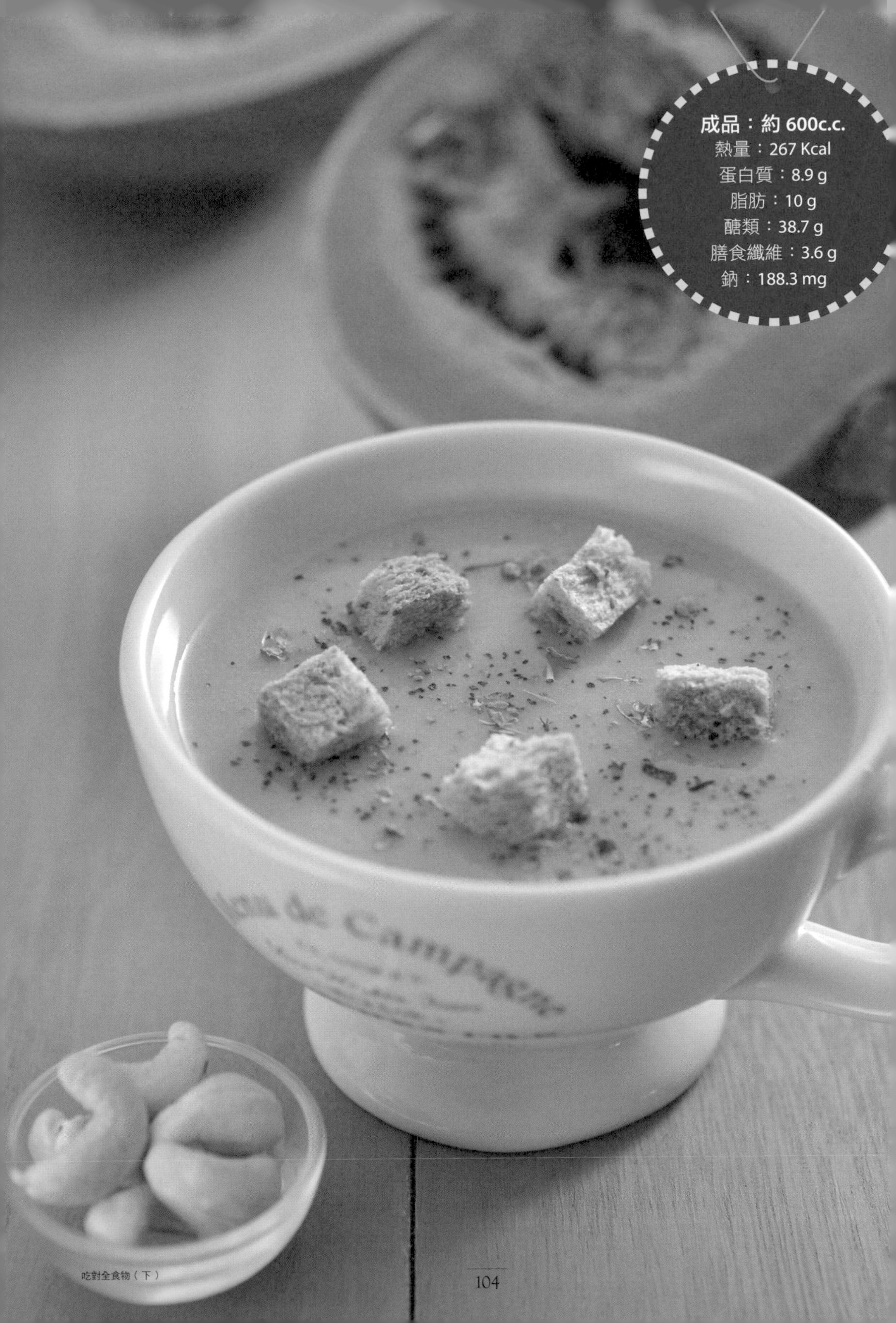
成品：約 600c.c.
熱量：267 Kcal
蛋白質：8.9 g
脂肪：10 g
醣類：38.7 g
膳食纖維：3.6 g
鈉：188.3 mg

特別適用：預防感冒、過度使用眼力者

南瓜濃湯

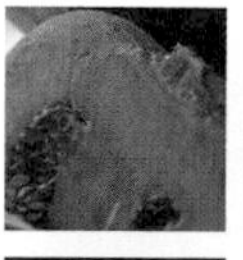
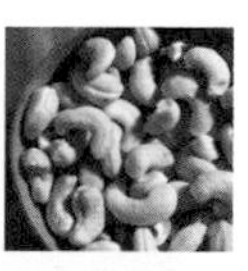
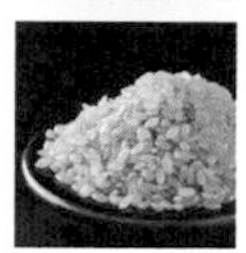
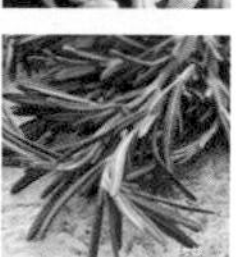

材料

1. 蒸熟南瓜（連皮帶籽）——150g
2. 生腰果——20g
3. 煮熟糙米飯——50g
4. 鹽——1/4茶匙
5. 熱開水——400c.c.
6. 義大利香料——少許

做法

1. 南瓜用刷子洗淨，切成4塊，放入電鍋，外鍋放1杯水蒸熟。
2. 可將材料1～5放入調理機一次打勻；也可先打勻其他材料，最後加入腰果，用調速鈕由1轉到10，來回3次，保留顆粒、增加口感。
3. 最後再撒上少許海鹽及義大利香料，即可完成。

小常識

1. 南瓜豐富的維生素A與β－胡蘿蔔素可清除自由基，抑制致癌物與DNA結合，還可增強黏膜細胞抵抗力；豐富的果膠，有清腸排毒作用，還有甘露醇可延緩血糖上升。南瓜的β－胡蘿蔔素、葉黃素、玉米黃素，都是眼睛水晶體內的抗氧化物，具保護眼睛的作用，很適合過度使用眼力的現代人。
2. 南瓜皮是纖維和植物化學素含量最豐富的地方。南瓜籽含有各種礦物質，特別是人體造血時必需的微量元素「鈷」跟「鋅」，還有豐富的不飽和脂肪酸和南瓜籽素，可防止攝護腺腫大，對子宮頸癌也有很好的預防效果，所以一定要連皮帶籽才能吃到最大營養值。
3. 與一般南瓜濃湯相較，這裏以米飯代替麵粉，以腰果代替牛奶，降低了飽和脂肪，增加了有益人體的不飽和脂肪和纖維。
4. 可先將半顆洋蔥蒸熟，或用一點橄欖油炒到透明狀，釋放甜味後，加入調理機一起打，不僅風味更佳，預防感冒的效果也更好。

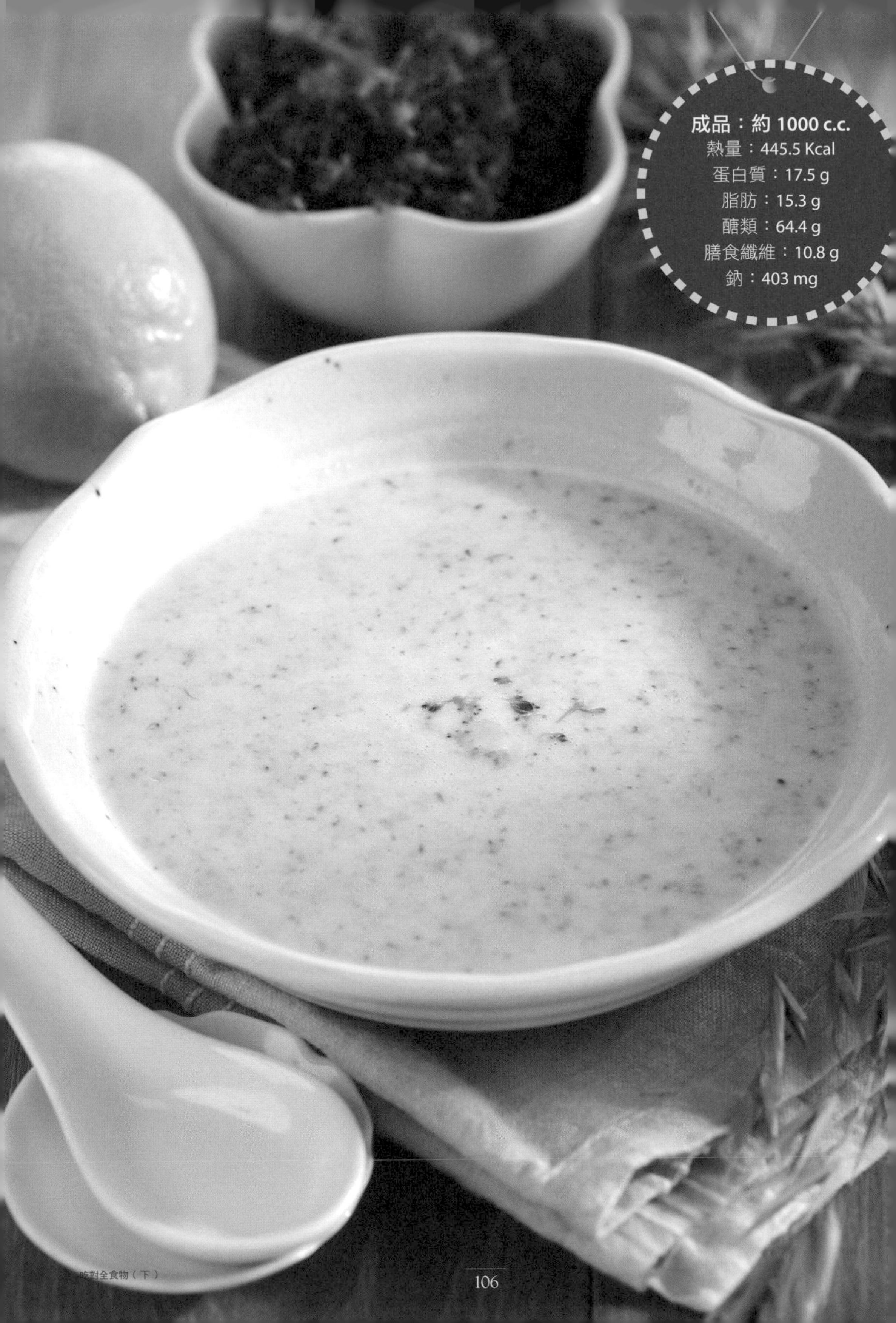
成品：約 1000 c.c.
熱量：445.5 Kcal
蛋白質：17.5 g
脂肪：15.3 g
醣類：64.4 g
膳食纖維：10.8 g
鈉：403 mg

特別適用：適合各種年齡層的人、三高患者、為癌症患者補充營養

青花椰濃湯

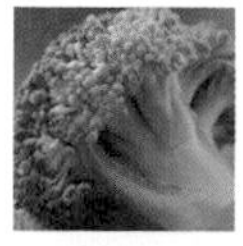
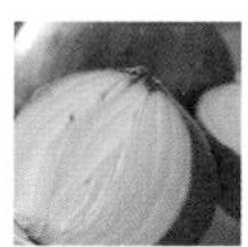
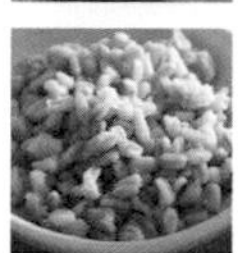
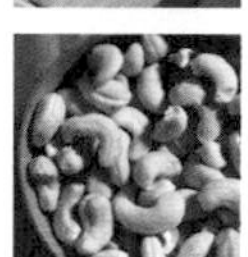

材料

1. 青花椰菜——150g
2. 洋蔥——約80g（1/4個）
3. 起司片——1片（視個人喜好）
4. 燕麥片——1米杯
5. 煮熟糙米飯——半米杯
6. 生腰果——20g
7. 鹽——1/2茶匙
8. 熱開水——600c.c.

做法

1. 青花椰菜及洋蔥燙熟備用。
2. 將材料2～8置入調理機容杯，蓋緊杯蓋，高速打1分鐘，完成後打開杯蓋加入青花椰菜，利用調速鈕由1轉至10，再由10轉回1，來回3次，將食材切碎，即可完成。

小常識

1. 這道湯有穀類、蛋白質、好的油脂和蔬菜，營養均衡，飯量不大的人也可以當一道全餐。
2. 青花椰菜富含類胡蘿蔔素和槲皮素，有強力抗氧化作用；葉酸可排除血液中多餘類胱胺酸，降低罹患心血管疾病機率；異硫氫酸鹽可刺激肝臟解毒酵素的活性以幫助排毒，因此被認為是防癌聖品。它的莖比菜、花的營養素含量更高，不宜丟棄。
3. 這裏以糙米和燕麥片製造濃稠度，熱量變少了，卻提供更多維生素B群和纖維。也可以用煮熟的燕麥飯取代燕麥片，營養更好，尤其燕麥的水溶性膳食纖維含量豐富，讓人更有飽足感，不容易發胖。
4. 青花椰的農藥多、不易清洗，所以要多沖幾次水；冬天大量生產期，蟲害較少，施藥也少，是食用的好時機；它很容易煮熟，用少量水汆燙或蒸約2分鐘即可。
5. 插管病人或無法咀嚼的患者，可直接將所有食材一起攪碎至極綿密。

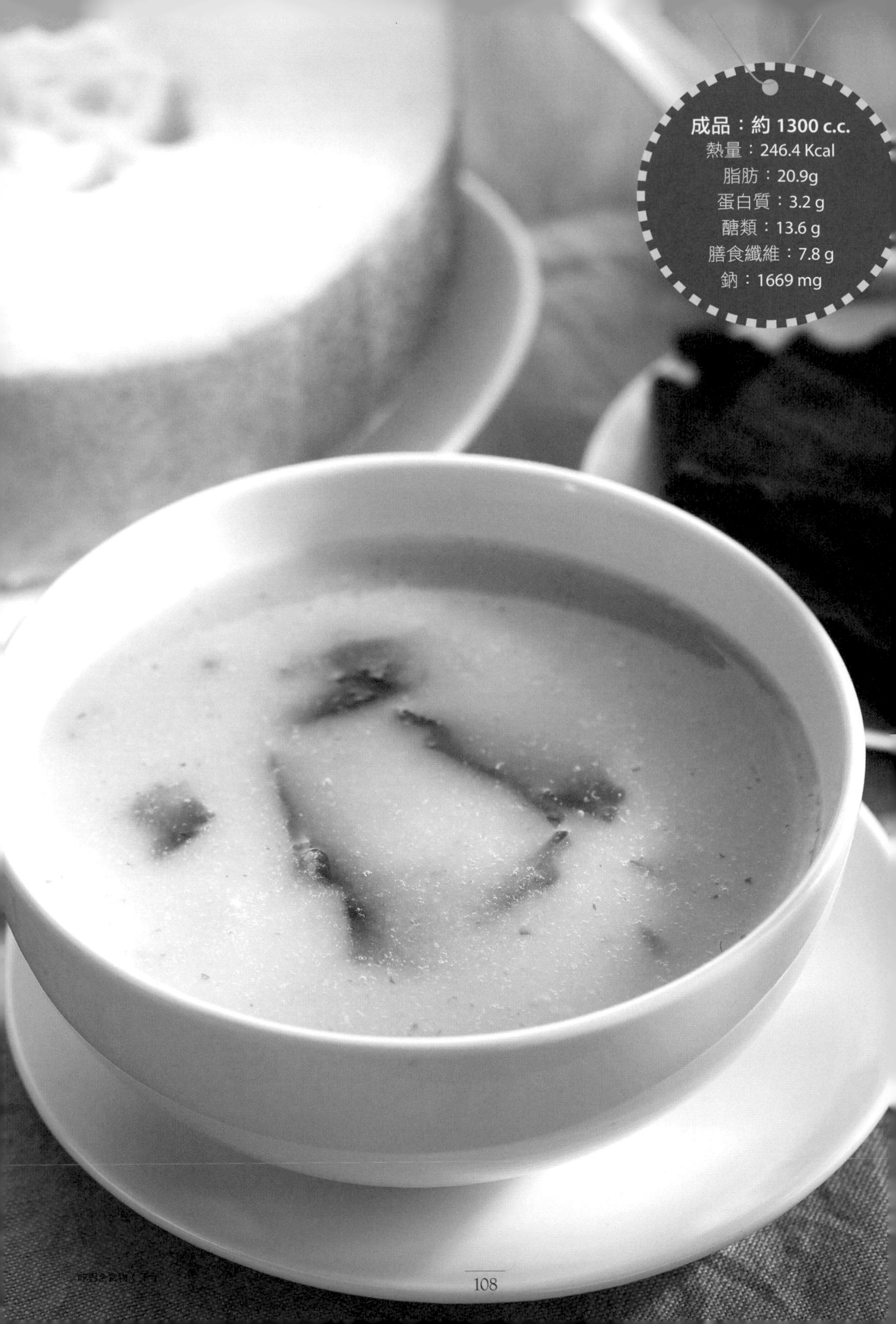
成品：約 1300 c.c.
熱量：246.4 Kcal
脂肪：20.9g
蛋白質：3.2 g
醣類：13.6 g
膳食纖維：7.8 g
鈉：1669 mg

特別適用：減重者、三高患者

冬瓜海帶湯

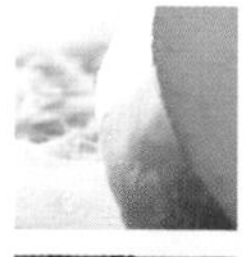
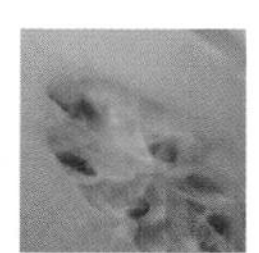
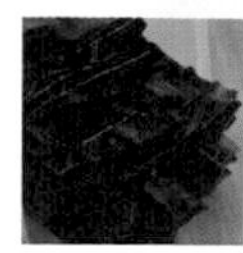
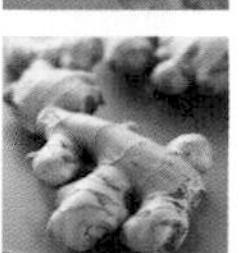

材料

1. 蒸熟冬瓜（連皮帶籽）——450g
2. 乾海帶——10g
3. 薑——2g
4. 鹽——1/4茶匙
5. 昆布高湯——800c.c.
6. 冷壓芝麻油——20c.c.

做法

1. 將冬瓜洗淨切成4塊，連皮帶籽放入電鍋，外鍋放1杯水蒸熟。
2. 將泡好的昆布高湯煮沸；泡過高湯的昆布用麻油略炒。
3. 預留約150g的冬瓜肉做顆粒，將其他材料放入調理機打勻，再將預留的冬瓜肉及炒好的海帶放入容杯，利用調速鈕由1轉至10，來回3次，將食材切碎，即可完成。

小常識

1. 冬瓜有利尿消腫、清熱解毒、降火消炎的功效；還含有丙醇二酸，可防止發胖，健康減肥。冬瓜皮和籽的營養價值最高，皮煮水可清肺祛痰，還可降低膽固醇。冬瓜子除了利水外，還能促進干擾素產生，增強抗病力，所以用這種方式料理冬瓜可以吃到最多營養。
2. 海帶營養價值高、熱量低，豐富的碘可促進血液中三酸甘油脂的代謝，水溶性纖維有助於降低膽固醇，又含有較多的EPA，可降血壓、防止血栓形成及心肌梗塞。海帶含有多種微量礦物質，尤其鈣、鐵含量豐富，可促進人體新陳代謝。
3. 限鈉患者可不加或減少鹽量。

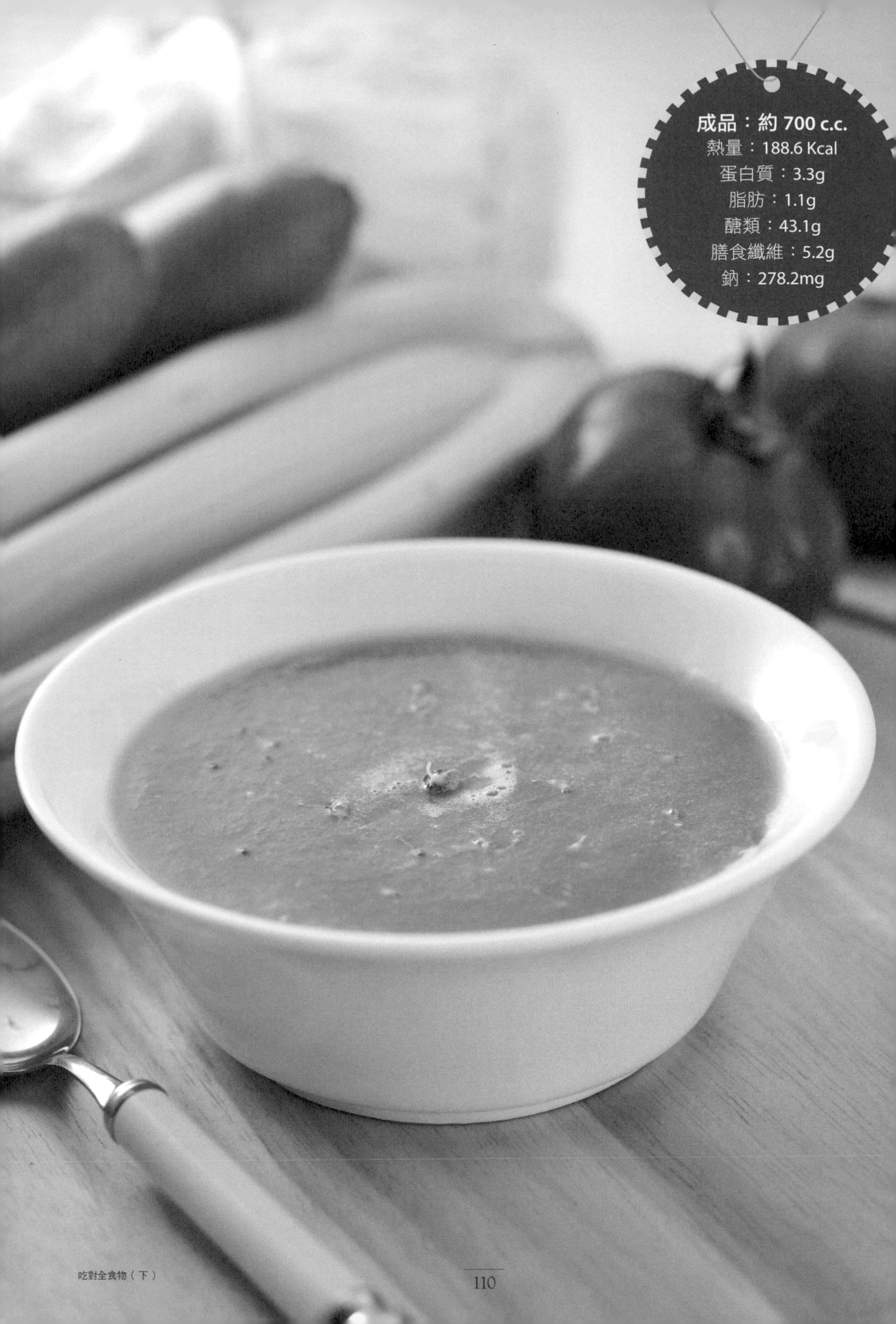
成品：約 700 c.c.
熱量：188.6 Kcal
蛋白質：3.3g
脂肪：1.1g
醣類：43.1g
膳食纖維：5.2g
鈉：278.2mg

特別適用：蔬菜量攝取不足者、腎臟病患者

田園濃湯

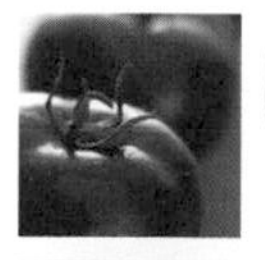
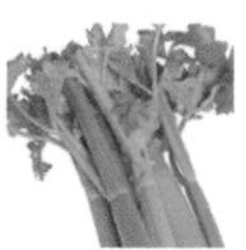
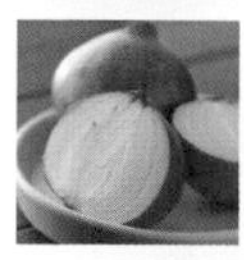
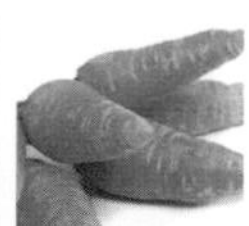
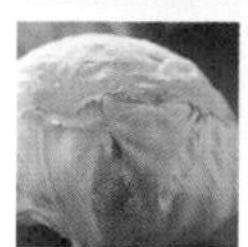
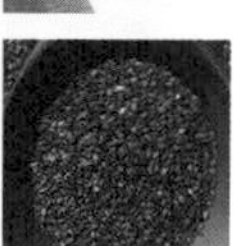

材料

1. 牛番茄———— 1顆（約150g）
2. 西洋芹———— 40g
3. 洋蔥———— 40g
4. 紅蘿蔔———— 40g
5. 高麗菜———— 40g
6. 味霖———— 45c.c.
7. 鹽———— 1/4茶匙
8. 熱開水———— 360c.c.
9. 黑胡椒粒———— 少許

做法

1. 將材料1～5蒸熟，除了高麗菜的材料先加入味霖、鹽和熱開水用調理機打勻。
2. 再將高麗菜放入容杯，調速鈕由1轉至10，再由10轉回1，來回3次切碎，最後撒上黑胡椒粒，即可完成。

小常識

1. 每一種蔬菜都含有不同的營養素，特別是微量元素和植物化學素都各有不同，當攝入的種類越多，身體內清除自由基的能力就越強，抗發炎和防癌效果就越好。
2. 這道湯中有番茄的茄紅素，洋蔥的硫化物，胡蘿蔔的β－胡蘿蔔素，高麗菜的吲哚、蘿蔔硫素，芹菜的芹菜素、維生素P和纖維，使得這道湯充滿了多種天然抗癌物，能防癌強身。
3. 芹菜的營養豐富，鈣、磷、鐵的含量比其他葉菜都多，尤其葉子中的胡蘿蔔素比葉柄高出20多倍，可以保留部分嫩葉，一起打成濃湯，營養更豐富，一點不浪費。
4. 最適合蔬菜量不足與不愛吃青菜的人，讓他們不知不覺吃下足夠的植物化學素、礦物質和膳食纖維。這道湯低鈉、低鉀、低磷、低蛋白，也適合飲食限制很多的腎臟病患者。

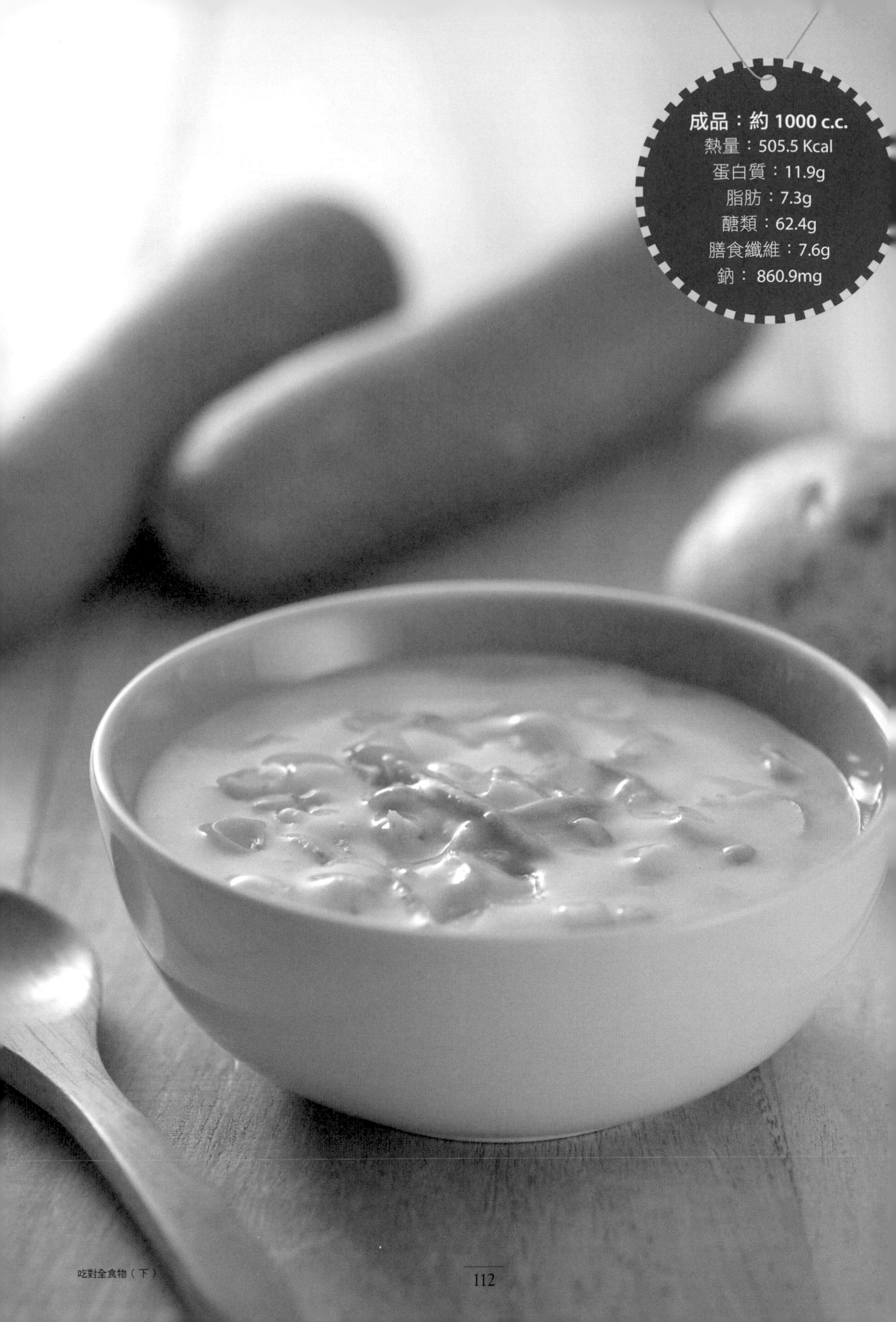
成品：約 1000 c.c.
熱量：505.5 Kcal
蛋白質：11.9g
脂肪：7.3g
醣類：62.4g
膳食纖維：7.6g
鈉： 860.9mg

特別適用：預防眼球黃斑部病變、白內障、老年失智症生發、腦功能衰退

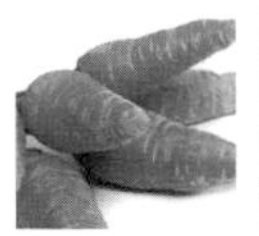
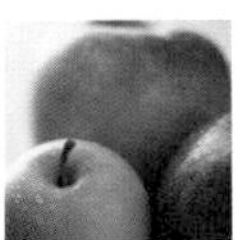
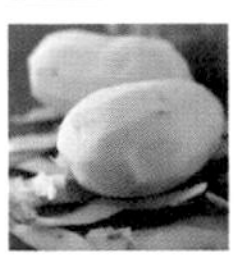
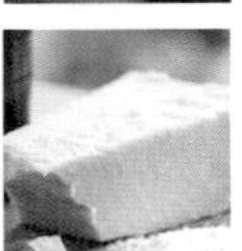

玉米濃湯

材料

1. 玉米粒——1米杯（約150g）
2. 吐司——半片
3. 馬鈴薯——半顆（50g）
4. 蘋果——1/8顆（約20g）
5. 起司片——1片
6. 紅蘿蔔絲——半碗（約80g）
7. 鹽——少許
8. 鮮奶——90c.c.
9. 素高湯——550c.c.

做法

1. 用550c.c的素高湯或好水，煮滾後倒入2/3杯的玉米粒及紅蘿蔔絲，以小火再煮約10分鐘備用。
2. 將1/3杯玉米粒、吐司、馬鈴薯、蘋果、起司片和鮮奶放入調理機容杯，蓋緊杯蓋，高速打1分鐘，再倒入做法1的湯底，一起煮滾，最後加入少許鹽與黑胡椒粒，即可完成。

小常識

1. 這道濃湯用馬鈴薯、吐司和起司來製作白醬，方便又健康；蘋果則可以增添甜味和香氣。不喜歡鮮奶的人可以加入腰果，增添香氣與好油脂。
2. 玉米是典型的全穀，營養豐富但熱量不高，同樣重量，熱量卻只有白飯的一半。
3. 玉米的葉黃素和玉米黃素，可以吸收進入眼睛的有害光線，能預防黃斑部病變和白內障；卵磷脂則有助於神經傳導物質的生成，對預防老年失智症（阿茲海默症）的生發或腦功能衰退有幫助。

叮嚀

玉米與花生一樣，在高溫潮溼的環境下，容易受到黃麴毒素污染，因此選購時須以外觀完整、顆粒飽滿、多水的為宜；冷凍或罐頭玉米粒則要注意鈉含量，及是否為基改玉米。

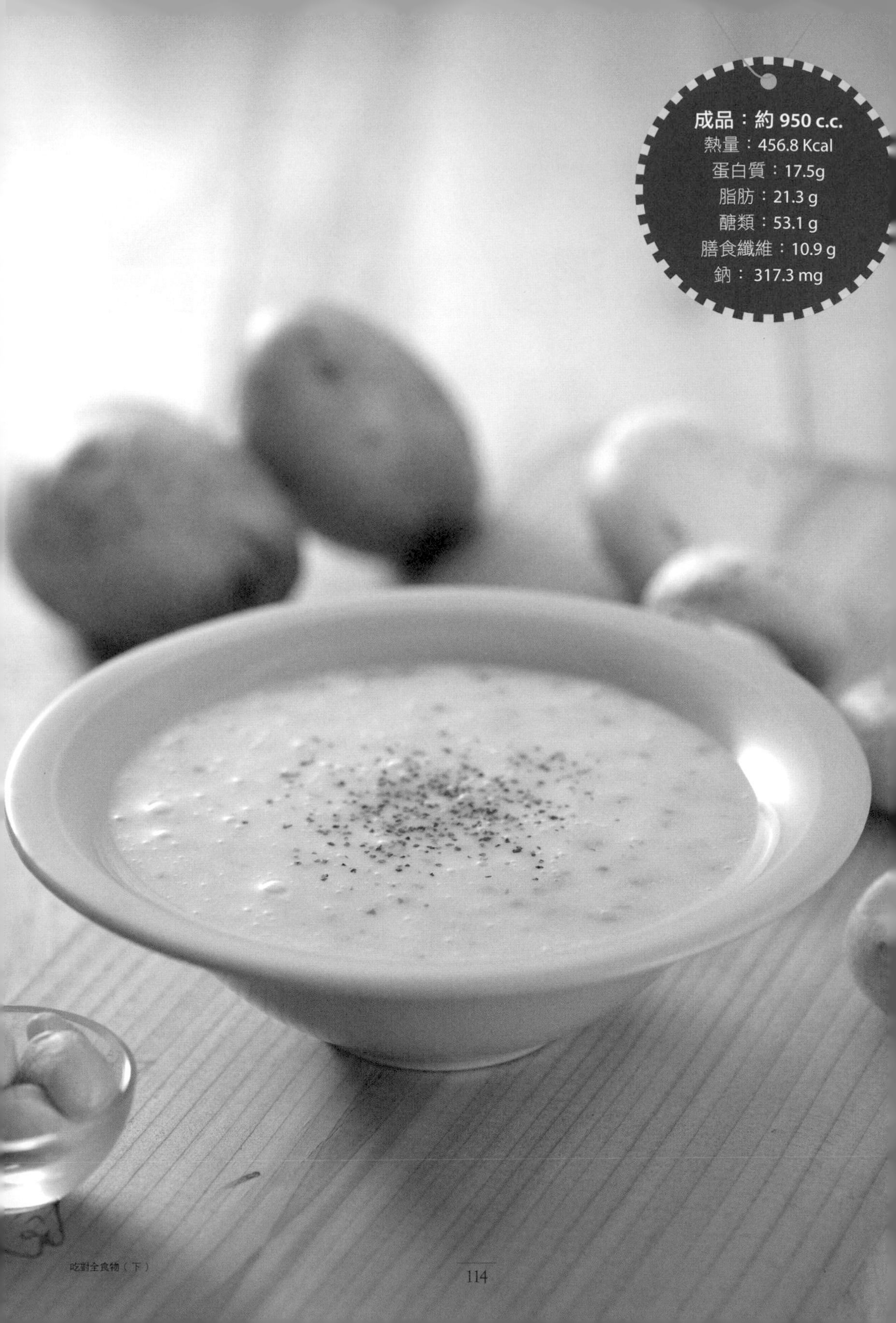
成品：約 950 c.c.
熱量：456.8 Kcal
蛋白質：17.5g
脂肪：21.3 g
醣類：53.1 g
膳食纖維：10.9 g
鈉：317.3 mg

特別適用：需要高能量恢復體力的人，如成長中的學童、病後復原者、產後調養者

巧達濃湯

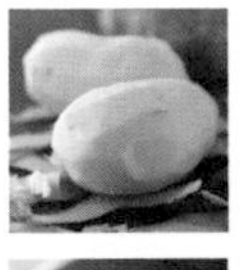
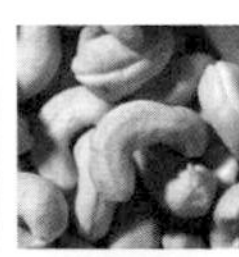
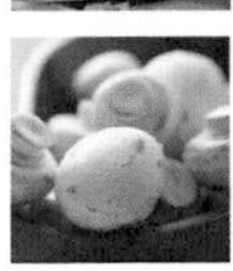
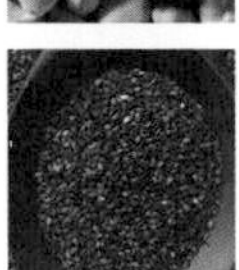

材料

1. 蒸熟馬鈴薯 —— 1顆（約250g）
2. 生腰果 —— 20g
3. 燙熟洋菇 —— 12顆（約90g）
4. 鹽 —— 1/4茶匙
5. 黑胡椒粒 —— 少許
6. 熱高湯或開水 — 600c.c.

做法

1. 將洋菇洗淨，用素高湯燙熟，撈出洋菇備用。
2. 將馬鈴薯、生腰果、熱高湯和鹽置入調理機容杯，蓋緊杯蓋，高速打1分鐘，再加入燙熟洋菇，將調速鈕由刻度1轉至10，再由10轉到1，來回3次，切碎食材，倒入容器中，撒上黑胡椒粒，即可完成。

小常識

1. 馬鈴薯所含的維生素C不會因為煮過而流失，另外馬鈴薯還含有澱粉、蛋白質、鈣、磷、鐵及多種維生素，可用來代替穀類，又兼具蔬菜的功效。
2. 可在濃湯中加入燙熟的魚片、蝦仁、蛤蜊肉，就成了海鮮巧達濃湯。
3. 洋菇也可用杏鮑菇或草菇代替。菇類含有多醣體可以抗癌，另外還含有大量植物性蛋白質、礦物質與維生素。

叮嚀

馬鈴薯升糖指數高，所以糖尿病患、肝腎疾病患者食用時，須注意醣類與油脂份量，避免過量。

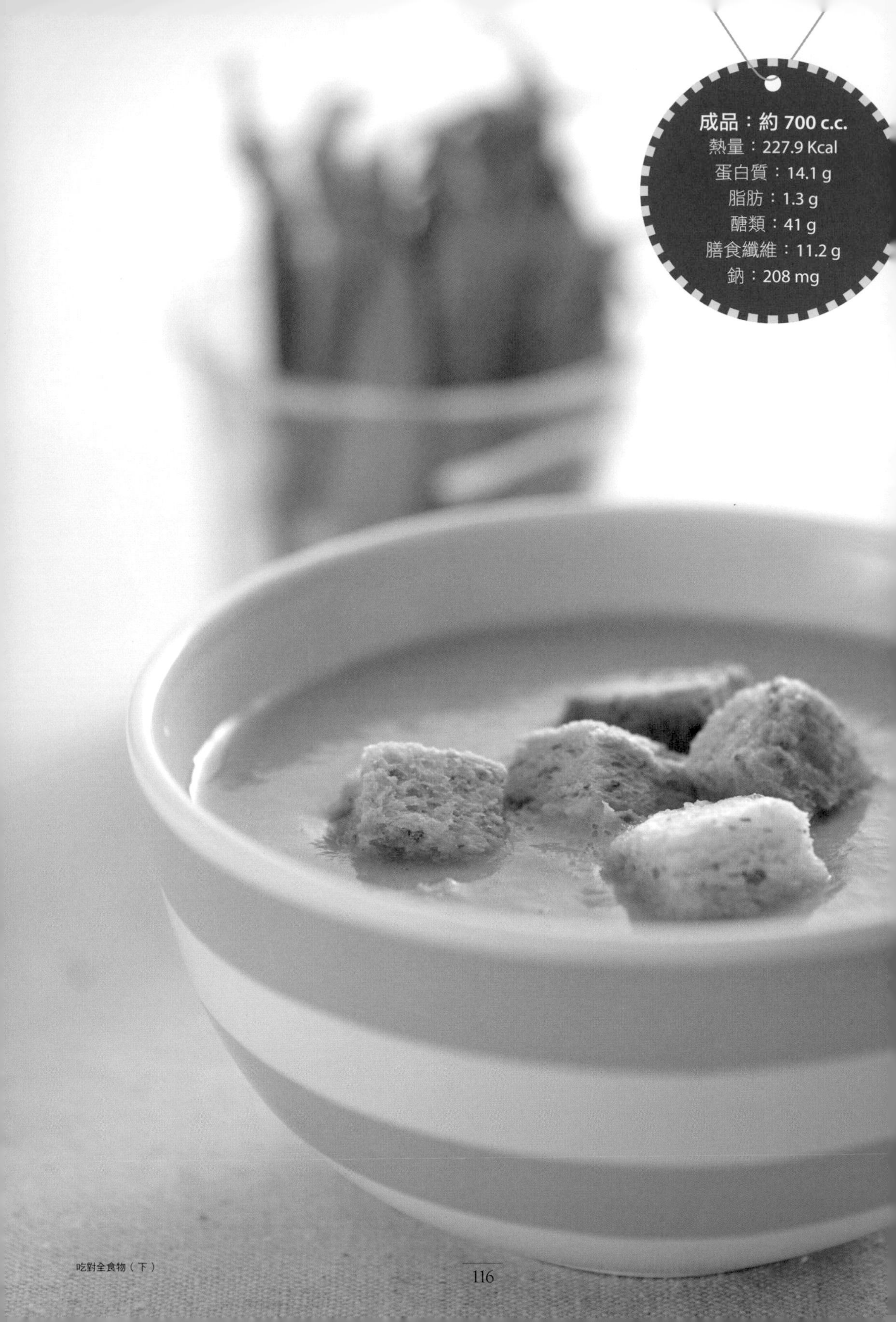
成品：約 700 c.c.
熱量：227.9 Kcal
蛋白質：14.1 g
脂肪：1.3 g
醣類：41 g
膳食纖維：11.2 g
鈉：208 mg

特別適用：成長期孩童、產後病後需補血恢復體力者、體衰瘦弱者

甜豌豆濃湯

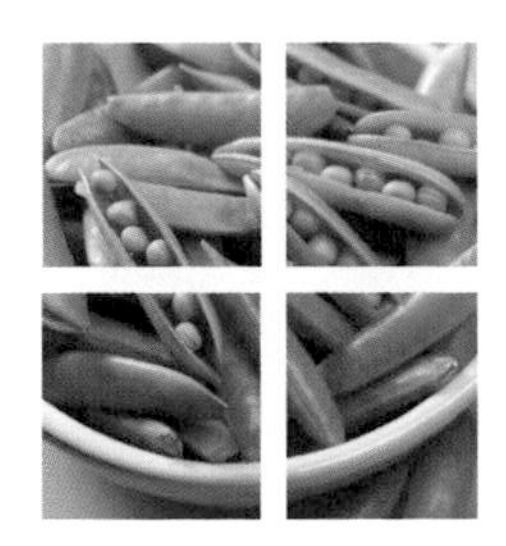

材料

1. 蒸熟甜豌豆—— 300g
2. 糙米飯———— 半米杯（約50g）
3. 熱高湯或開水— 350c.c.
4. 鹽——————— 1/4茶匙

做法

1. 將甜豌豆洗淨，去前後蒂頭，蒸熟備用。
2. 將所有材料置入調理機容杯，蓋緊杯蓋，高速打1分半鐘，即可完成。

小常識

1. 這碗湯品本身就營養均衡，就像是晚上的精力湯，特別能補充體力。
2. 甜豌豆熱量不高，但營養素種類齊全，含鐵比黃豆、黑豆還高，又有維生素Ａ，因此對造血、強化黏膜細胞避免感染都有助益。如果用豌豆莢，不僅含豐富的膳食纖維，還有利尿、清淨血液的功效。
3. 豌豆屬連續採收作物，農藥殘留較多，這類蔬菜包括豌豆、四季豆、胡瓜、小黃瓜、韭菜花等，要多沖洗。可以選用以冬天盛產期製作的冷凍蔬菜，如豌豆、四季豆、花椰菜，因冬天蟲害少，施藥也較少，再加上冷凍前又熱水處理過，相當安全，營養流失也不多。

叮嚀

糙米飯含豐富維生素Ｂ群，不僅能維持精力，也能增加濃稠度，可以視個人需要增減。

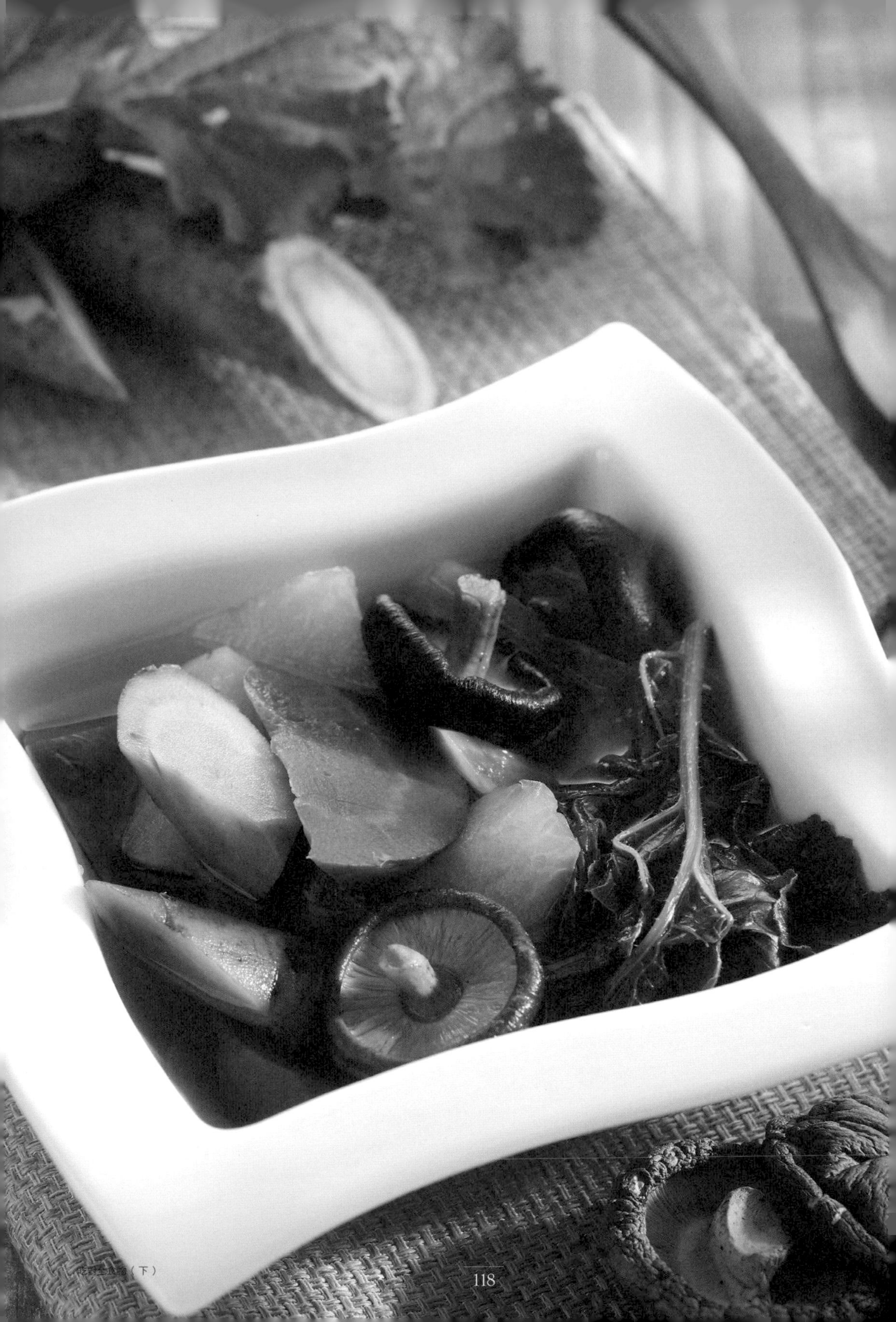

特別適用：防癌抗癌、滋潤五臟、強化體質

抗癌蔬菜湯

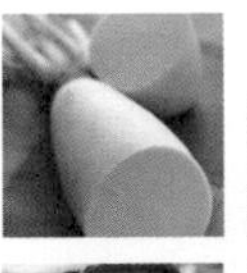
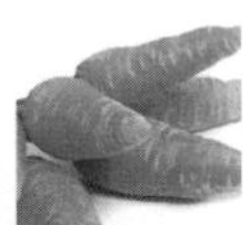
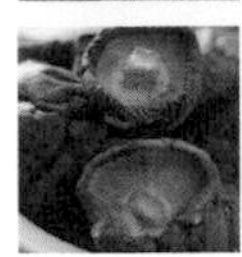
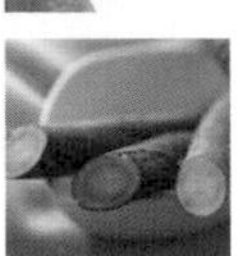

材料

1. 紅蘿蔔——1條
2. 白蘿蔔——1條
3. 白蘿蔔葉——1小把
4. 乾香菇——3朵
5. 牛蒡——半條
6. 鹽——少許

做法

1. 紅、白蘿蔔連皮洗淨，切滾刀塊；白蘿蔔葉洗淨，切段；香菇洗淨，泡熱水備用（泡香菇的水也可煮湯）；牛蒡連皮刷洗乾淨，切厚片。
2. 湯鍋加水或素高湯1000c.c.，把所有材料放入，水滾再煮30分鐘即可。

小常識

1. 這道民間盛傳的抗癌湯，富含抗癌物質，同時含大量膳食纖維可清腸胃。
2. 李時珍在《本草綱目》中盛讚白蘿蔔為「蔬中最有利益者也」，從營養學的角度來看，白蘿蔔含有多量的木質素可以提高巨噬細胞的活性，增強吞噬癌細胞的能力；還有較多的粗纖維，可以刺激腸胃蠕動，減少糞便毒素在體內停留時間，是防癌抗癌的好食物。
3. 白蘿蔔葉通常很少人吃，但是根據農委會台中區農業改良場分析發現，蘿蔔葉不但維生素含量比蘿蔔高，就連熱量和礦物質也比蘿蔔高。它所含的維生素A是肝臟和鰻魚的三倍多，維生素B2是牛奶的兩倍，所以不吃可惜。快炒一下加一點蒜，也滿好吃；加鹽殺青後就變成雪裡紅。
4. 想煮大量的時候，可把食材改為：白蘿蔔1斤、紅蘿蔔半斤、白蘿蔔葉半斤、牛蒡1條、香菇5朵，水量則增加為3倍。如拿來當水喝，可不加鹽，在水滾後，以小火滾1小時即可。

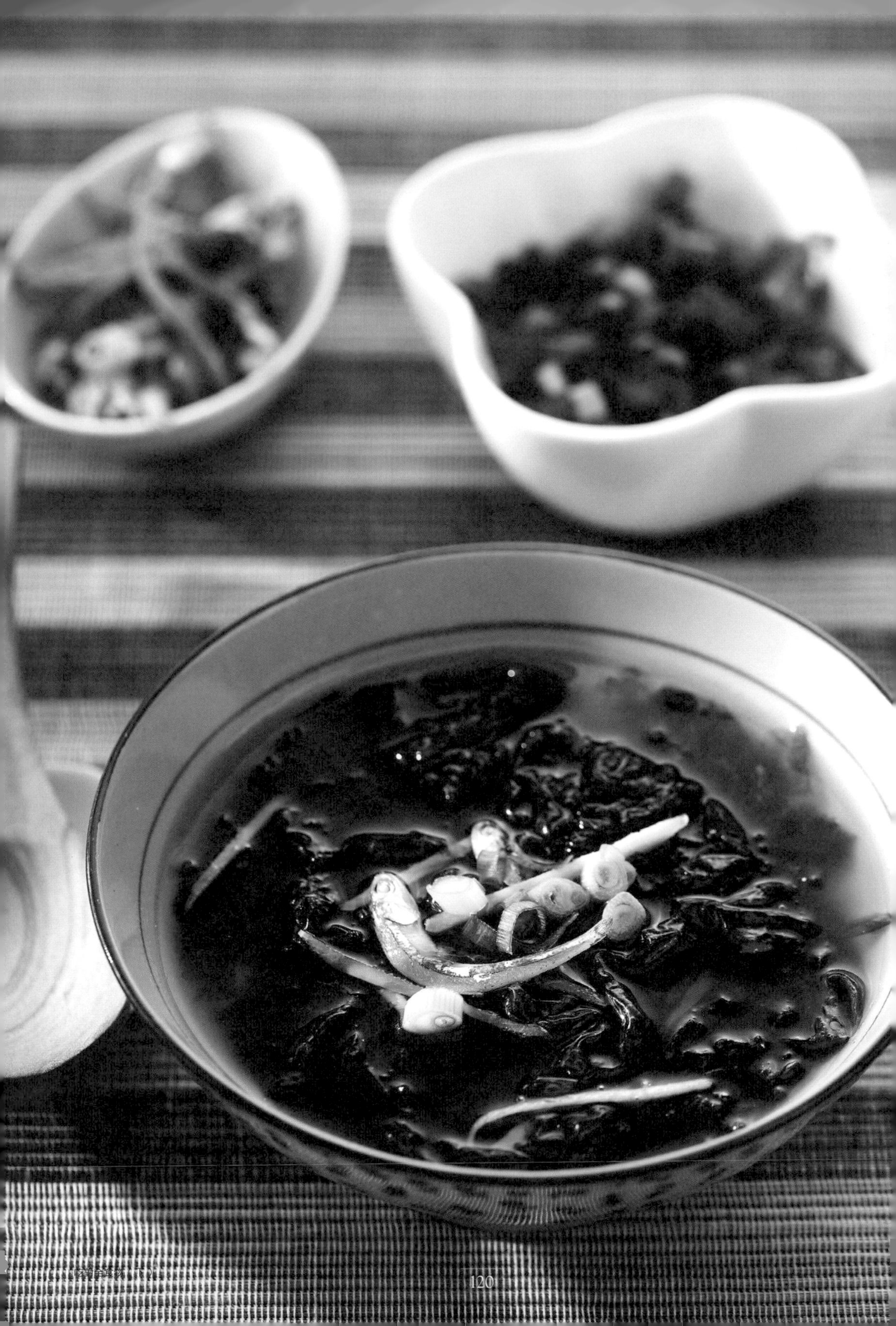

特別適用：改善貧血、補充鈣質

紫菜小魚湯

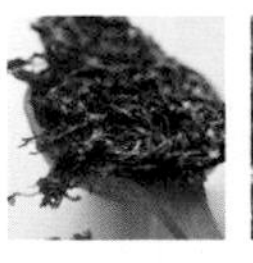
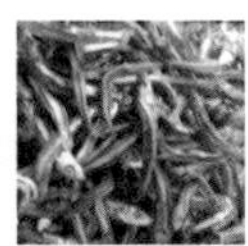
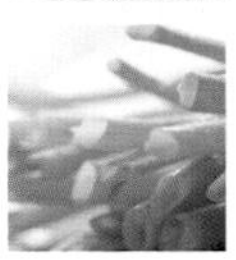
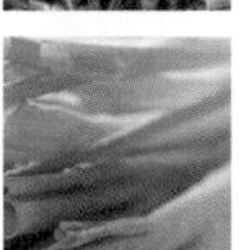

材料

1. 紫菜——10g（或2片）
2. 小魚乾——30g
3. 鹽——少許
4. 蔥花——少許
5. 香油——少許

做法

1. 將紫菜、小魚乾沖洗乾淨。
2. 鍋中加水600c.c.，水滾後放入小魚煮5分鐘，再放入紫菜稍滾一下，最後加入鹽、蔥花、香油，即可完成。

小常識

1. 丁香魚鈣質含量豐富，每100公克的鈣含量達2213毫克，在魚類裏首屈一指，可以補鈣外，還含有EPA、DHA，能預防心血管疾病，蛋白質含量也很豐富。
2. 紫菜含有豐富的鐵與鈣，能改善貧血，強化骨骼及牙齒；豐富的碘能改善因缺碘而引起的甲狀腺腫大；還含有可以降低壞膽固醇的牛磺酸，有利於保護肝臟；水溶性纖維含量豐富，有助降低血脂及腸道中益菌的生長，改善腸道環境。
3. 這道熱湯只要幾分鐘就可以上桌，比罐頭湯或速食湯更天然、營養。紫菜和很多食物都很搭，紫菜蛋花湯、豆腐湯、牡蠣湯或蛤蜊湯也是我家餐桌上的常客。

叮嚀

丁香魚乾鈉含量不低，也是高普林食物，所以高血壓、心血管疾病患者及腎臟病患要節制攝取；痛風病人不但急性期要忌口，平日也要適量；紫菜鉀、磷、碘含量偏高，腎臟病患、甲狀腺機能亢進患者食用時也要注意。

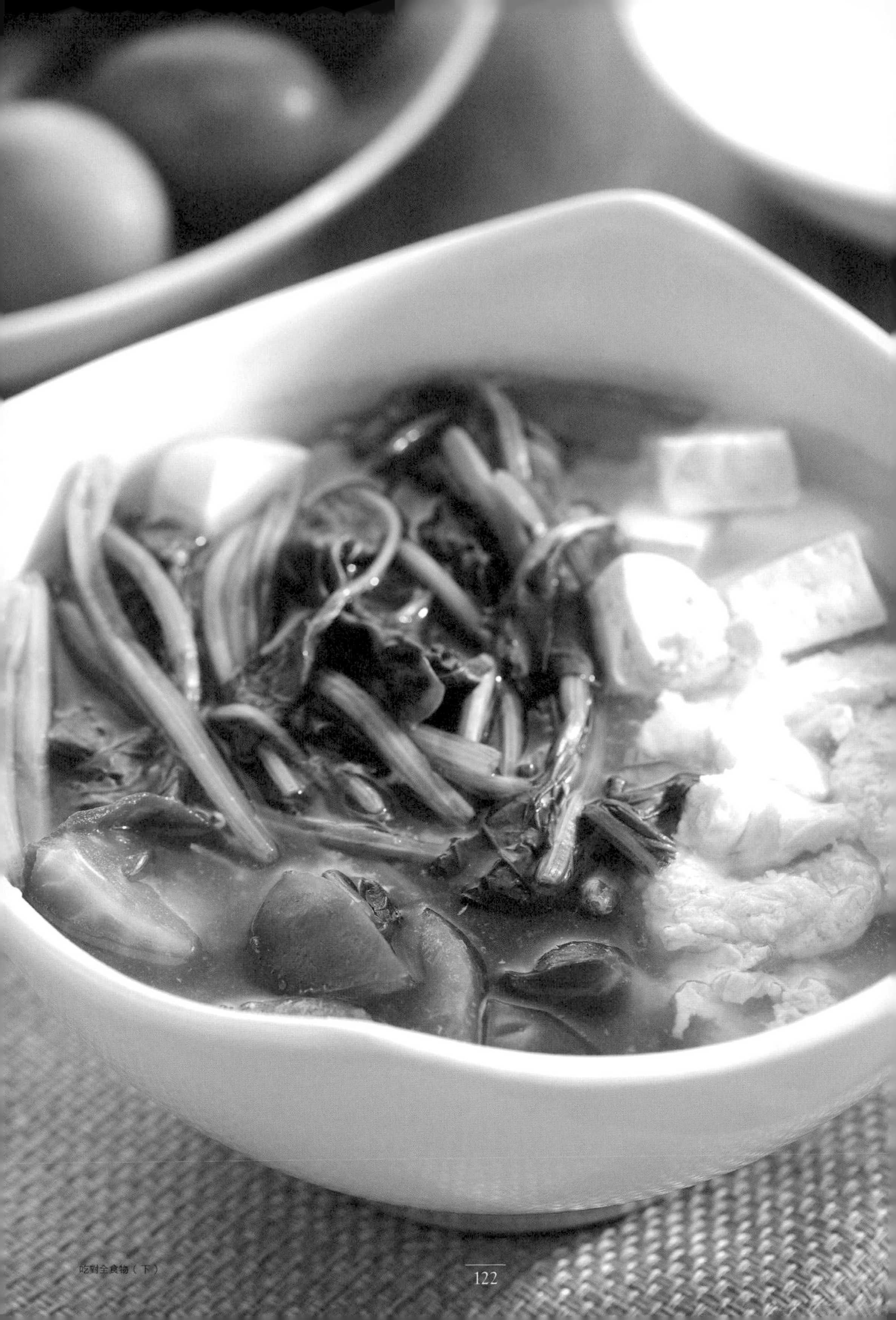

特別適用：忙碌的上班族、多補充維他命C者

青菜番茄豆腐蛋花湯

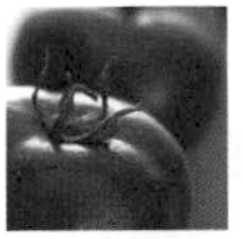
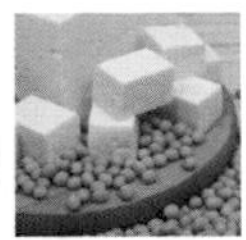
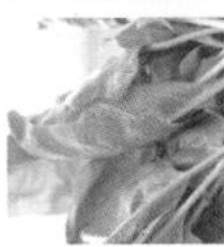
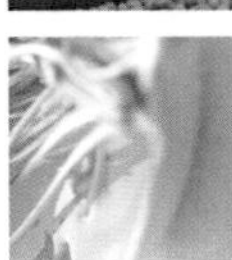

材料

1. 牛番茄——2顆
2. 豆腐——1塊
3. 波菜——1小把
4. 雞蛋——2顆
5. 素高湯——500c.c.
6. 薑——1塊
7. 蔥——1支
8. 鹽——少許

做法

1. 將牛番茄、波菜洗淨。
2. 牛番茄切小塊；波菜切段；豆腐切四方塊；蔥切花；蛋打勻。
3. 起鍋熱少許油，放入番茄塊拌炒均勻後，加入豆腐、素高湯，燜煮至冒出蒸氣、飄出香味。
4. 淋入蛋液，使分佈均勻，用些許鹽調味，最後加進波菜，蓋鍋蓋，關火燜一下。
5. 原鍋上桌或倒入容器後，可加適量香油，即可完成。

沒錯！煮一鍋湯，就是這麼簡單！

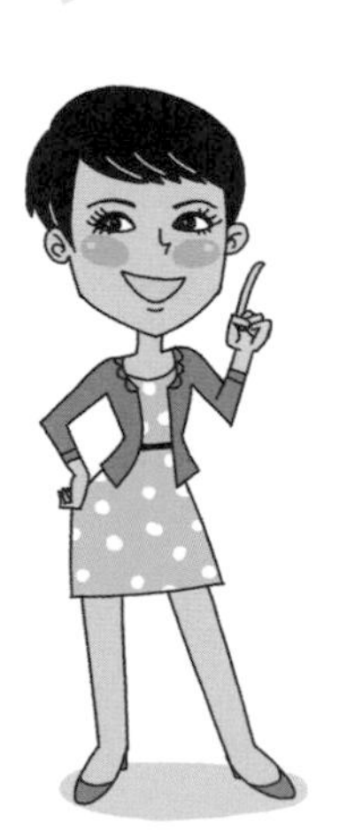

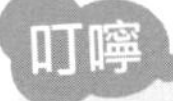

未成熟的青色番茄不要吃，因為含有龍葵素，吃了容易出現噁心、嘔吐、全身疲乏等不適現象。

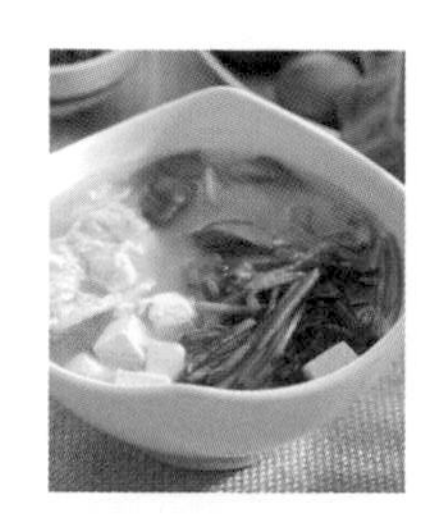

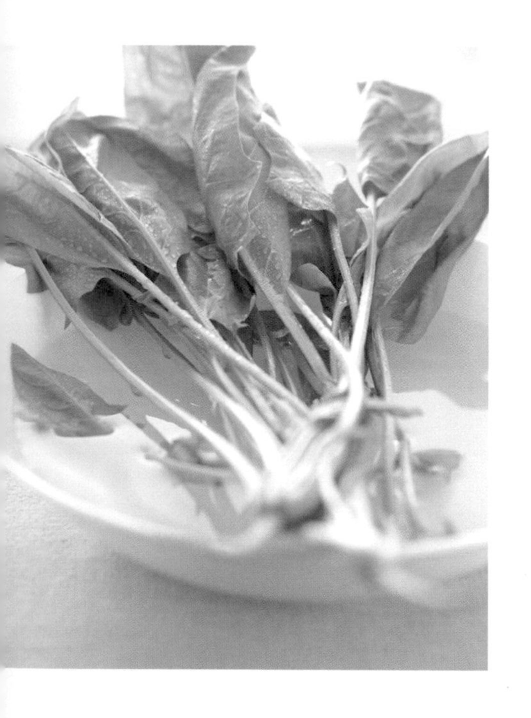

小常識

1. 這是我家的應急湯，不但備料快，烹煮快，顏色美、營養豐富，看著、聞著就讓人食指大動。
2. 我喜歡用紅色番茄，既含茄紅素又含胡蘿蔔素。橙色番茄的茄紅素含量較少，胡蘿蔔素含量較高，口感偏甜，比較適合當水果。
3. 小番茄是水果，大番茄是蔬菜，熱量更低，一顆才25卡路里，但茄紅素含量卻是所有蔬果中最高的，有助於預防癌症、延緩老化；番茄還含有豐富的類胡蘿蔔素和維生素C可以保護心血管。每天生吃兩顆番茄（約300克），就可以滿足體內一天維生素C的需求。
4. 維生素C加熱就會破壞，但茄紅素卻相反，加熱不但不會流失，反而因為細胞壁被破壞，茄紅素釋放得更多；茄紅素為脂溶性營養素，在烹調中加點油，會更容易吸收，所以番茄要切小塊，先用油炒一下，讓茄紅素充分釋放出來。
5. 這道湯品有兩種蔬菜、植物性蛋白質（豆腐），和完全蛋白質（蛋），下碗麵或加點根莖類主食，也是營養均衡的一餐。

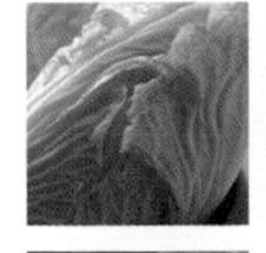
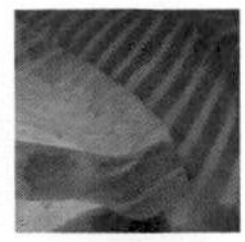
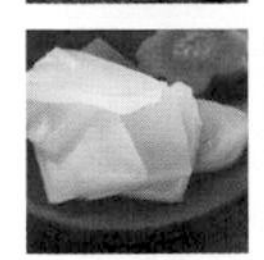
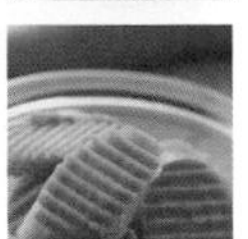
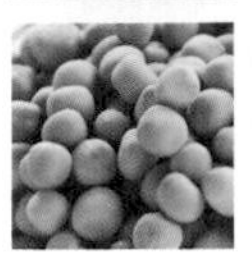
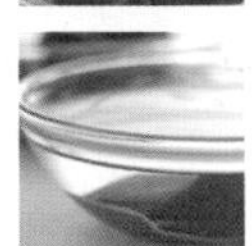

特別適用：補充維他命C、幫助腸胃蠕動、幫助孩童腦部發展

味噌鮭魚湯

材料

1. 大白菜———— 200g
2. 鮭魚———— 4兩
3. 蒟蒻———— 1塊
4. 紅蘿蔔———— 數片
5. 綠豌豆———— 適量
6. 味噌———— 2匙
7. 蔥花、薑絲—— 少許
8. 昆布高湯———— 1000c.c.

做法

1. 大白菜洗淨切段；蒟蒻洗淨切片；紅蘿蔔洗淨切片；綠豌豆洗淨撕去頭尾。
2. 鮭魚洗淨切片。
3. 鍋中加昆布高湯、水滾放入鮭魚、紅蘿蔔、蒟蒻、大白菜。
4. 再次滾沸後，放入薑絲，將加水調勻的味噌放入湯鍋。
5. 最後加碗豆、蔥花，湯開始滾就關火起鍋，即可完成。

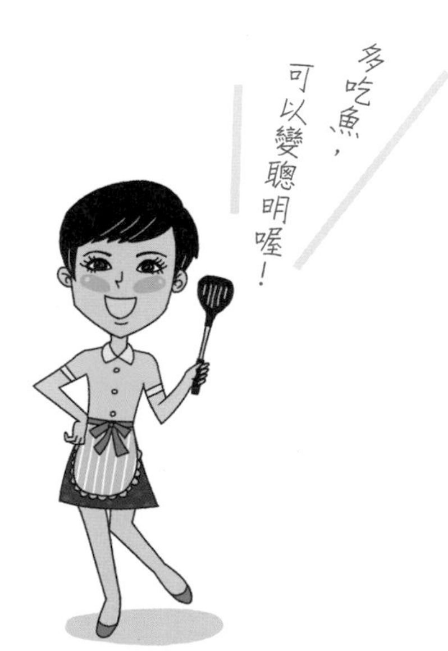

叮嚀

味噌是很好的食物，據說日本人長壽與經常食用味噌有關；記得一定要起鍋前再放入味噌，味道才會甘甜，既不會搶味，還可以增加整體菜色的營養價值。

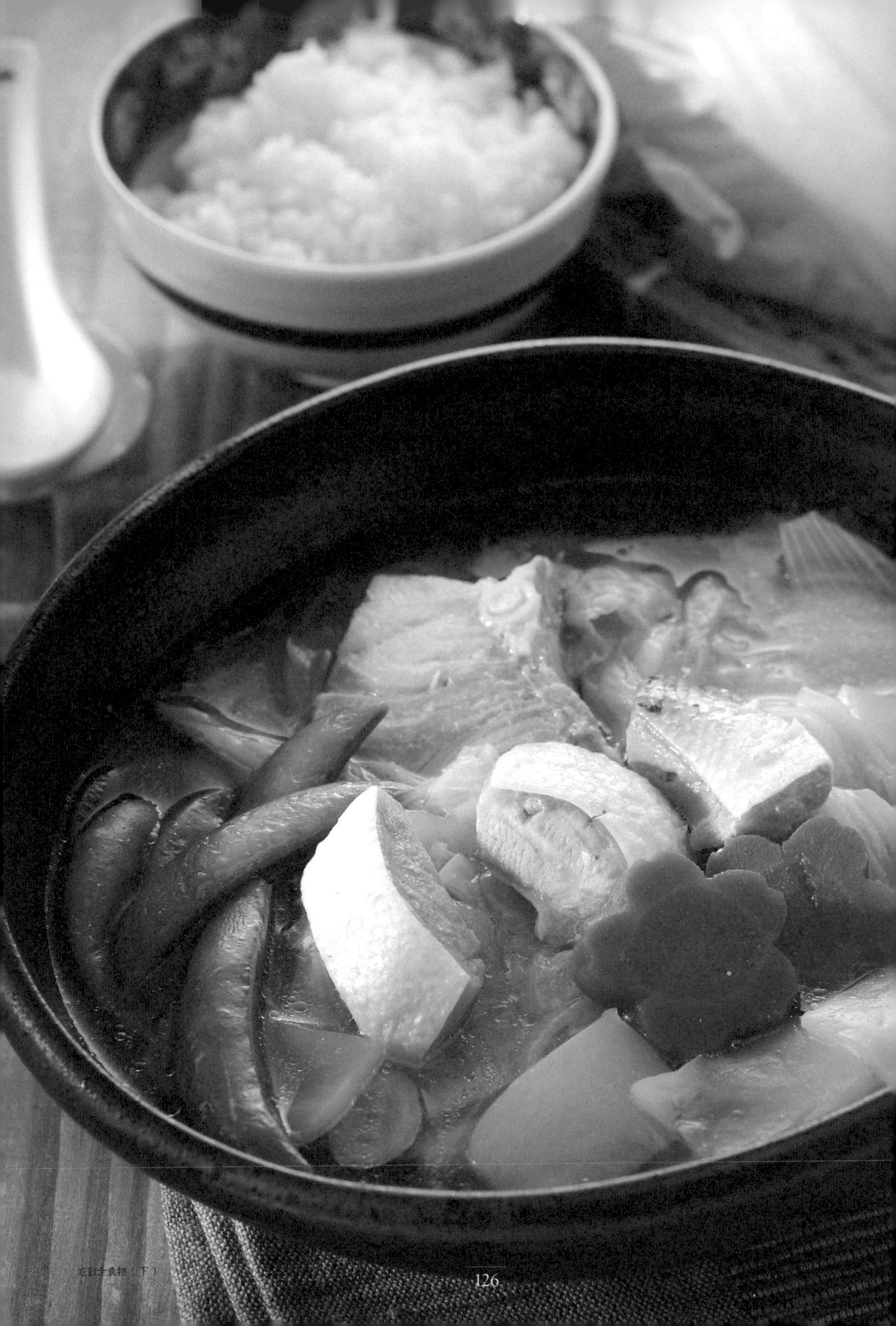

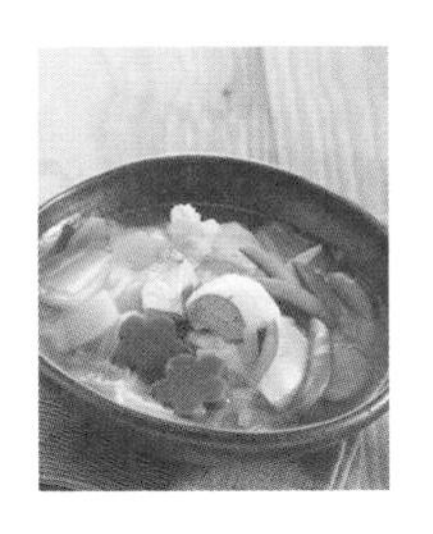

小常識

1. 大白菜是美國癌症醫學會推廣的30種抗癌蔬果之一，與花椰菜、甘藍、高麗菜同屬十字花科。大白菜含有豐富的維他命C，可以養顏美容、清熱退火、預防感冒、消除疲勞；富含鉀，有助於將鈉排出體外，降低血壓，還有利尿作用，能消除身體浮腫；所含的鎂，有助鈣質的吸收，促進心臟和血管健康；豐富的非水溶性膳食纖維，可促進腸胃蠕動。
2. 大白菜熱量低，又可增加飽足感，是很好的配菜，它的纖維比高麗菜還要細，大人小孩都喜歡。不過，大白菜不要煮太久，以防止維生素C流失。
3. 鮭魚為深海魚，有極豐富的不飽和脂肪酸，可幫助孩童腦部發展，提高注意力、記憶力，還有助視力發展，減少心血管疾病等，好處多多。不過它屬於大型魚，要留心重金屬污染，也可以用其他魚代替。
4. 我選擇加入蒟蒻是因為熱量很低，卻可以增加咀嚼感和飽足感，同時富含水溶性纖維，能幫助腸胃蠕動，在日本有「胃腸清道夫」之稱，但蒟蒻也不宜吃太多，不然有礙消化和營養吸收。
5. 這道熱湯有魚、有蔬菜，只要加些主食，也是營養均衡的一餐。尤其色香味俱全，營養又豐富，卻只要10分鐘就可以上桌，同時不需要有好手藝也可以煮得很好。

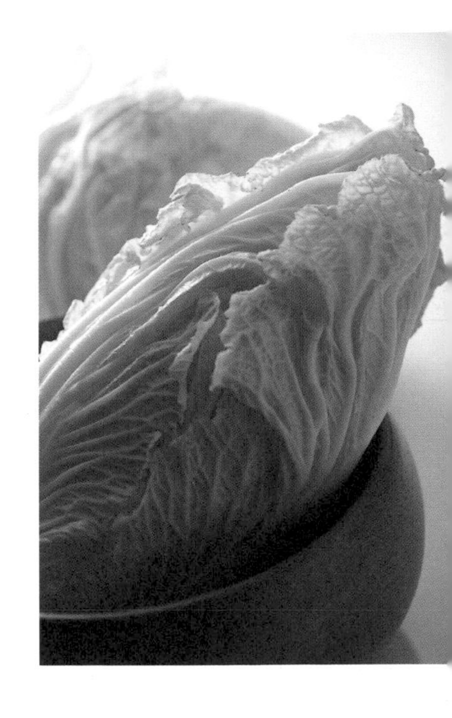

PART3

無油煙熱料理

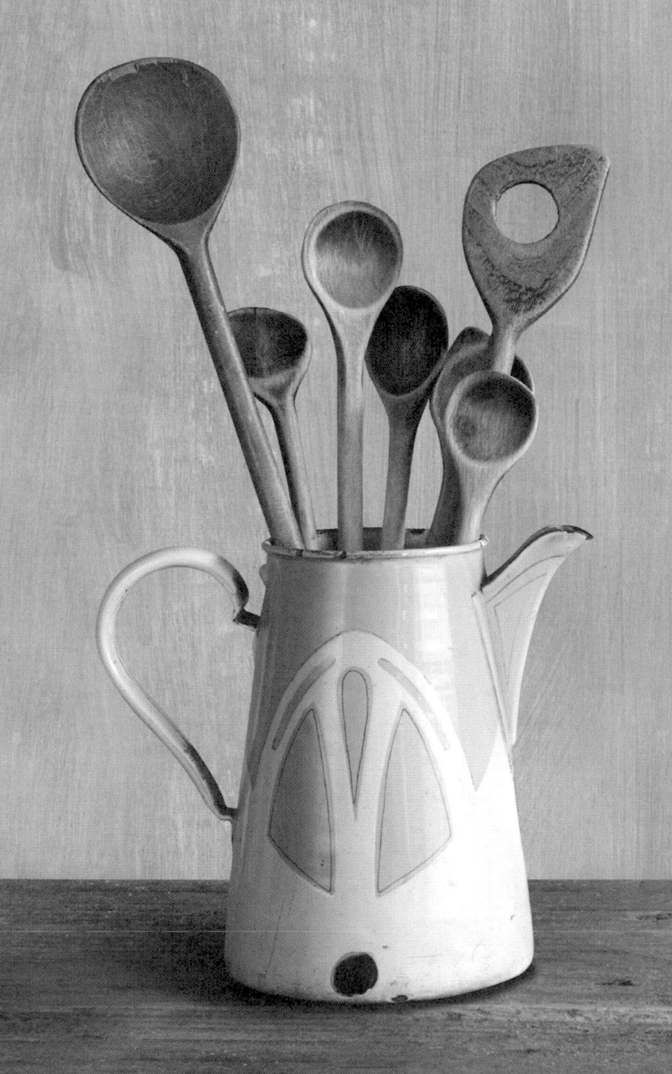

我喜歡做菜，卻討厭油煙。一來，我怕被油煙燻成黃臉婆，總覺得渾身上下油膩膩，聞起來有股怪味，自己都不喜歡，何況老公、孩子；二來，我怕吸進太多油煙讓呼吸系統受害，不少婦女從不抽菸卻罹患肺癌，推測禍首可能就是長年煮菜吸進油煙所致。

所以有人說，看看你家抽油煙機，如果它油膩膩的結成一團又黃又黑的污垢，你的肺也跟它差不多。愛家人如果愛成這樣也太慘烈了！ 更何況，太油的菜，不論是炸、是煎、是炒，都對健康不好，也不是愛家人的好方式。

不過，熱炒是中國菜的特色，沒有熱油和蔥、蒜爆香，熱菜就失色很多。就連紅燒，往往也得經過熱油的洗禮，才容易上色又好吃。所以，我一直努力尋找讓熱菜好吃，又沒有油煙的健康烹調方法，這十三道熱菜就是我四處取經，加上不斷實驗的心血結晶。

它們都是很普通的家常菜，因為我發現家常菜最耐吃，經常吃也不會吃膩；而且這些菜會成為家常菜，確實也經過千錘百鍊，它們的組合和搭配相當符合營養、好吃、容易做的原則，所以我不怕野人獻曝，熱切的想跟你分享。

這十三道家常菜，其中有五道蔬菜。因為蔬菜量要足夠，才容易達到「蔬果5、7、9」的標準，可是蔬菜的料理方法，通常都是熱炒、汆燙、清蒸，真的很容易吃煩。我記得自己剛耗費巨資買了一個蒸爐的時候，連著幾餐都吃蒸蔬菜，前一兩餐覺得爽口好吃，到第五餐幾乎都要吐了，所以在這裏我示範了幾種不同的做法，讓無油煙料理出來的蔬菜，也可以變化無窮。

我喜歡吃魚，但不炸、少煎，怎麼吃到魚的好滋味？還有，豆腐、豆皮也可以顛覆你的味覺，連肉也可以找到好吃又簡單的料理方式！

很多人以為吃得健康就是要清淡、無肉，甚至淡出個鳥來；我卻覺得健康飲食也可以很有滋味，這樣才能天天吃、長久吃。

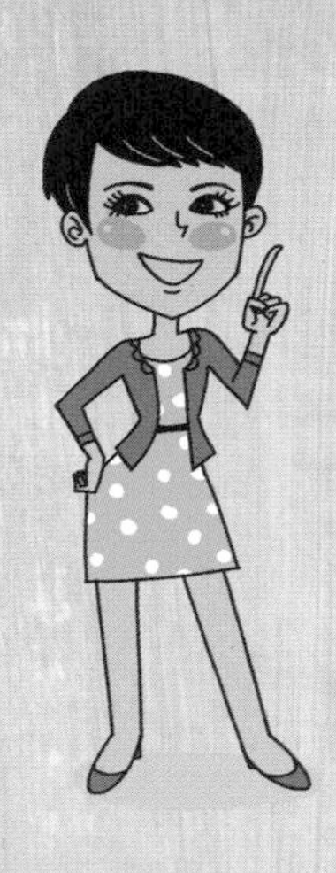

我的私房寶

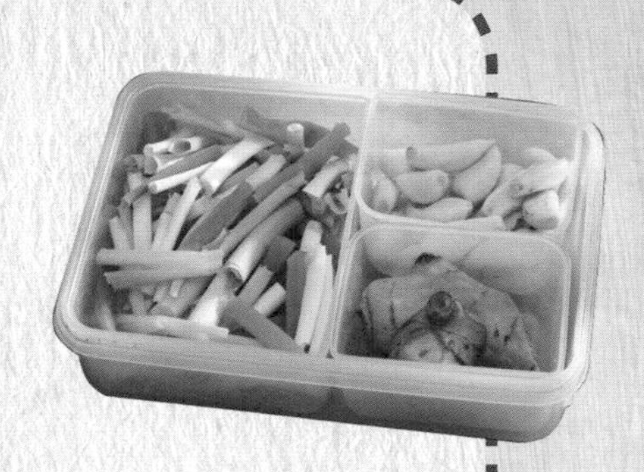

我有一個「三寶盒」，是我做菜快又方便的秘密武器。這個密閉保鮮盒，內部分成三格，我趁週末，把蔥、薑清洗、晾乾，然後切段，接著大蒜最外層的皮剝除，放進三寶盒，再放冰箱冷藏。做菜時拿出來，隨手取用，要切蔥花、薑絲也非常方便，再也不會一下忘了蔥，或匆匆剝顆蒜，搞得手忙腳亂。由於它有一個一體成形的密封盒蓋，不僅不竄味，不藏污納垢，而且保鮮效果奇佳，即使經過一個星期，蔥段還依然翠綠。

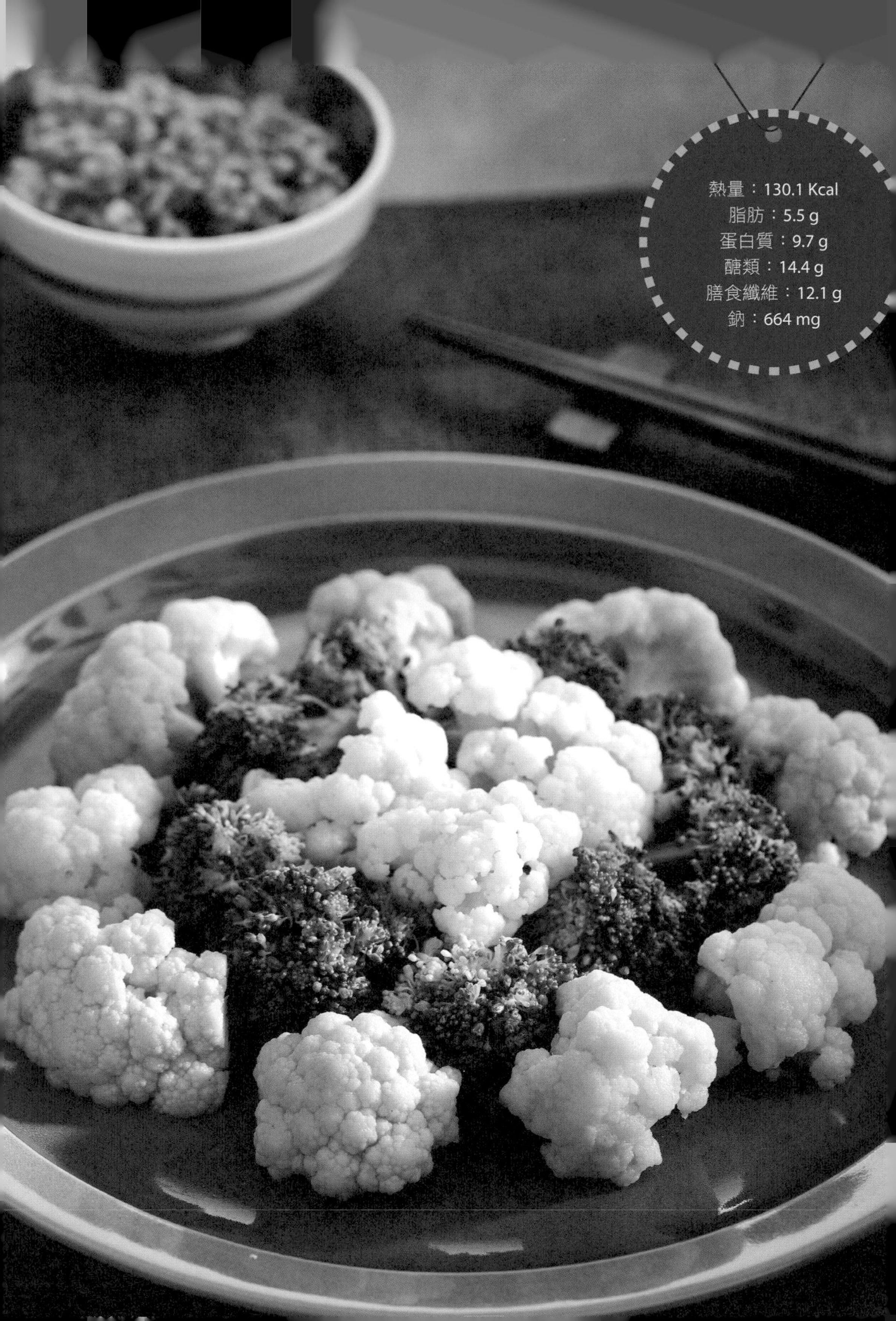
熱量：130.1 Kcal
脂肪：5.5 g
蛋白質：9.7 g
醣類：14.4 g
膳食纖維：12.1 g
鈉：664 mg

無水蒜炒
三色花菜

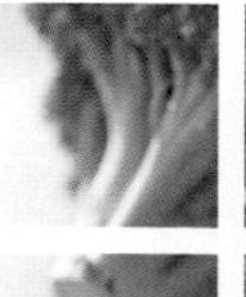
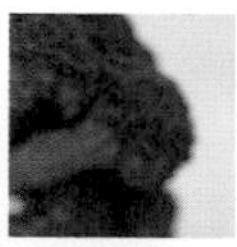
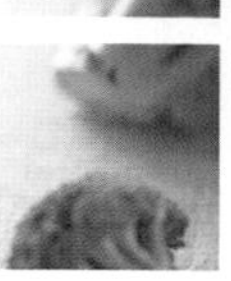
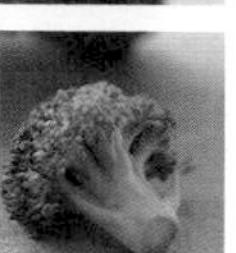

材料

1. 白色花菜——— 50g
2. 綠色花菜——— 150g
3. 橘色花菜——— 200g
4. 大蒜———— 4～5粒
5. 鹽————— 少許
6. 橄欖油或苦茶油少許

做法

1. 清洗花菜，切成適當大小，除去粗硬外皮；將蒜粒用刀拍過。
2. 取適當大小的不銹鋼複合金平底炒鍋，開中小火先熱鍋，倒入橄欖油或苦茶油，放入蒜粒，蓋上鍋蓋，爆香30秒。
3. 打開鍋蓋，用筷子將蒜粒翻面，先放入花菜梗，續放花球，再蓋上鍋蓋。
4. 約2～3分鐘，冒出蒸氣與香氣時，就可打開鍋蓋，加少許鹽拌勻，即可起鍋。

小常識

1. 花椰菜是抗癌第一名的蔬菜。花椰菜的橘黃色是因為含有高於白花椰25倍的β胡蘿蔔素，紫色則來自豐富的花青素。
2. 花菜不好清洗，農藥又多，我處理的方式是：先沖掉灰塵，在根莖底部切十字、直立在清洗盆中，用流動的好水沖洗10～15分鐘，讓根莖和花球由新切口吸入好水，把內部先透析乾淨；然後將花球浸泡水中，讓異物浮出。內外都清洗乾淨後，晾乾放保鮮盒保存，要用時再清洗一次。
3. 無水蒜炒法少油、無水，是因為利用鍋子本身均勻加熱的特點，以及鍋蓋密合的蒸氣對流效果，讓食物快熟，不但營養、色澤不流失，口感也很好，幾乎所有青菜都可以用這個方法料理。

叮嚀

熱鍋時可向鍋內做噴水試驗，當水珠滾動但速度不快時（水珠慢跑），就是放入蒜的最好時機。

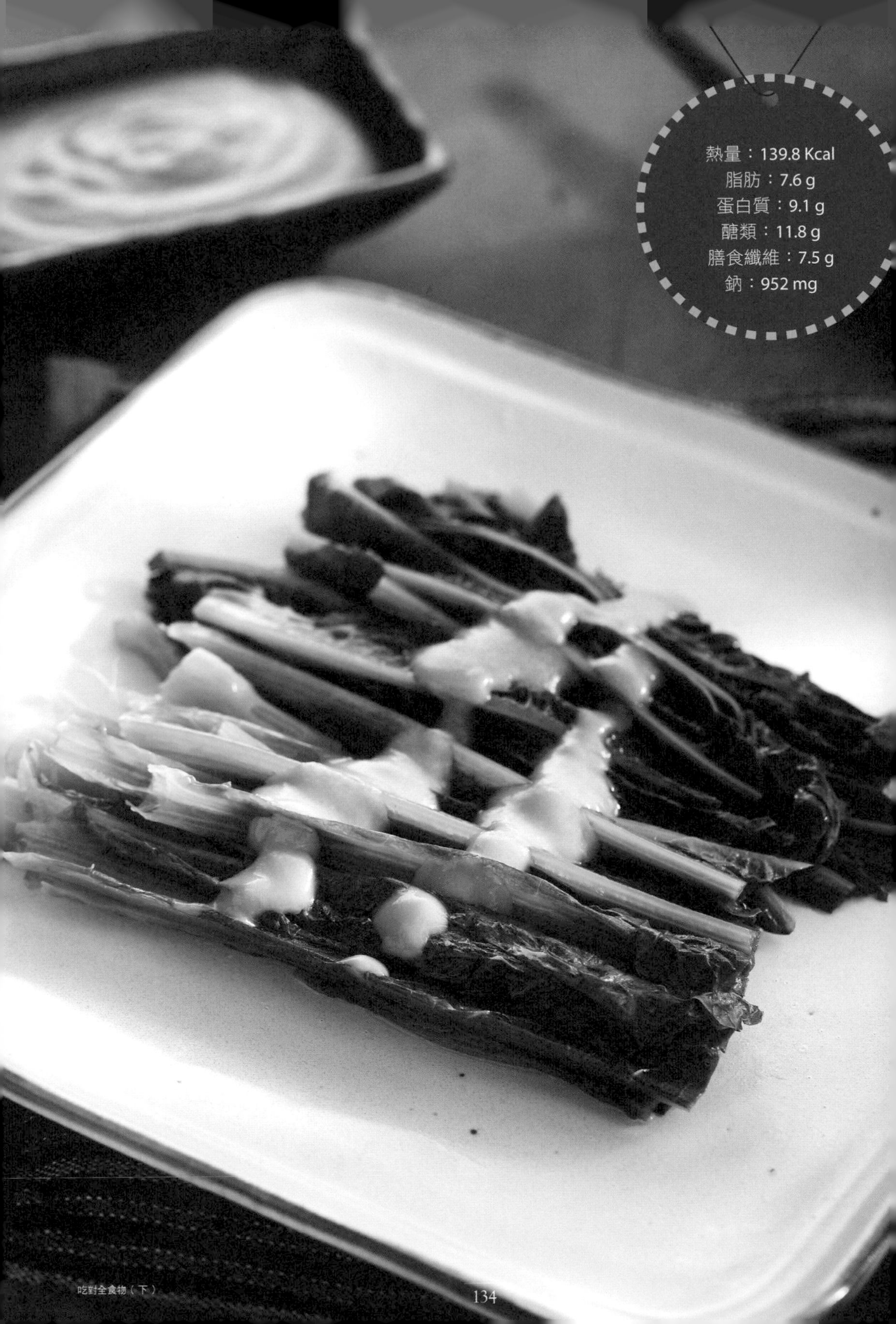
熱量：139.8 Kcal
脂肪：7.6 g
蛋白質：9.1 g
醣類：11.8 g
膳食纖維：7.5 g
鈉：952 mg

味噌燙青菜

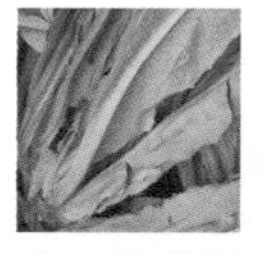
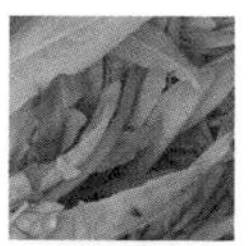
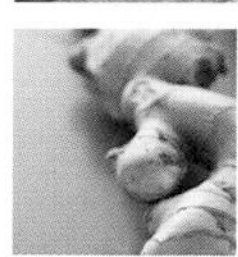
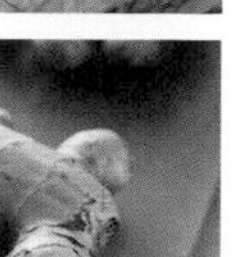

材料

1. A 菜——約400g
2. 味噌——約2大匙
3. 薑絲——少許
4. 芝麻油——少許
5. 高湯或好水——少許

做法

1. A菜洗淨，切段備用；薑洗淨，切絲備用。取適當大小的不銹鋼複合金平底炒鍋，開中火熱鍋，加入少許水或高湯，再將A菜放入鍋內，當蒸氣與香氣冒出時，即可起鍋。
2. 利用鍋中少許燙青菜的熱水，拌入材料2～4並與燙好的青菜拌勻即可。

叮嚀

1. 可用蔬菜高湯或昆布高湯取代清水，營養更豐富，滋味更鮮美。
2. 我在上冊示範了許多密製調味醬，如芝麻醬、和風醬、杏仁醬、涼麵醬、青醬、香椿醬等，都可以讓你輪流品嘗不同風味，不會吃膩。

小常識

1. A菜含有豐富的胡蘿蔔素，能抗致癌物侵入；含芳香烴羥化脂，能分解食物中的亞硝酸胺，防止癌細胞的形成；含的酵素、鎂元素、維他命B1、B2、B6及C，能緩和病人化療、放療時的副作用。A菜又稱「乳草」，具有催乳的作用，孕婦多吃可促進胎兒健康、增加泌乳量。A菜屬菊科，因為有特殊氣味，通常農藥較少。
2. 味噌富含維生素B群（特別是維生素B12）還有生物鹼，有助代謝輻射，尤其被3C產品圍繞、擔心身體累積過多輻射的人可以常吃。

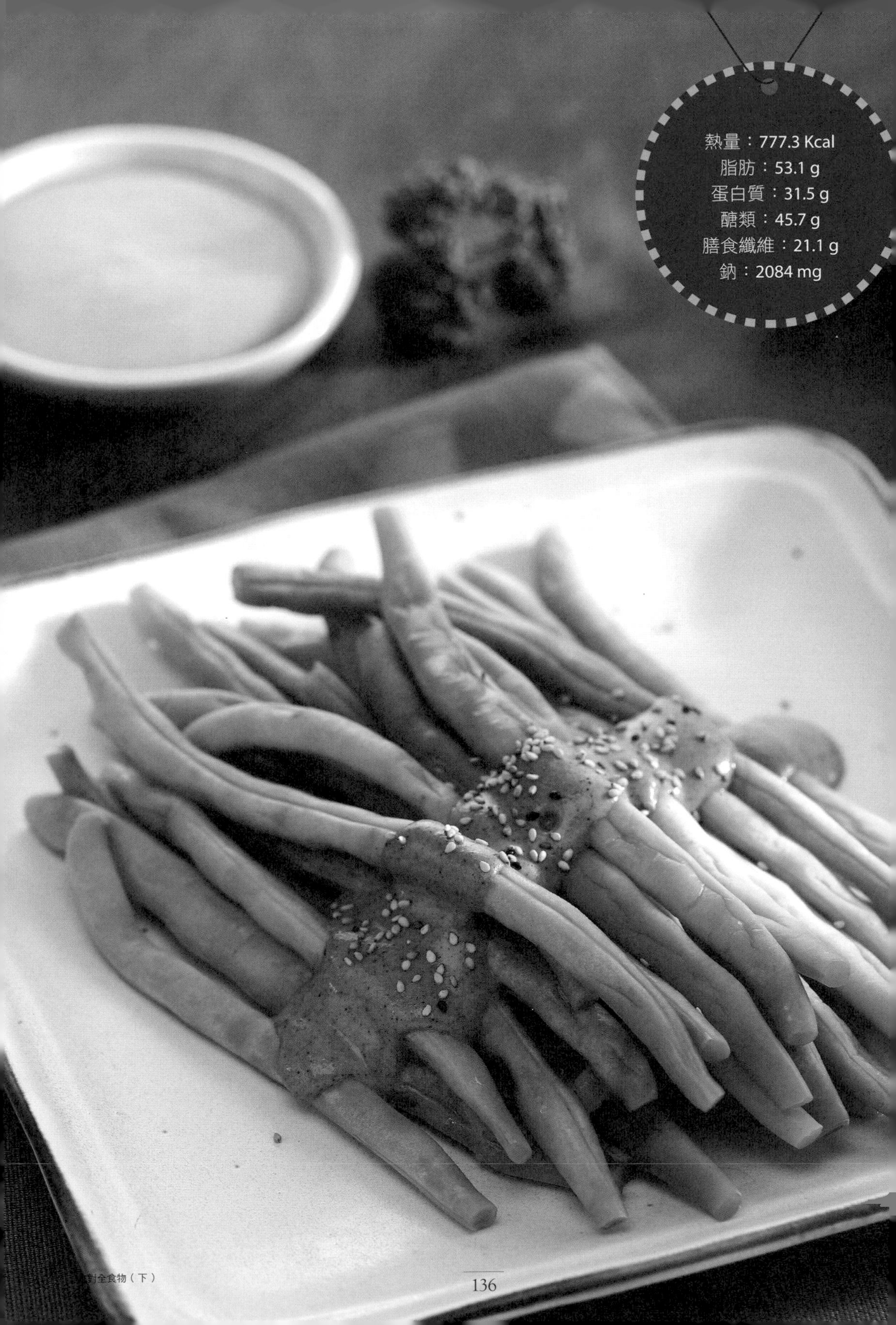
熱量：777.3 Kcal
脂肪：53.1 g
蛋白質：31.5 g
醣類：45.7 g
膳食纖維：21.1 g
鈉：2084 mg

芝麻醬四季豆

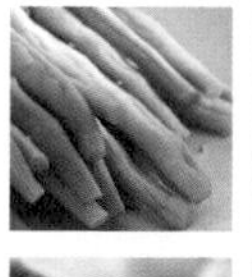
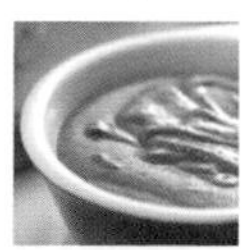
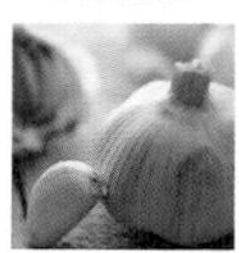
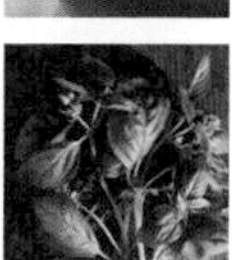

材料

1. 四季豆——約300g
2. 芝麻醬——100g
3. 蒜瓣——10g
4. 九層塔——少許
5. 醬油——3匙
6. 烏醋——1.5匙
7. 冷開水——150c.c.
8. 白胡椒粉——少許

叮嚀

四季豆屬於連續採收蔬菜，容易有農藥殘餘，所以要注意清洗，並慎選來源，或在夏季盛產期食用；生豆中含有皂苷和紅細胞凝集素，如烹調處理不當，容易引起噁心、嘔吐或腹痛等症狀，所以料理四季豆一定要煮熟。

做法

1. 將四季豆洗淨、掐去頭尾備用。
2. 取一適當大小的不銹鋼複合金平底炒鍋，開中火熱鍋，放少許水，再放入四季豆，當蒸氣與香氣冒出時，打開鍋蓋，將四季豆翻面，轉小火稍燜一下，即可起鍋。.
3. 取調理機容杯，加入芝麻醬（詳見上冊第163頁）及材料3～8一起打勻，淋上四季豆即可。

小常識

1. 四季豆雖名為豆，但屬於淡色蔬菜，富含蛋白質、維生素C及鐵、鈣、鎂等礦物質。有研究認為，四季豆種子可啟動淋巴細胞產生免疫抗體，有抗腫瘤作用。
2. 豆類蔬菜自古就受中醫推崇，認為性平、健脾去濕，適合脾胃虛弱的人，且熱量低，膳食纖維高。
3. 四季豆鈉含量少，是忌鹽患者的食療佳品；醬料可以不用醬油，就會略帶糖醋味道。豆類蔬菜，如豌豆、菜豆、扁豆，都可以用這個方式料理。

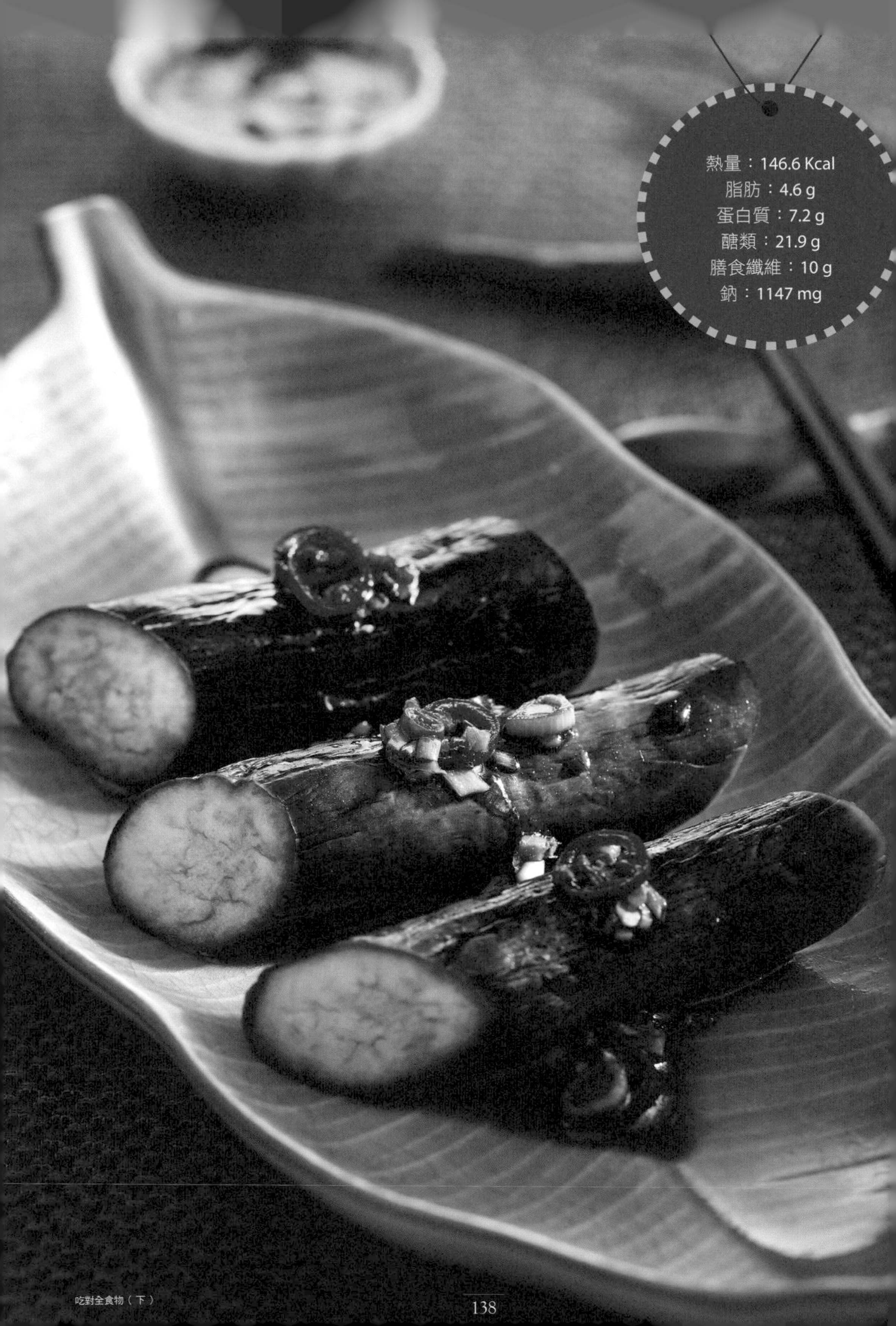
熱量：146.6 Kcal
脂肪：4.6 g
蛋白質：7.2 g
醣類：21.9 g
膳食纖維：10 g
鈉：1147 mg

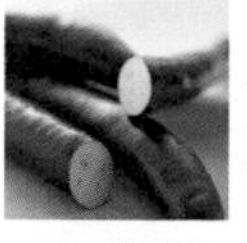
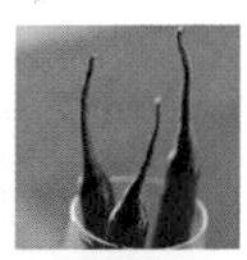
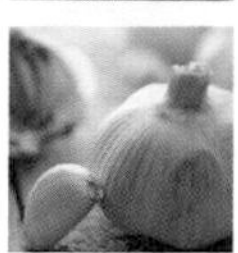
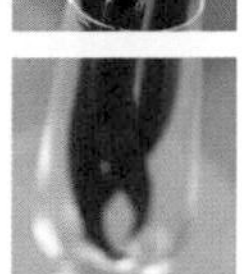

蒸茄子

材料

1. 茄子——2條
2. 香菜——1株
3. 蒜末——2瓣
4. 辣椒——半根
5. 醬油——20ml
6. 烏醋——20ml
7. 香油——少許
8. 蔥花——少許

叮嚀

1. 茄子變色是因為叫單寧的酶，接觸空氣一段時間就會氧化，所以可浸泡在加入少許鹽或白醋、檸檬汁的水裏十分鐘（可壓重物不讓它浮出），這樣就可以防止變色，蒸出漂亮的茄色。
2. 蒸比水煮、氽燙更能保留蔬菜的營養，但很多營養素都怕熱，所以不要蒸太久。我以前喜歡煮飯時放上茄子一起蒸，不僅變色，口感也大為失色，後來改用這種方式烹調，不僅更快，顏色和口感也更好；筊白筍、秋葵也可以用同樣的方法蒸煮。

做法

1. 將茄子洗淨、切除頭部和尾部尖端，切段備用。
2. 取一適當大小的不銹鋼複合金平底炒鍋，中火熱鍋，放入茄子、少許水或高湯，當蒸氣與香氣冒出時，轉小火，將茄子翻面，再焖一下，當冒出大量蒸氣時（約5分鐘），即可起鍋。
3. 利用鍋中菜汁，燙一下蔥花，加入材料2～7一起拌勻，淋在茄子上即可。

小常識

1. 茄子的深紫色來自花青素，具有超強的抗氧化能力，可抗癌、防癌；纖維中的皂苷能降膽固醇。茄子富含的維生素P（可軟化血管、增強彈性，防治高血壓、壞血病、動脈硬化）主要存在於表皮與茄肉相連之處，因此絕不要去皮，也最好不要用油炸方式，以免流失維生素P。
2. 蒸茄子是最能夠保留營養的料理方式，但醬料一定要等蒸熟之後再加，否則容易破壞口感。

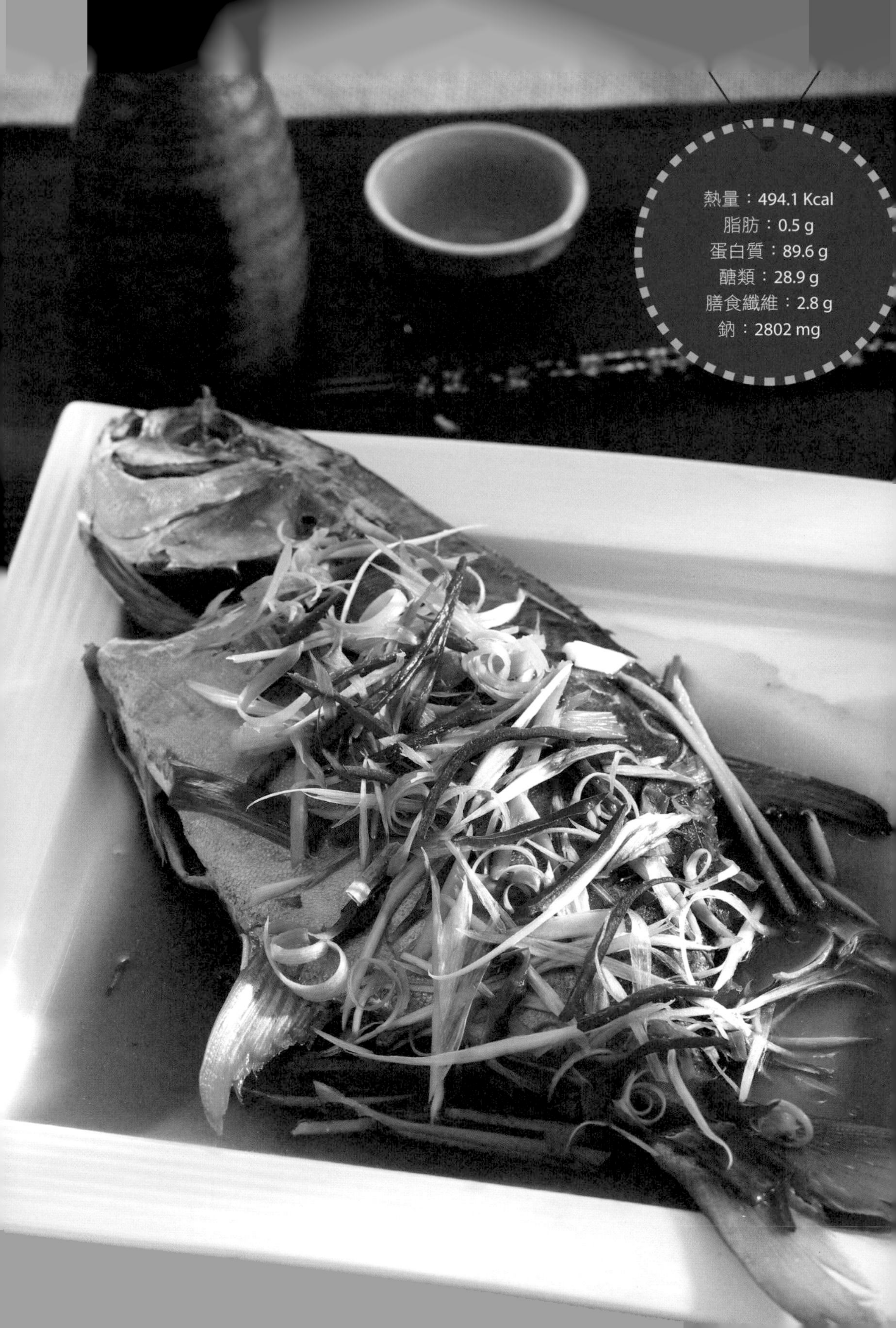
熱量：494.1 Kcal
脂肪：0.5 g
蛋白質：89.6 g
醣類：28.9 g
膳食纖維：2.8 g
鈉：2802 mg

紅燒魚

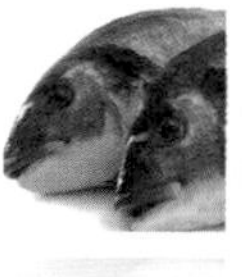
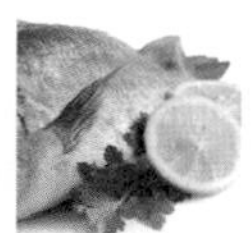
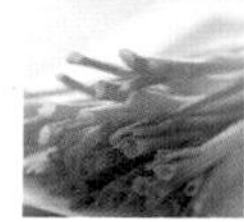
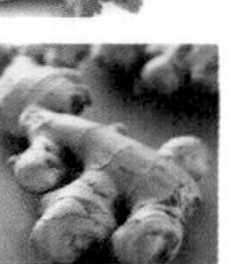

材料

1. 中型魚———1條
2. 蔥、薑———少許
3. 醬油———4匙
4. 味霖———2匙
5. 高湯———半杯

叮嚀

1. 因味霖中已調有酒，所以我不加酒，怕腥或喜歡料酒調味的人，可以加適量的酒。
2. 這種水紅燒的方法，可以避免熱油煎、炸產生的不健康油煙和化學粒子，卻無損風味；也可將洋蔥洗淨、切塊，鋪在魚身下一起紅燒，滋味更好。
3. 魚到底要放冰箱冷藏格慢慢退冰，還是放室溫退冰？經過我自己的實驗，還是放在密閉保鮮盒或其他密封容器，浸泡水中快速退冰，最能保持鮮美。

做法

1. 魚去鱗片、清除內臟、血溝，洗淨、擦乾；可於肚內塞入薑片、蒜瓣。
2. 蔥洗淨切段；薑切片。
3. 取適當大小的不銹鋼複合金平底炒鍋，中火熱鍋，放入蔥、薑，再把魚放上面，加醬油、味霖、高湯，改用中大火，當蒸氣與香氣冒出時，將魚翻面，繼續紅燒。當蒸氣再冒出，湯汁差不多快收乾了，把切好的蔥、薑絲、辣椒絲點綴在魚身上，用鍋中燒熱之紅燒汁淋上，即可起鍋。

小常識

魚類是「一級棒」的蛋白質來源；含脂肪比肉低，還有必須脂肪酸Omega-3。魚油中還含豐富的脂溶性維生素A和維生素D，所以是很好的食物，可惜現在越是大型魚的重金屬污染越嚴重，所以現在都不鼓勵吃魚皮、魚肝和魚油。有些魚如野生鮭魚、鯧魚、肉鯽、竹筴魚、四破魚、秋刀魚等，算是比較安全的魚。

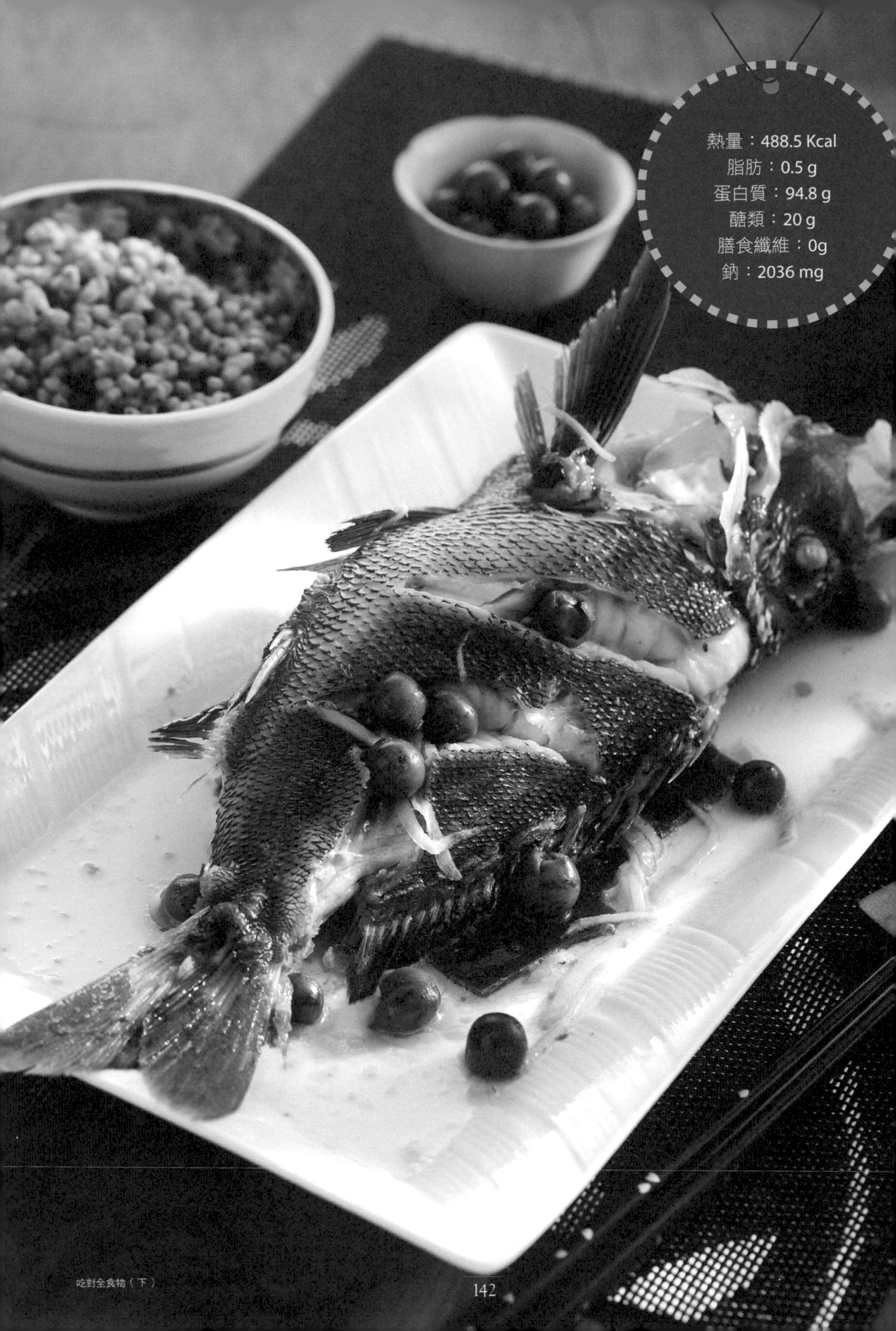
熱量：488.5 Kcal
脂肪：0.5 g
蛋白質：94.8 g
醣類：20 g
膳食纖維：0g
鈉：2036 mg

破布子蒸魚

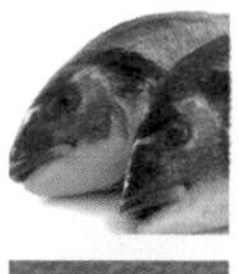
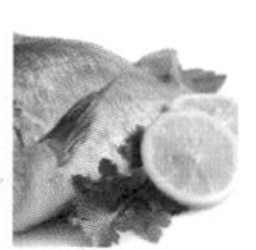
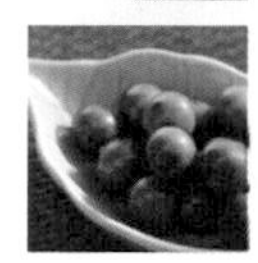
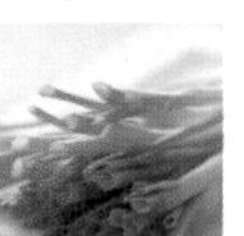

材料

1. 魚1條或魚排1塊（約8至12兩）
2. 蔥段、薑片、蒜瓣
3. 鹽——少許
4. 昆片——2片（每片約10公分）
5. 破布子——2匙
6. 醬油——2匙
7. 醇米霖——2匙

做法

1. 魚去鱗片、清除內臟、血溝，洗淨，抹一點鹽，肚內放蒜瓣備用。
2. 蒸盤上放昆布，將魚放昆布上，淋上醇米霖、醬油，再鋪上破布子。
3. 水滾後將蒸盤放鍋內，大火蒸8～12分鐘（視魚大小，魚排蒸的時間較短）。
4. 將蔥切段後切絲，薑切絲撒在蒸魚上。
5. 將蒸鍋內的魚湯倒入鍋中，以少許油加熱後淋在蒸魚上即可。

叮嚀

如果用煎炸的方式料理，就會破壞魚肉裏很好的不飽和脂肪酸，所以我多半用蒸或水紅燒的方式。避免吃膩的方法，是將魚的種類和醬料多作變化，像是以味噌、豆豉、蔥油、蒜粒、冬瓜醬、梅子醬等輪流替換，都是蒸魚的好方法。

小常識

1. 魚是很好的蛋白質來源，根據〈美國臨床營養學刊〉的報導，每週至少吃兩次以上魚的人，得消化道癌症的機會，比不常吃魚的人低30%～50%。
2. 破布子具有開脾、健胃、消脹等功能，對於預防糖尿病、高血壓也有不錯的效果，用來蒸魚，不僅沒有魚腥味，而且清甜可口。

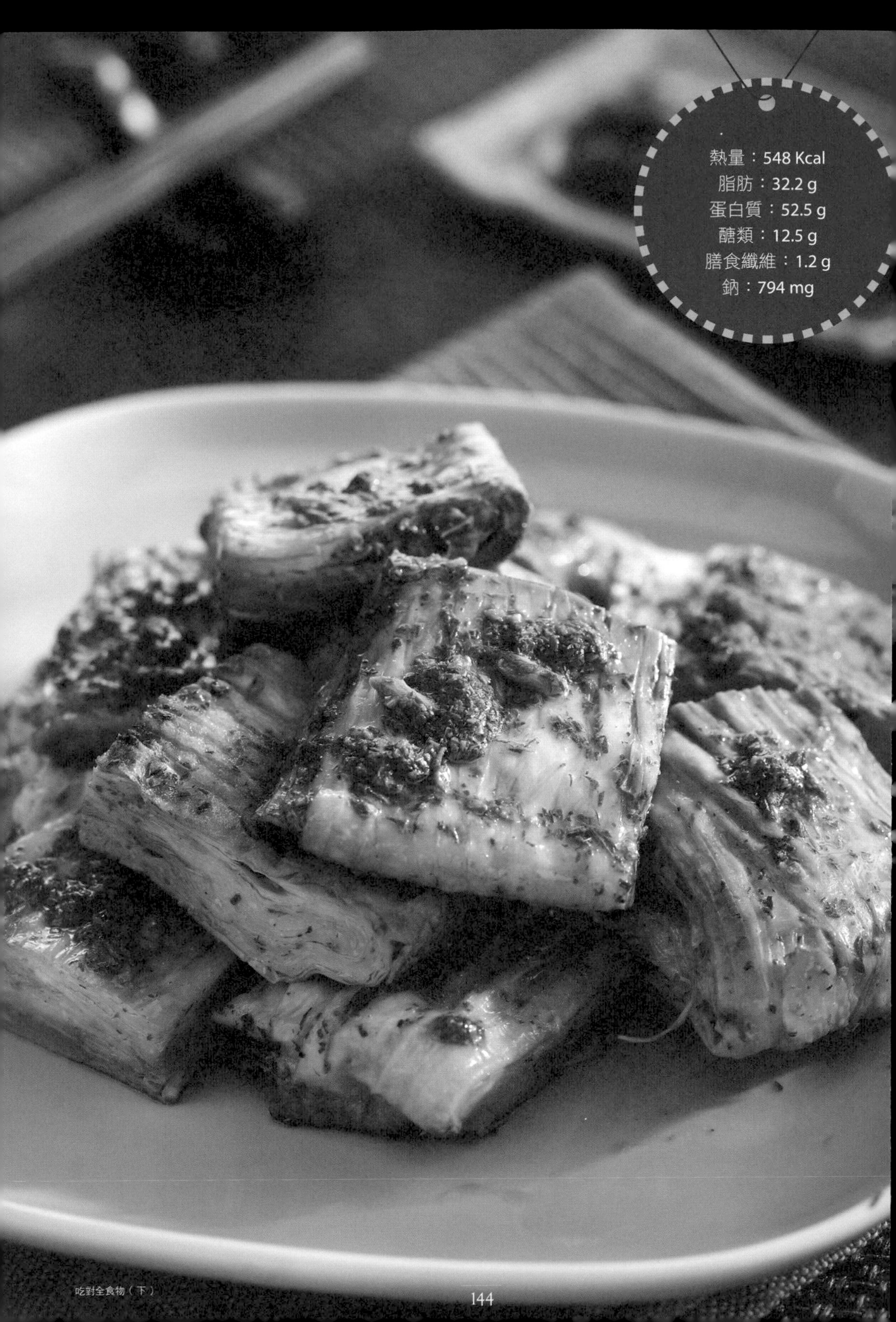
熱量：548 Kcal
脂肪：32.2 g
蛋白質：52.5 g
醣類：12.5 g
膳食纖維：1.2 g
鈉：794 mg

香椿豆皮

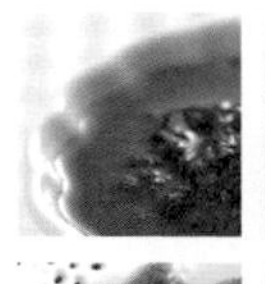
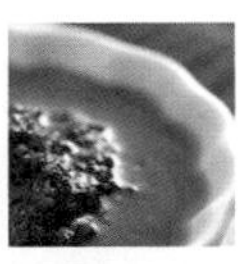
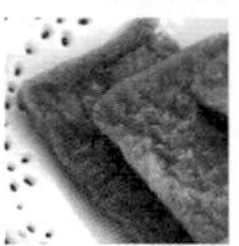
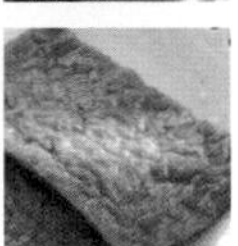

材料

1. 有機豆皮——6片
2. 香椿醬——2匙
3. 醬油——1匙
4. 高湯——300c.c.

做法

1. 豆皮洗淨，切小四方塊。
2. 取適當大小不銹鋼複合金平底炒鍋，開中火熱鍋，放入高湯300c.c.、豆皮和醬油，煮滾後放入香椿醬，稍滾開後即可起鍋。

小常識

1. 對素食者來說，大豆及其製品是蛋白質的最佳來源，透過不同加工和烹調，可以更提高大豆蛋白質的消化率，比如整粒熟大豆的消化率為65.3%，豆漿為84.9%，豆腐則高達92%～96%。
2. 豆皮由豆漿表面凝結而成，居「豆腐界」蛋白質含量之冠，每100公克的豆皮，蛋白質含量高達25.3g，熱量又不會過高，是想補充優質蛋白質的首選。
3. 中醫認為香椿有開胃健脾、清熱解毒的作用。聯合國亞洲蔬菜中心研究發現，香椿的抗癌效果排名第一，是地瓜葉的3～10倍。它特有的濃郁香味不僅可以提味還可以去腥，在素食料理中常成為蔥、蒜等辛香料的代用品。

叮嚀

1. 不要選油炸過的豆皮，因為熱量馬上翻倍，每100公克的熱量就接近一頓正餐，而且好的營養又可能被壞油破壞了。
2. 香椿跟豆腐類料理非常相配，令人齒頰留香。我每次做香椿豆腐或豆皮，兒子都胃口大開，有一次，我甚至用香椿料理，顛覆了一位美食達人的概念，讓他對生機飲食完全改觀！

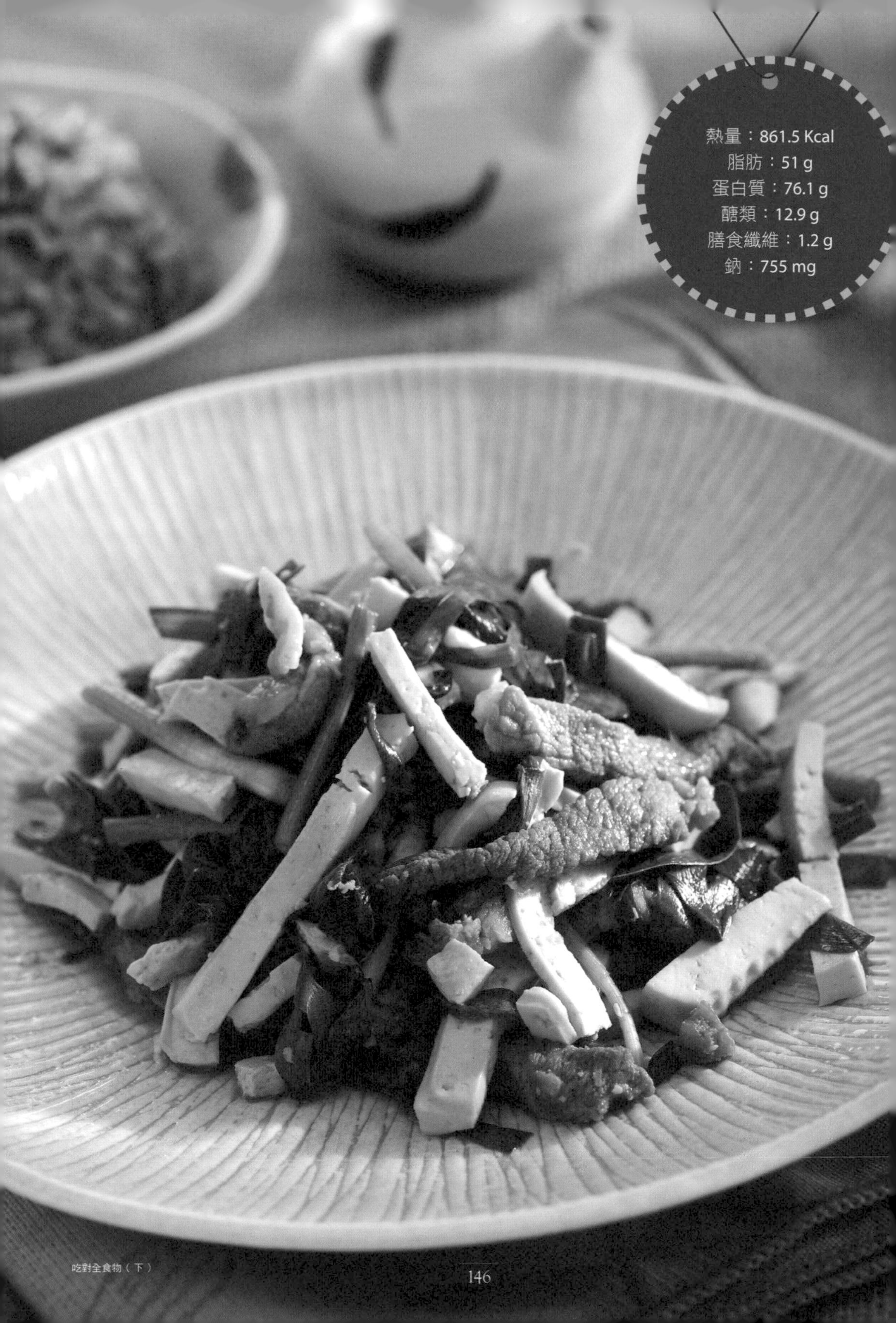
熱量：861.5 Kcal
脂肪：51 g
蛋白質：76.1 g
醣類：12.9 g
膳食纖維：1.2 g
鈉：755 mg

韭菜豆干肉絲

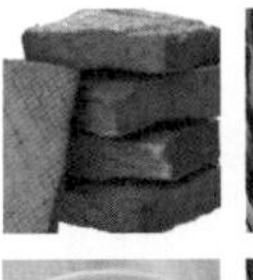
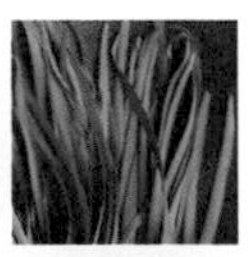
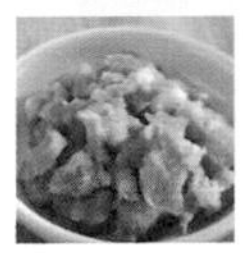
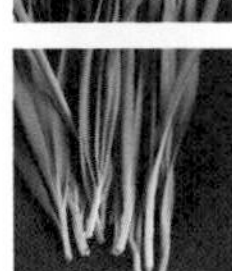

材料

1. 韭菜——50g
2. 豆干——5塊
3. 肉絲——100g
4. 醬油——適量
5. 糖——適量
6. 苦茶油——少許
7. 鹽——少許

叮嚀

1. 俗語說：「正月蔥，二月韭」，意思是說春季吃些溫陽的綠色蔬菜，有助肝氣生發。農曆二月是吃韭菜最好的季節，到了夏天就太老了，可能傷腸胃。
2. 有一天，兒子運動回來直嚷餓，我立刻仿照壽喜燒方式，先炒香洋蔥，放上肉片和豆腐，再加上醬油、純米霖、高湯，幾分鐘就熱騰騰上桌了，加上五穀飯，不但讓他即時解餓，也補充身體所需的營養，尤其運動後吃好的蛋白質，可以增肌減肥。

做法

1. 韭菜洗淨，切段；豆干洗淨，切絲；肉絲用醬油、糖醃一下。
2. 取適當大小的不銹鋼複合金平底炒鍋，以中火熱鍋，當水珠非常細碎、散開速度很快（水珠快跑）時，放少許苦茶油，先放肉絲，貼鍋攤平，蓋鍋蓋，煎約一分鐘後，打開鍋蓋將肉絲翻面，加入豆干，蓋上鍋蓋，續煎1分鐘。
3. 再次打開鍋蓋後放入韭菜，待蒸氣冒出，打開蓋子，放少許鹽炒勻，即可起鍋。

小常識

1. 韭菜含豐富的纖維素，能增強腸胃蠕動，預防腸癌；含揮發性精油及含硫化合物，能降低血脂。中醫認為它可以溫補肝腎、助陽固精，因此在藥典上有「起陽草」的稱號，也就是植物的「威而剛」。
2. 這道菜有肉有菜，營養組合相當好，尤其用韭菜、大蔥、青蒜和洋蔥這類含硫蔬菜燒肉，有助蛋白質和B群吸收，可修補體質、消除疲勞。

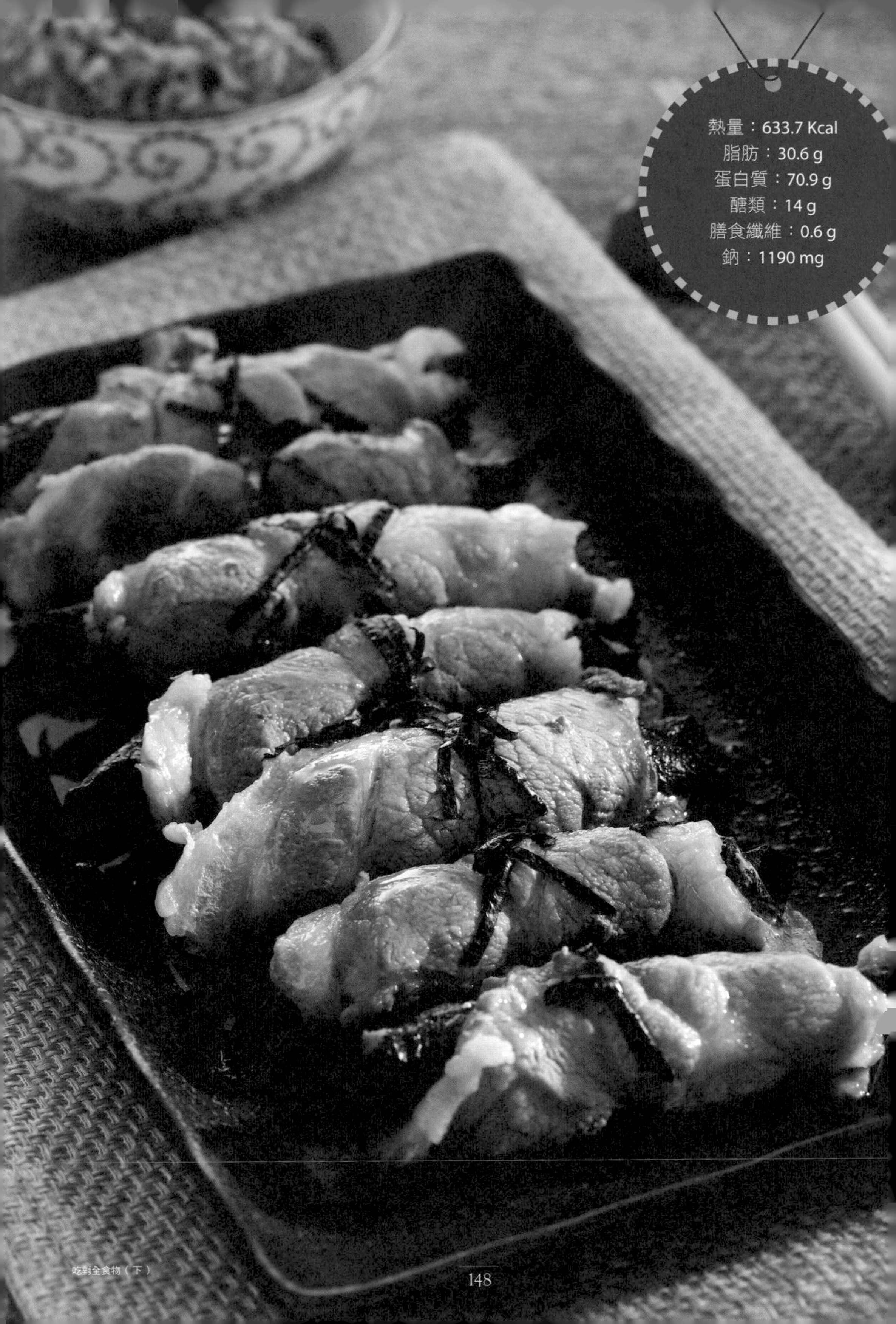
熱量：633.7 Kcal
脂肪：30.6 g
蛋白質：70.9 g
醣類：14 g
膳食纖維：0.6 g
鈉：1190 mg

海苔捲肉

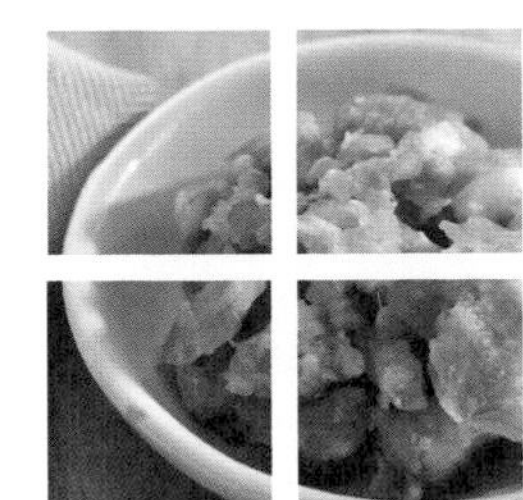

材料

1. 豬里肌或梅花肉片——4片
2. 壽司海苔——2張
3. 醬油——2匙
4. 純米霖——1匙
5. 素高湯——少許
6. 蔥段——少許
7. 薑絲——1匙

叮嚀

1. 肉片勿切太厚，可以拍一下，使纖維較軟
2. 想多吃點海苔，可以不必剪開，直接將整張折成一半再捲肉；海苔要捲在肉裏才不會糊爛。不過市售海苔很多經過調味，鹽分太高，所以要買未經調味的。
3. 這道菜是我家的經典菜餚，孩子們從小到大，始終吃不膩。它比單吃煎肉片或炒肉片有趣，滋味更好，營養也豐富，也較容易計算份量。

做法

1. 肉片洗淨、擦乾；壽司海苔1張剪成2片。
2. 將一片肉上放半張海苔，捲成圓筒狀。
3. 取適當大小的不銹鋼複合金平底炒鍋，中火熱鍋，當呈水珠快跑時，放入捲好的肉片，略煎、逼出油汁，待顏色轉金黃，換面再略煎後，放蔥段、薑絲、醬油、米霖和少許高湯，蓋鍋蓋燜一下。
4. 待蒸氣冒出，打開鍋蓋，用探針試試肉的熟度，如果已熟，即可起鍋，否則就再燜一下。

小常識

1. 豬肉含優質蛋白質和必需脂肪酸，可提供血紅素和促進鐵吸收的半胱氨酸，有助改善缺鐵性貧血，但也是肉類中脂肪含量最高的，即使是瘦肉，脂肪含量也高達10%以上，所以我通常選用大里肌。
2. 愛爾蘭研究人員發現，海藻含大量人體必需的礦物質和維生素類，其主要成分有助降血壓，效果和一些常用的降血壓藥不相上下。

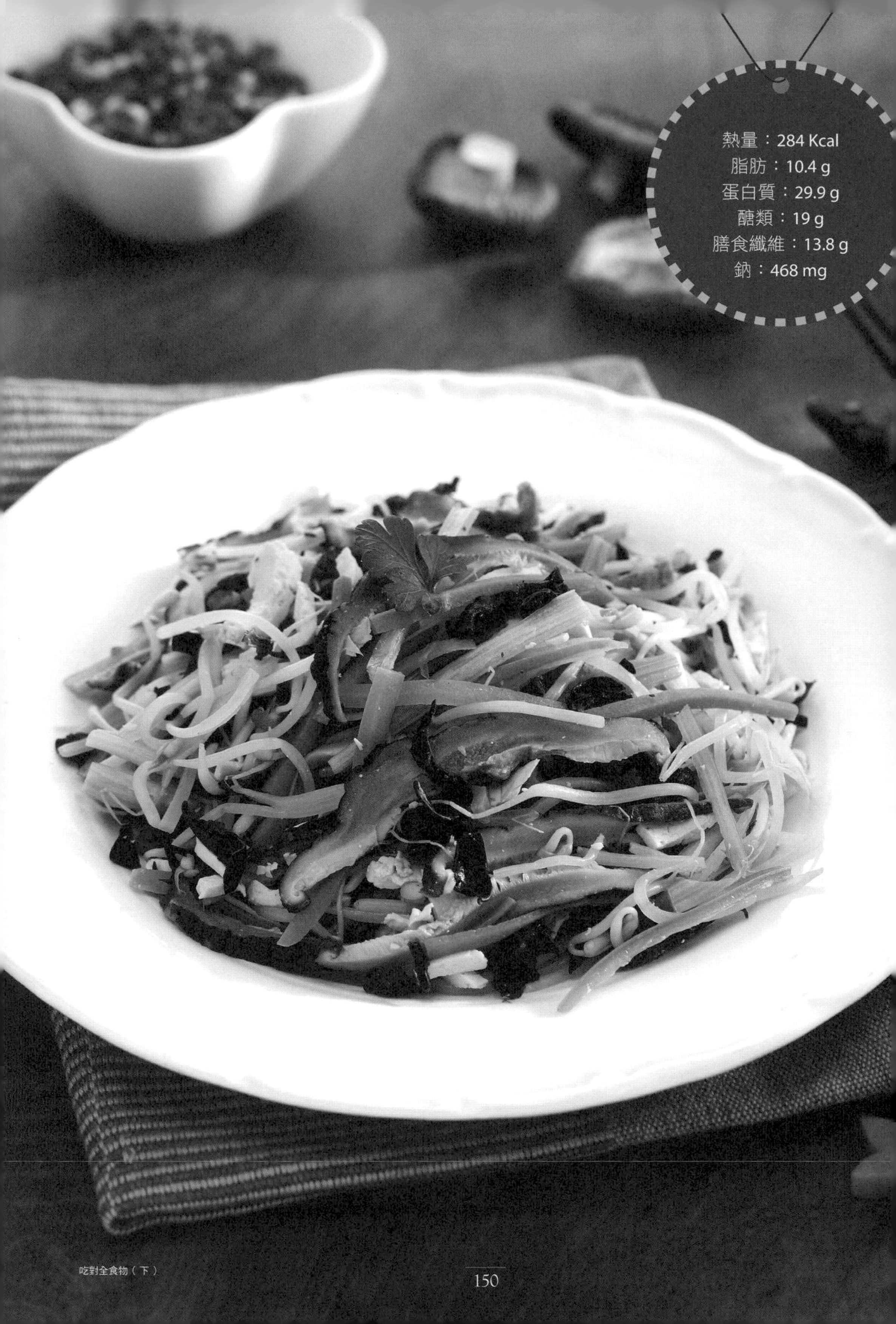
熱量：284 Kcal
脂肪：10.4 g
蛋白質：29.9 g
醣類：19 g
膳食纖維：13.8 g
鈉：468 mg

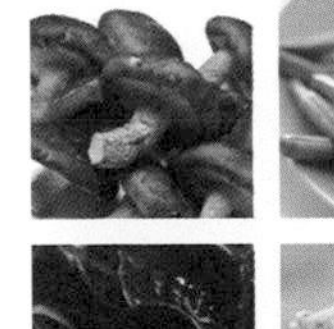
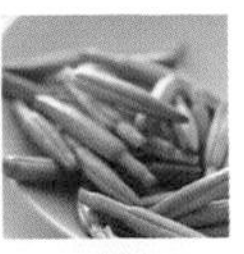
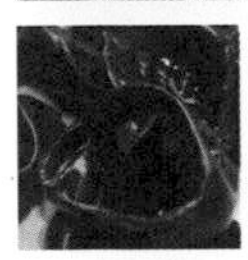
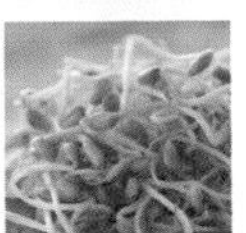
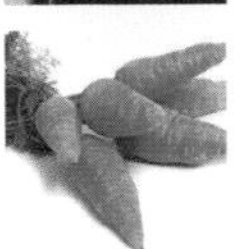
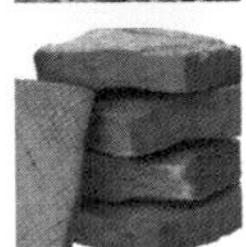

素什錦

材料

1. 香菇——約1～4朵
2. 金針——75g
3. 木耳——75g
4. 黃豆芽——120g
5. 紅蘿蔔絲——50g
6. 芹菜絲——40g
7. 原味豆干——1片
8. 鹽——少許
9. 苦茶油——少許
10. 蔥段、薑絲——少許

做法

1. 香菇、金針、木耳洗淨、泡水，切絲。
2. 紅蘿蔔、芹菜、豆干洗淨，切絲。
3. 黃豆芽洗淨，不用去頭尾。
4. 取適當大小的不銹鋼複合金平底炒鍋，中火熱鍋，當呈水珠慢跑狀，放少許苦茶油，先放蔥段、薑絲，蓋鍋蓋，爆香30秒。
5. 接著放香菇，炒香後續入材料2～7，先略翻炒，讓所有食材接觸鑊氣、油香，接著加點高湯，蓋鍋蓋燜煮，待蒸氣冒出，打開蓋子，放少許鹽炒勻，即可起鍋。

叮嚀

1. 金針不要選顏色過於鮮豔的，烹煮前要用溫水浸泡20分鐘。研究指出，乾金針經泡水處理後可去除大部分的二氧化硫殘留，現在也有很多農民不用二氧化硫薰蒸金針了。
2. 這道菜幾乎所有的蔬菜都適合，還可以加放冬筍，我選的食材是比較耐炒耐放的，一次可做較大量，分盒冷凍起來，隨時可以應急。

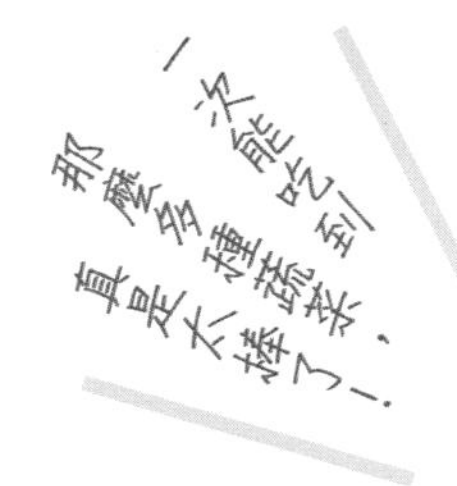

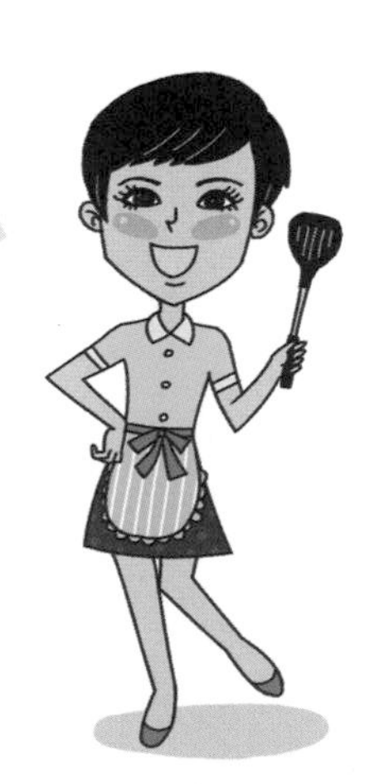

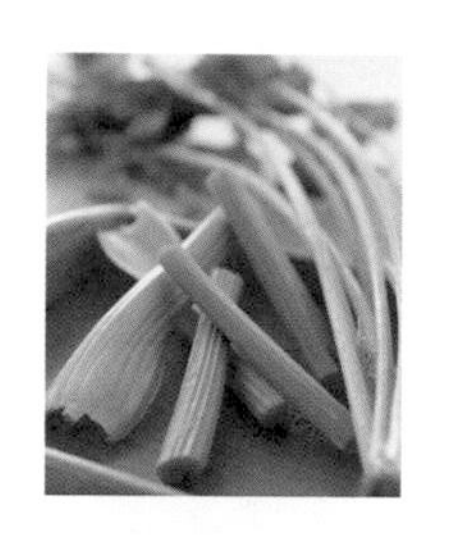

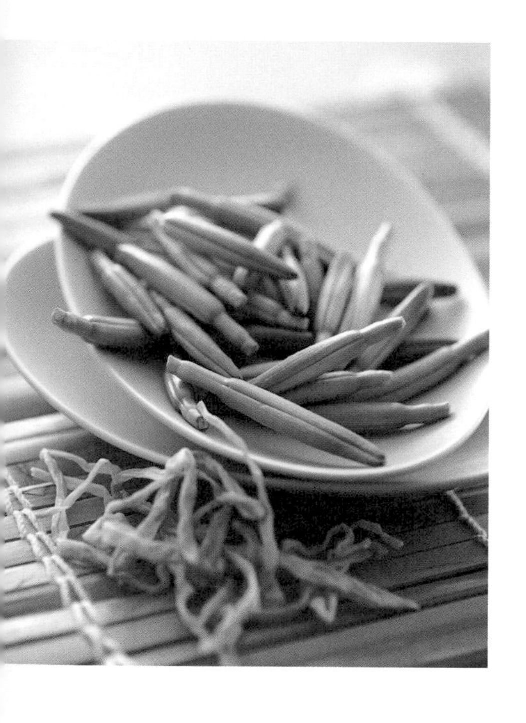

小常識

1. 金針古稱萱草、忘憂草，含豐富的蛋白質；鐵質含量為菠菜的20倍，常吃金針，可清除肺熱、預防兒童因燥熱引發的流鼻血現象，並可補血、造血。
2. 黃豆芽比黃豆更營養，在發芽過程中使人脹氣的物質被分解、營養素也更容易被人體吸收。常吃黃豆芽有潤澤皮膚、健腦、抗疲勞、抗癌作用。
3. 芹菜可降壓、利尿、補鐵、平衡血糖，好處多多；豐富的膳食纖維有助抗癌防癌；同時，芹菜含有鋅，西方稱之為「夫妻菜」。
4. 素什錦是江浙一帶過年必做的小菜。「什錦」是指菜的種類多、味道全，更有生活五彩繽紛、花團錦簇的吉祥含意。我從婆家學到這個菜後，大為驚艷。這道菜不僅美味爽口，而且一次能吃到七、八種蔬菜，營養素和膳食纖維都非常豐富，是大魚大肉之後，清腸胃、平衡體質，非常好的一道菜，當然平常要加點肉絲也可以。

洋蔥牛肉

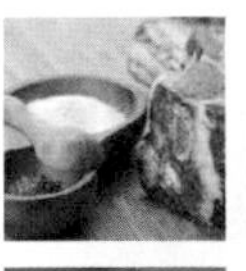
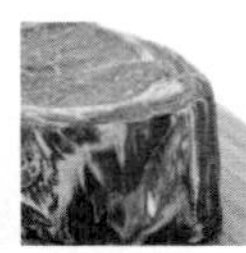
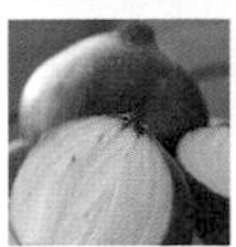
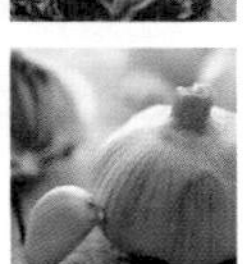

材料

1. 牛排———— 1塊（約300克）
2. 洋蔥———— 半顆
3. 黃椒———— 半顆
4. 紅椒———— 半顆
5. 青椒———— 半顆
6. 奶油———— 少許
7. 大蒜———— 適量
8. 鹽———— 少許
9. 黑胡椒粒——— 少許
10. 鋁箔紙50公分平方1張

做法

1. 洋蔥洗淨、去外皮，切絲。
2. 黃、紅、青椒洗淨，切塊。
3. 牛排洗淨、用紙抹布吸去水分，抹鹽、切小塊，備用。
4. 鋁箔紙鋪平，亮的一面朝上，放入洋蔥絲、甜椒、奶油、再放牛肉、切碎的大蒜，並撒上黑胡椒粒。
5. 把鋁箔紙密合，放進上下火180度、預熱好的烤箱裏，烤15分鐘左右，即可完成。

叮嚀

1. 牛肉是一種誘發物，患有濕疹、瘡毒、搔癢等皮膚病患者要少吃或戒食。
2. 當定時器響起，別急著立刻從烤箱取出食物，不妨等個3、5分鐘，一方面用餘溫繼續燜熟食物，同時也可讓肉汁回流到纖維裏，會更多汁可口。

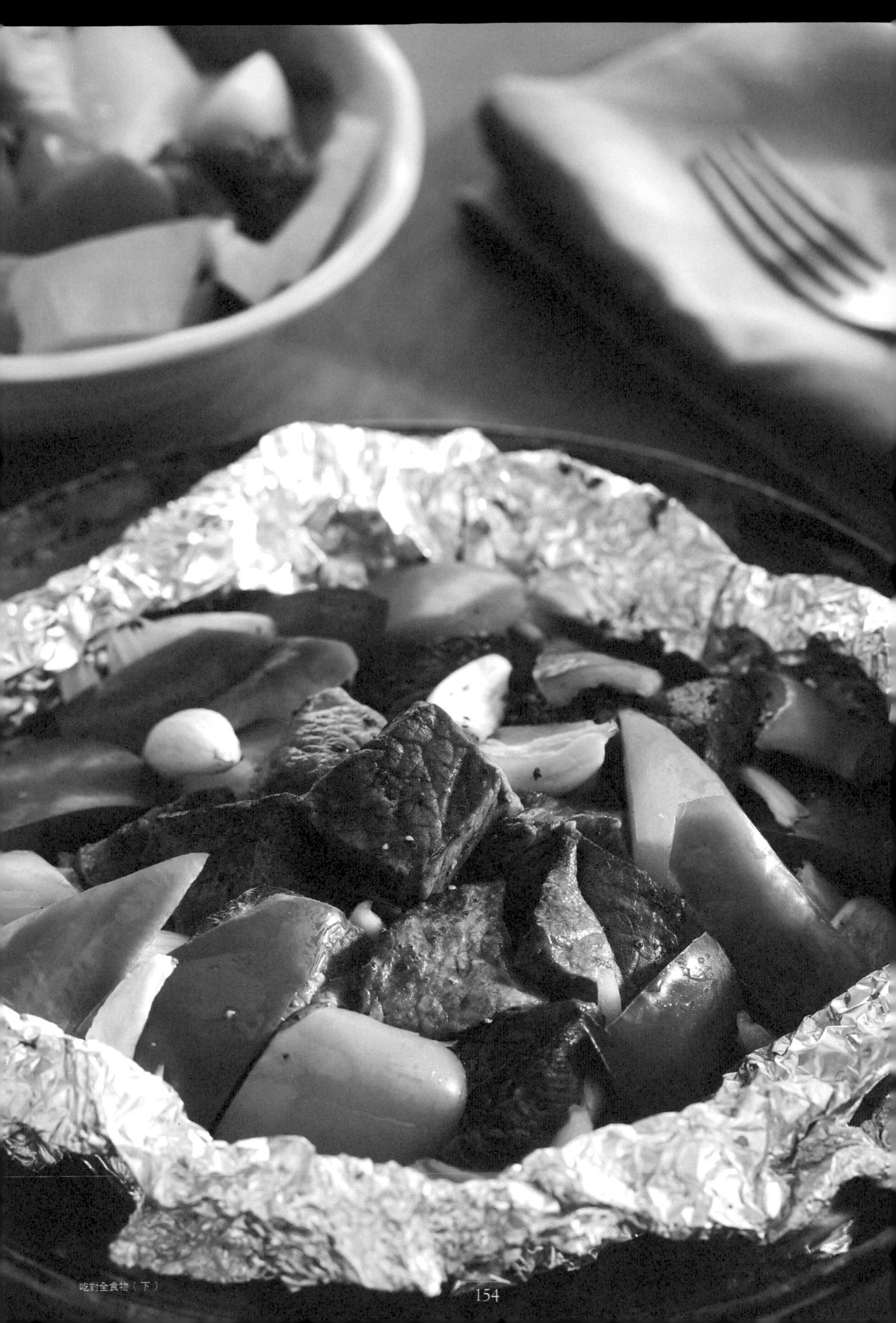

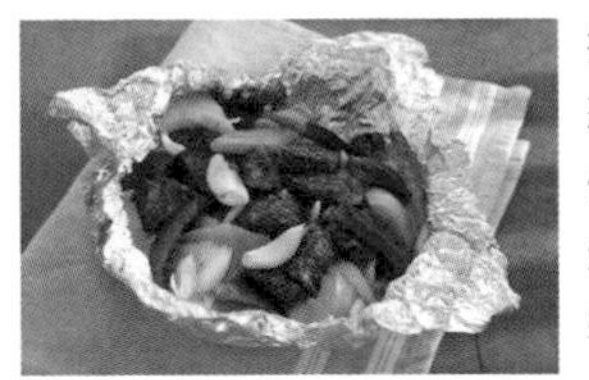

把洋蔥絲、牛油、生牛肉、大蒜等食材，放到鋁箔紙上的時候，就可以先注意顏色配置，烤好後就可以放直接在美麗的盤子，熱騰騰的上桌！

小常識

1. 牛肉含豐富的蛋白質，可促進生長；維生素A和維生素B群可以預防貧血；豐富的鐵質可預防缺鐵性貧血。因為牛肉的穀物換肉率很低，為了環保緣故，我家很少吃牛肉。
2. 不論是碳火烤的，還是烤箱烤的燒烤食物，都容易因溫度過高，造成食物碳化、變性而產生致癌物，所以烤箱溫度要設定在攝氏200度以下，以避免產生致癌物質，又達到無煙少油的效果。
3. 過去盛傳鋁箔紙亮面有毒，要用霧面接觸食物，不過最新資訊顯示，鋁箔紙霧面導熱效果較佳，所以要用亮面包食物。醬料裏不可放酸性物質，例如醋或檸檬，以免高溫加熱，會將鋁箔紙上的有毒重金屬溶解出來；不放心的話，可以用玻璃保鮮盒，上面蓋鋁箔，避免食物烤乾，又不用擔心鋁箔接觸食物。
4. 這道菜還可以加入蘆筍、櫛瓜、各色彩椒一起烤，蔬菜量更多，顏色更漂亮，營養也更豐富。更棒的是，也可以用家庭小烤箱完成，對單身貴族或忙碌的家庭主婦來說，特別方便！下班回家，只要幾分鐘處理好食材，往烤箱一放，利用這個時間炒個青菜、煮個湯，就可以開飯了，省時省力。

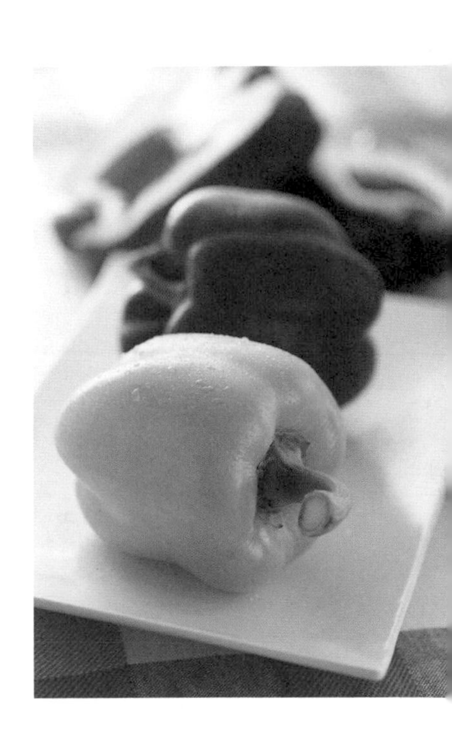

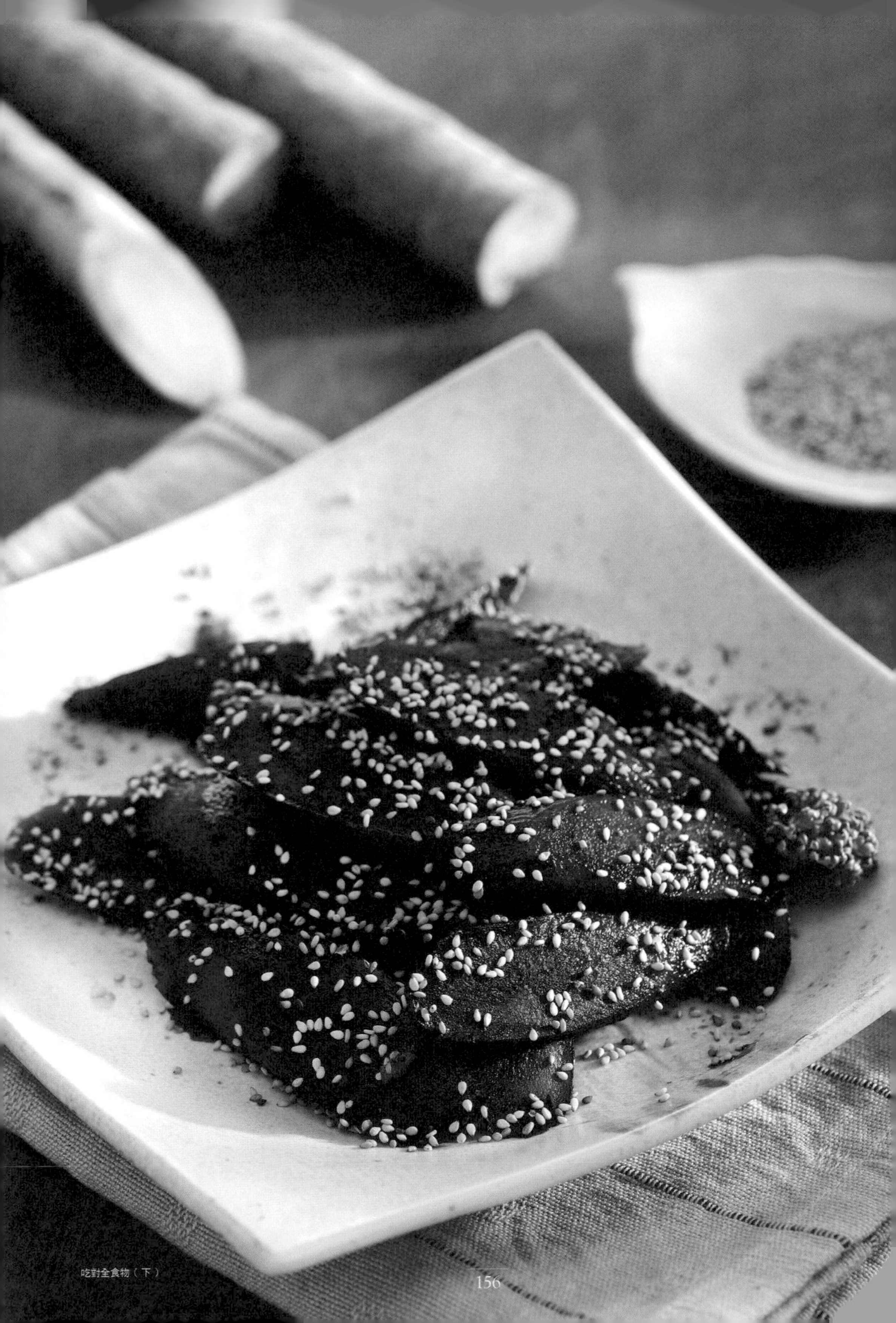

芝麻牛蒡

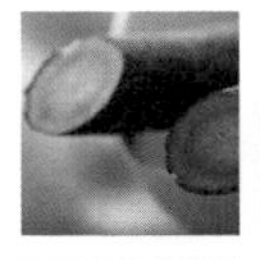
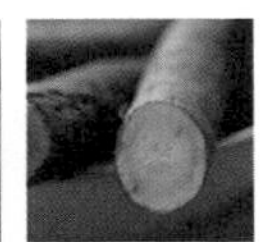
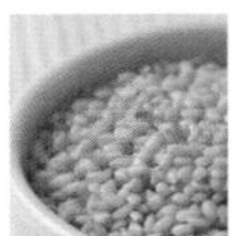
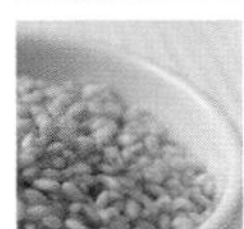

材料

1. 牛蒡————1根
2. 白芝麻————少許
3. 黑糖————適量
4. 醬油————適量

做法

1. 牛蒡連皮，用刷子或菜瓜布搓洗乾淨，切成約0.3公分厚斜片。
2. 將牛蒡放滾水中煮約兩、三分鐘（水量跟牛蒡平即可）。
3. 加入黑糖及醬油，煮到收汁。
4. 將煮好的牛蒡倒出，撒上芝麻即可。

最好讓每片牛蒡
都沾上厚厚的芝麻粒，
吃起來口感會非常好喔！

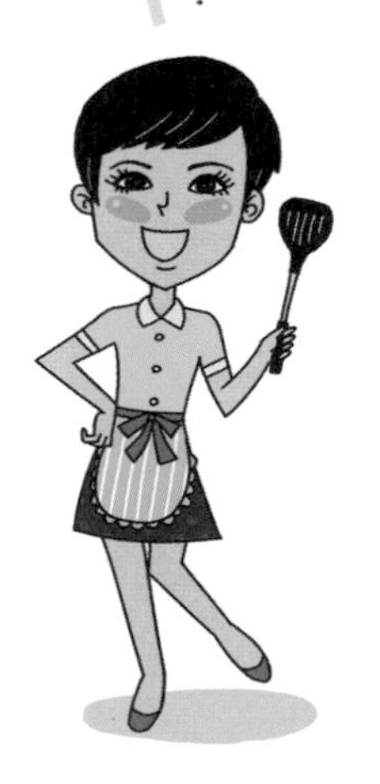

叮嚀

1. 牛蒡泡在加了少許白醋的水裏，可以避免變黑；也可以一次煮熟後分裝保鮮盒，放入冷凍，料理前再解凍，省時省事，又可延長牛蒡的保存時間。
2. 牛蒡不要選太粗（直徑約一元硬幣最佳），長度約50～60公分，表皮摸起來質地較細、根莖柔軟、具彈性的比較好。

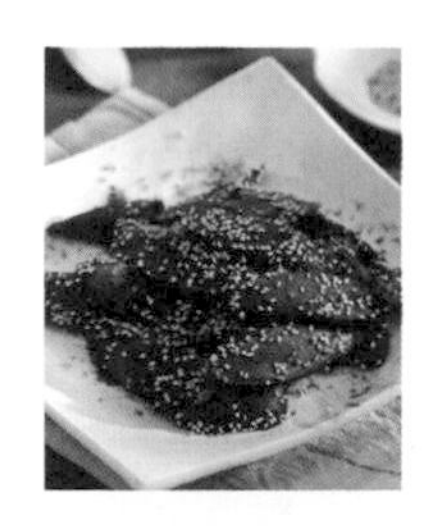

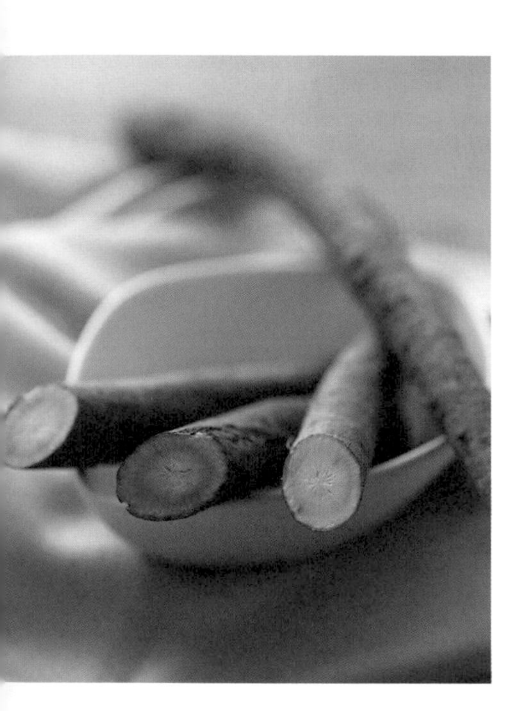

小常識

1. 牛蒡含17種胺基酸，其中7種是人體無法自行合成的必需胺基酸；含多種多酚類植化素能提升肝臟的代謝與解毒功能，促進血糖、血脂代謝，是三高病人的好食物。
2. 牛蒡粗硬外皮中的皂苷具有減重效果，能吸附並帶走膽固醇和脂肪，豐富的植化素也集中在表皮下，所以吃牛蒡盡量別削皮。牛蒡膳食纖維尤其豐富，纖維中的菊糖（菊苣纖維）也是腸道益生菌的重要養分，可幫助腸道內的益生菌壯大，抑制壞菌生長。
3. 日本人視牛蒡為植物威而剛或素食生蠔，這或許是因為牛蒡含有豐富的鋅，而鋅有助性荷爾蒙和精子合成，所以日本太太買牛蒡都要放在菜籃底下，以免鄰居看到不好意思。
4. 外面餐廳多半用油炸方式來料理牛蒡，或是先用油炸來破壞纖維，而牛蒡久煮後，營養也會流失，所以站在健康的角度，我用「水紅燒」的方式料理，可口又不破壞營養。
5. 水紅燒類似日本壽喜燒的做法，烹煮的比例大約是醬油：味霖：高湯=1：1：1，當然比例可隨個人喜好增減。許多蔬菜都可以用水紅燒的方式料理，讓口味稍重的人也會愛上蔬菜。

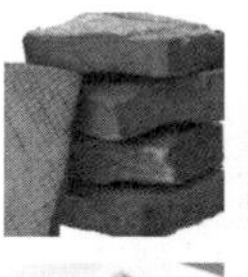
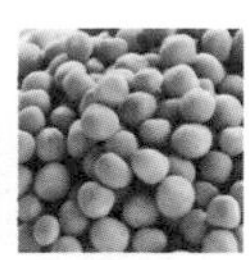
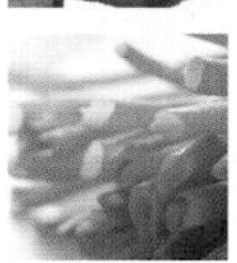
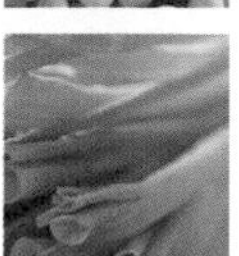

白玉綠珠

材料

1. 有機原味豆干—— 2塊
2. 冷凍毛豆—— 150g
3. 蔥段—— 適量
4. 苦茶油—— 少許
5. 高湯—— 少許.
6. 鹽—— 少許

嫩白的豆干
與翠綠毛豆，
看起來是不是
很令人食指大動？

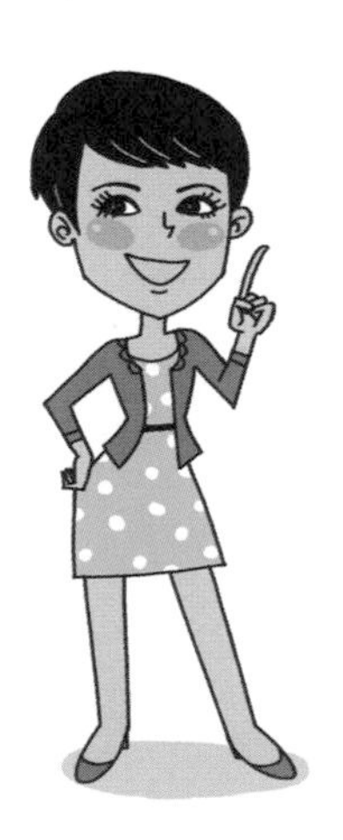

做法

1. 豆干洗淨，切四方形小丁。
2. 取適當大小的不銹鋼複合金平底炒鍋，開中火熱鍋，當呈水珠慢跑時，放少許苦茶油，加入蔥段，蓋鍋蓋爆香30秒。
3. 續入豆干丁及冷凍毛豆，均勻翻炒，接著加入少許高湯燜一下。
4. 待蒸氣冒出後，打開蓋子放少許鹽炒勻，蓋鍋蓋再燜一下，即可起鍋。

叮嚀

1. 這道菜可以改用豌豆仁，搭上豆乾丁後，一圓一方，也頗具美感與趣味。
2. 豆干含有高量普林，痛風及尿酸過高者，不宜過量食用；一般人也不要長期過量，以免干擾甲狀腺功能。

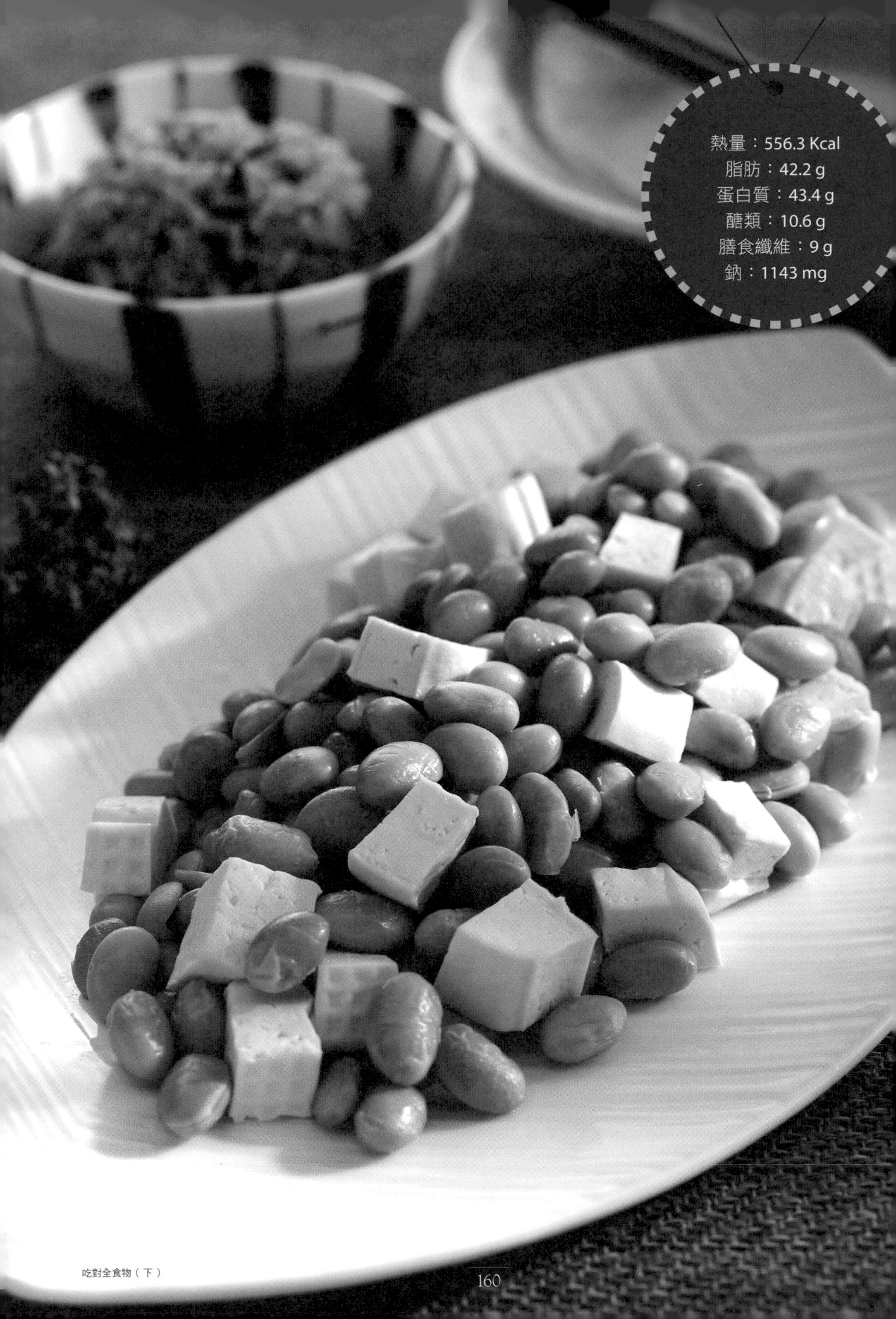
熱量：556.3 Kcal
脂肪：42.2 g
蛋白質：43.4 g
醣類：10.6 g
膳食纖維：9 g
鈉：1143 mg

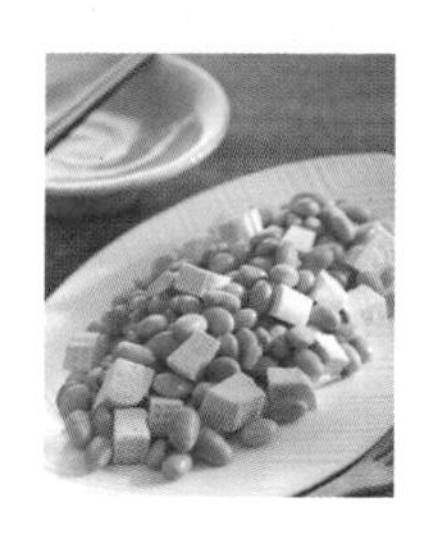

小常識

1. 毛豆就是還沒有完全成熟的大豆，不但味美，而且營養豐富。毛豆的蛋白質屬於完全蛋白質，含有8種人體必需的胺基酸，而且在胃腸消化過程中，分解所產生的胜肽類，有強力降血壓的成分；有研究顯示，多吃黃豆、黑豆、毛豆等莢豆類，會減少得多種癌症的機率。
2. 毛豆的卵磷脂含量很高，對脂肪和肝的代謝很重要，可以預防脂肪肝。毛豆磷脂質中的蛋黃素是神經組織構成的重要物質，可以改善神經機能障礙，預防老人癡呆症。毛豆的維生素B群含量尤其豐富，可促進人體的新陳代謝。在日本「居酒屋」裏，毛豆是必備食物之一，除了味美之外，也因為它可以幫助酒精代謝。
3. 豆干是大豆製品，除了膳食纖維較少之外，其他營養相當均衡，是植物性蛋白質很好的來源，但是經常被不肖業者添加許多化學藥劑，衛生單位抽查發現，豆干已成為每年必上榜的防腐劑、漂白劑不合格的豆製品之一，所以我特別重視豆干的來源，通常選購無添加的原味豆干。
4. 單吃毛豆或豆干，都有點單調甚至乏味，但白色的原味豆干丁搭配翠綠的毛豆仁，無論色澤或形狀都很速配，色香味立刻升級。我第一次試做時，兒子幾乎整盤吃得精光，我就知道成功了。

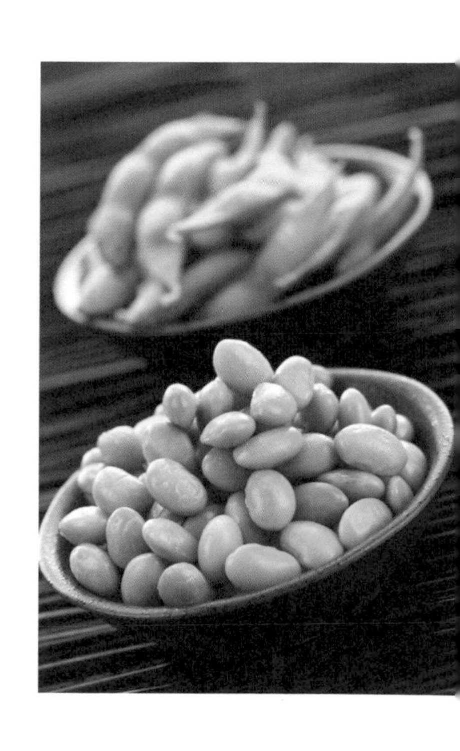

我家宴客菜

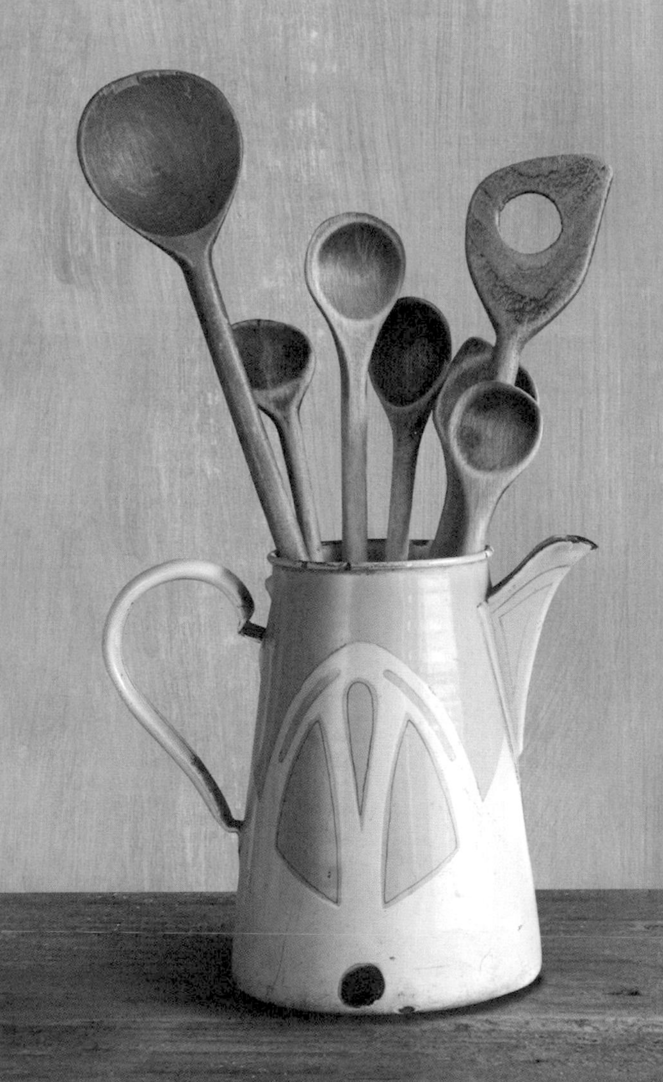

現代人外食方便，大宴小酌，各式菜色應有盡有，很少人會在家宴客。但是如果有親友到訪，我還是喜歡在家做菜，一方面顯示待客的誠意，一方面氣氛更輕鬆融洽，不但賓主盡歡，更增進彼此情誼，頗有通家之好的古風。

有些人會擔心，跟餐廳的專業廚師比起來，自己的菜上不了抬面，或者變不出更多花樣。其實，只要精練幾道特殊的拿手菜或創意料理，你就會是受歡迎的料理達人。或者，你可以創造自己的特色。像我是以食材取勝，到我家用餐，材料一定精心挑選，五穀、蔬菜盡量選擇有機，魚類、肉類、豆類製品，甚至調味料，也都特別注意來源和製程。只要材料選好了，簡單的烹調也可以很有滋味；同時這樣也是一般餐廳難以做到的，可以成為特色。還有，就是事先做好規劃組合，自己做幾道拿手菜，再外購幾道高難度的料理，組合起來構成營養均衡又有特色的餐會，也可以讓賓主盡歡，自己又不至於忙到蓬頭垢面。

總之，餐會的重點是情感交流，而不只是吃，千萬別本末倒置，給自己太大的心理壓力。我最喜歡的是每人帶一道菜，大家共享，不僅可以吃到別人的拿手菜，還可以趁機學習，提升自己的手藝、豐富自己的料理。像過年的時候，大家庭團聚吃年夜飯；或是節慶、生日家庭聚餐時，每個家庭事先商量好準備幾道菜，如果自己有拿手菜，親戚每年必點，一上餐桌，立刻被搶食一空，也非常有成就感。而且，這種歡樂的氣氛和親情，實在是甜蜜的記憶和生命中的養分。

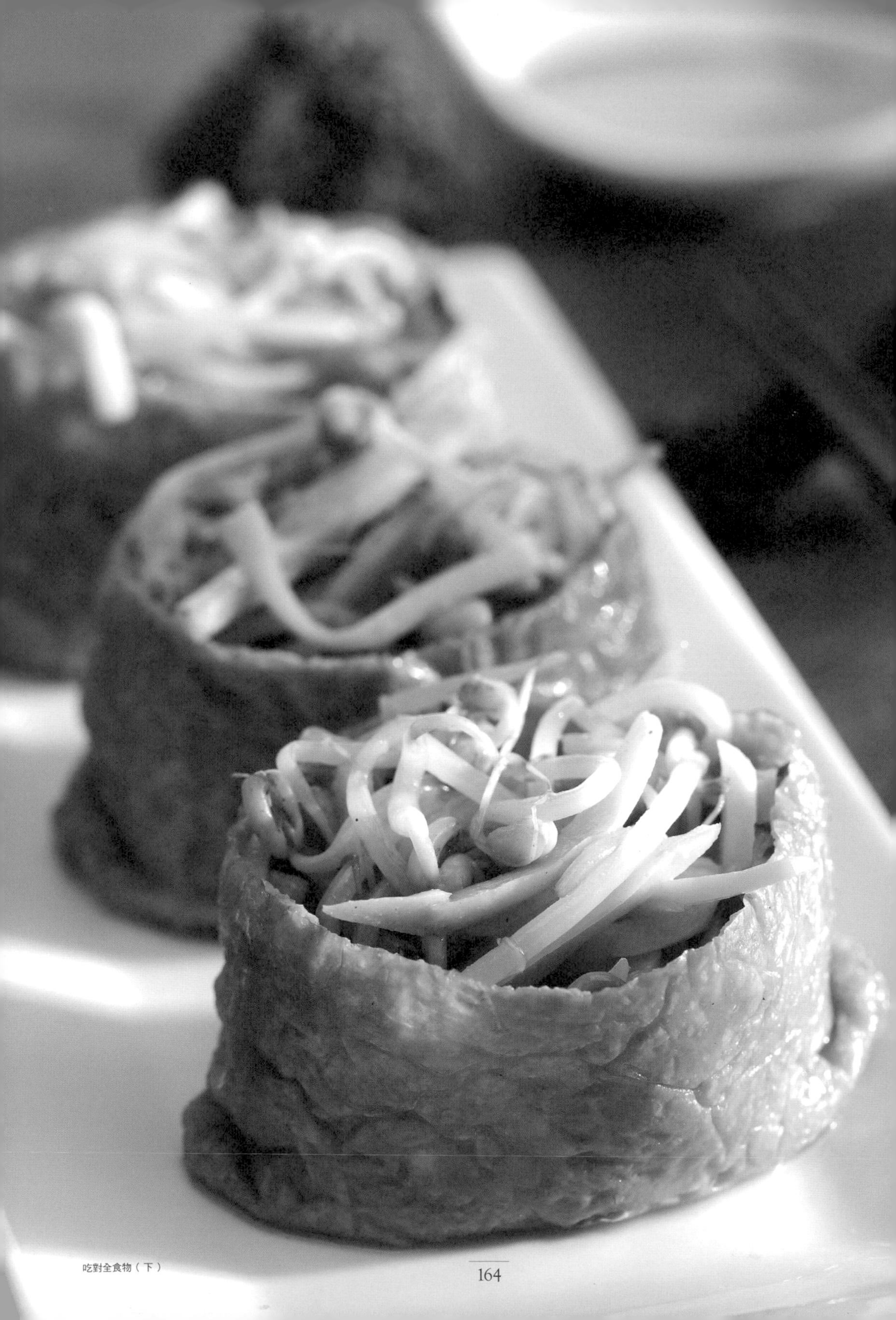

金包銀捲

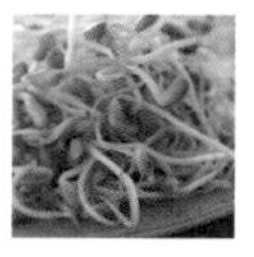
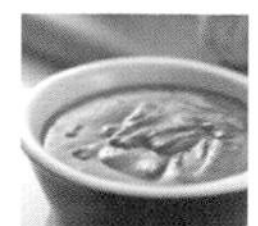
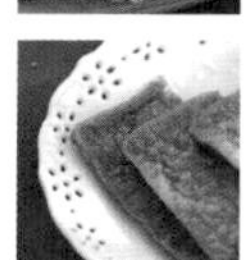
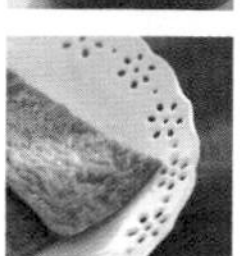

材料

1. 雞胸肉（或杏鮑菇）——200g
2. 銀芽（綠豆芽）——300g
3. 薑絲——少許
4. 芝麻醬——3大匙
5. 方形壽司豆腐皮——16個

做法

1. 雞胸肉燙熟、抹鹽，撕成絲備用（素食者可用杏鮑菇切絲代替）。
2. 少許橄欖油炒香薑絲後，放入銀芽拌炒，最後加入雞絲或杏鮑菇絲。
3. 將適量的銀芽和雞絲塞入豆腐皮內。
4. 將芝麻醬加一點水、醬油和醋調勻，上桌前淋在銀芽雞絲上，即可完成。

叮嚀

1. 我都買有機綠豆芽，洗淨即可，不去頭也不去尾，這樣才可以吃到全食物的全營養；壽司豆腐皮一定要用四方形的（在大型超市可以買到），我試過三角形的，賣相及質感差很多。
2. 豆芽、豆皮含普林多，痛風發作期的病人不宜；另外，肝腎衰竭需限蛋白質者也不適宜。

小常識

1. 綠豆在發芽過程中，礦物質、維生素會增多。100公克綠豆芽，維生素C含量就有183.6毫克，還含有不少膳食纖維，常吃可以減肥、利尿、消腫、減少便秘，還能降血脂和軟化血管。
2. 這是由芝麻醬（詳見上冊第163頁）延伸的創意料理，包括了動物性蛋白、植物性蛋白、維生素B1還有必須脂肪酸，可說是價廉物美而營養均衡。不但色、香、味俱全，營養高、熱量低，而且做法簡單，寓意吉祥，冷熱皆宜，每次宴客都很討好，家人也很喜歡，百吃不厭。

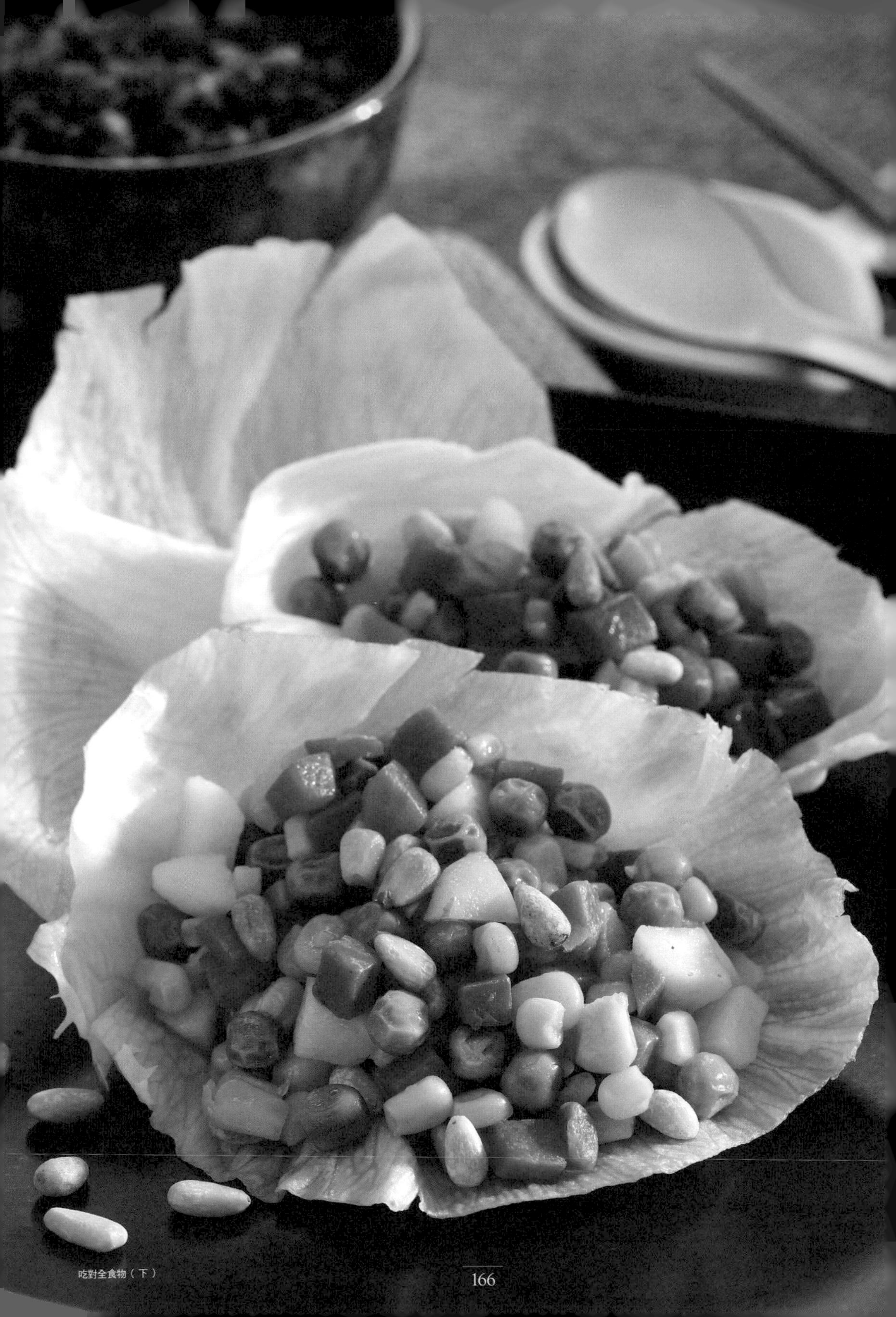

素蝦鬆

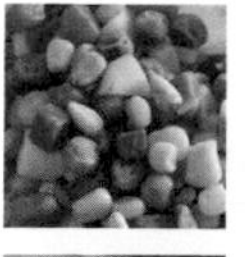
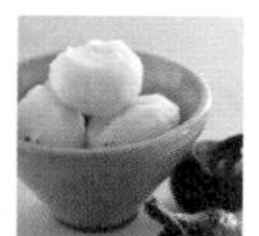
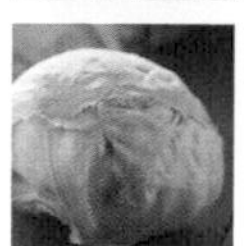
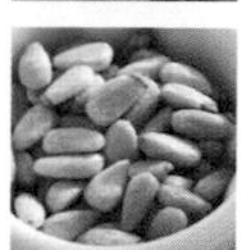

材料

1. 混合冷凍蔬菜
（紅蘿蔔、豌豆仁、玉米）
———— 300g
2. 荸薺———— 4個
3. 結球萵苣葉—— 300g
4. 松子———— 30g

做法

1. 荸薺去皮洗淨，切小丁；松子低溫烤香，備用；結球萵苣葉選葉形漂亮的洗淨，用溫開水沖一下，瀝乾備用。
2. 熱鍋加一點油，放入蔥段炒香，加入冷凍蔬菜，略翻炒後，利用蔬菜上的水形成蒸氣，把菜燜熟，當冒出蒸氣時，加入荸薺與一點鹽，炒勻後起鍋。
3. 食用時，用萵苣葉包炒好的內餡，撒上松子一起食用。

小常識

1. 我常喜歡用冷凍三色蔬菜做菜，一來簡單方便，二來營養豐富，但日常生活中，不能光用它們來取代蔬菜，因為玉米和豌豆都算澱粉類，只有紅蘿蔔是蔬菜。
2. 松子含豐富的不飽和脂肪酸，能降低膽固醇、防止動脈硬化，還能增強腦細胞代謝、促進和維護腦細胞功能。不過松子油量多，一次不要吃太多。
3. 這道菜是仿蝦鬆設計的，因為蝦鬆很油，還加上炸過的碎油條，口感雖佳，卻不利健康。所以我用冷凍蔬菜取代蝦子，用荸薺和烤過的松子，創造香脆的口感，果然很討喜。當然也可以加點鮮蝦進去，讓菜色更豐富、口感層次也更多。

叮嚀

冷凍蔬菜製作過程中都已經過清洗、冷凍殺菌程序，所以無需清洗；此外，最好不要解凍就直接烹飪，可以保留更多維生素C。

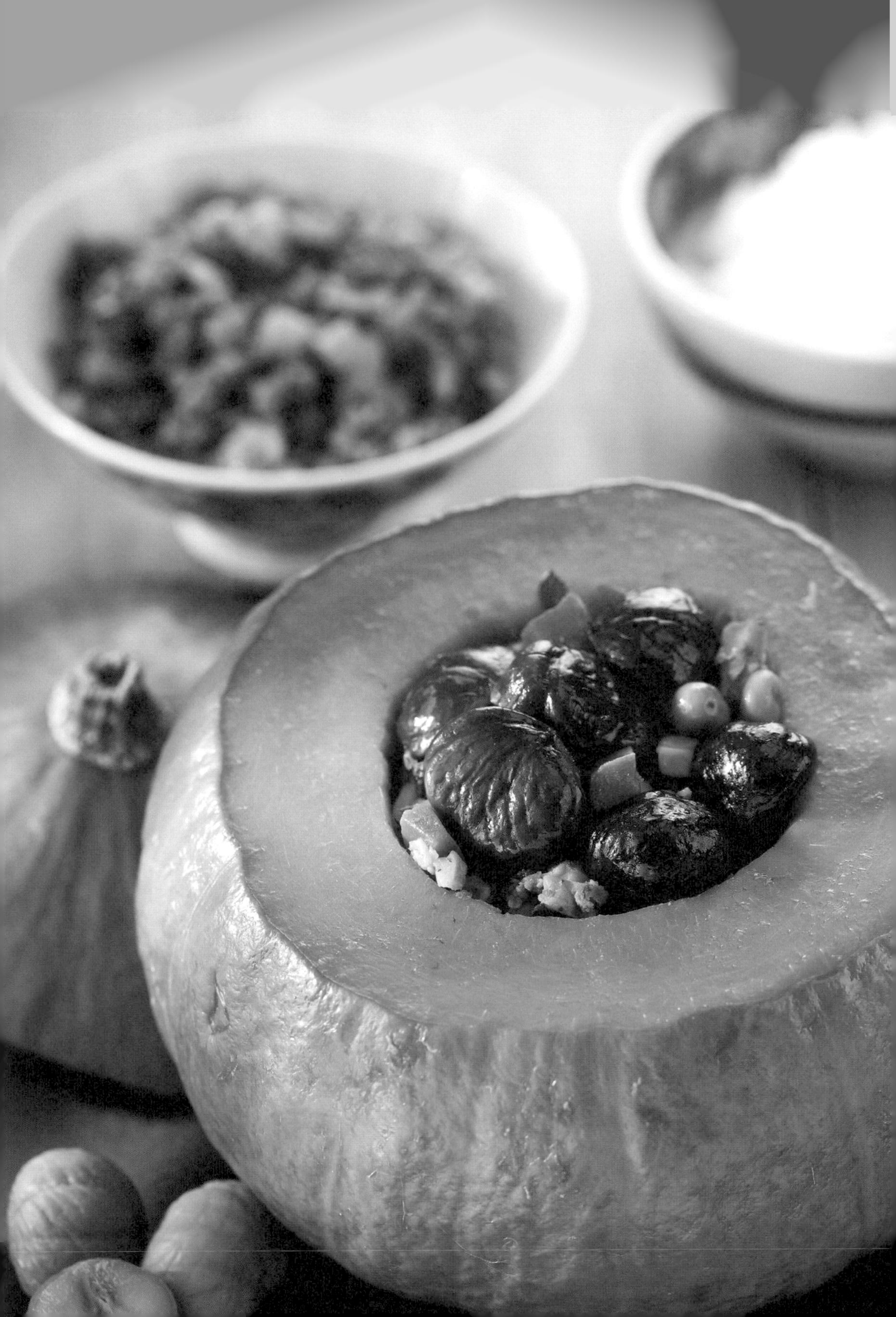

蒸南瓜

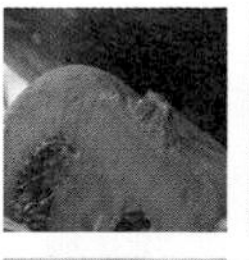
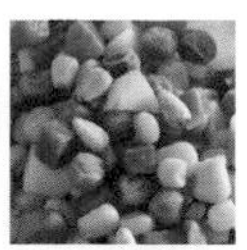
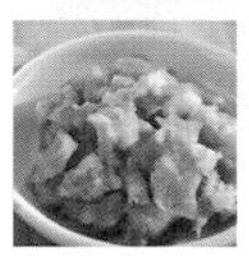
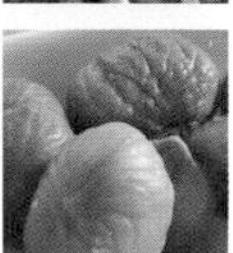

材料

1. 中型南瓜一個約1斤（選深橘色、扁圓形的）
2. 紅蘿蔔、豌豆仁、玉米混合冷凍蔬菜——200g
3. 絞肉——100g
4. 香菇——4朵
5. 栗子——5顆

做法

1. 香菇洗淨、泡水，切丁；栗子泡水，備用；絞肉用醬油和糖略醃一下。
2. 南瓜連皮刷洗乾淨，切開蒂頭，用湯匙挖出囊和籽，做成裝盛容器。
3. 熱鍋加一點油，先炒香香菇丁，再加入絞肉、栗子、三色蔬菜略炒，加一點鹽後起鍋。
4. 將炒料塞入南瓜內部，蓋上蒂頭，放入電鍋，外鍋放1~1.5杯水，蒸熟即可。

小常識

1. 南瓜連皮帶餡一起蒸熟滋味更好（挖出的囊和籽不要丟掉，可以蒸熟打精力湯）；餡料的顏色豐富、種類齊全，上桌前燙一些綠色蔬菜裝飾在周圍，更襯出橘色南瓜的美，加個湯，就可以搞定一餐。
2. 用來冷凍的蔬菜多在成熟顛峰期，也是營養最高的時候被摘採，雖然經過殺青處理後會損失部分維生素，但不用擔心營養流失的問題。不過，當消費者買回家放冰箱時，營養已慢慢流失，所以不要放太久。
3. 這道菜的南瓜鬆軟，加上鹹香內餡，非常香甜可口，也是我們家非常受歡迎的一道菜，拿來宴客也很討喜，即使不吃飯，也不用擔心沒吃到主食。

叮嚀

餡料也可加入臘腸、糯米，或做成咖哩口味，變化很多，但我喜歡清爽的口味，簡單易做又好吃。

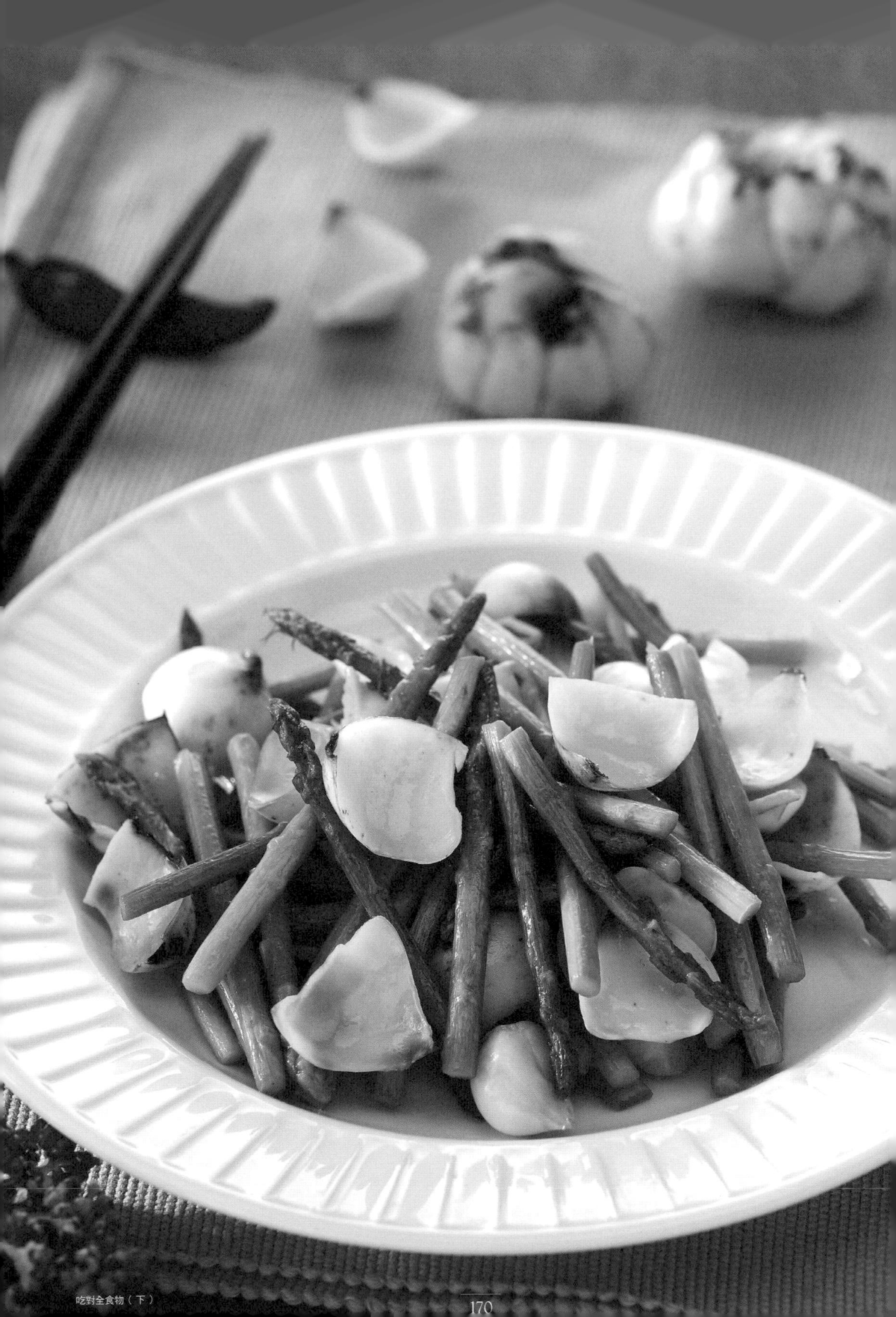

蘆筍百合

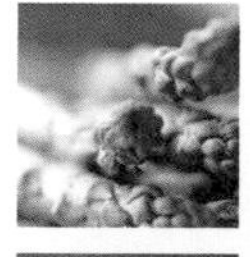
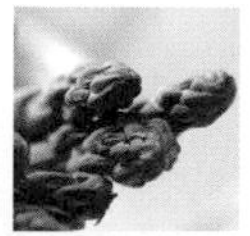
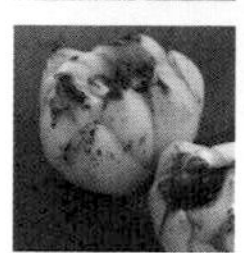
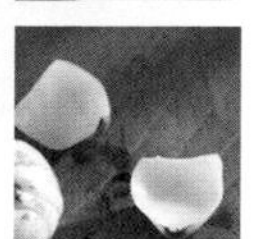

材料

1. 蘆筍——————1把
2. 新鮮百合———1顆
3. 沙拉油或橄欖油
——————————2匙
4. 鹽——————少許

叮嚀

1. 葉酸遇高溫容易消失，所以蘆筍不要炒太久。也可以加一點高湯先汆燙蘆筍、百合，加鹽調味，起鍋前再撒上一點枸杞，顏色更漂亮。
2. 也可以加入蝦仁：先炒蝦仁，待顏色轉紅之後，依序加入蘆筍、百合、鹽，即可起鍋。

做法

1. 將蘆筍洗淨，去除老硬部分（汆燙後可打精力湯或濃湯），切約5公分的長段。
2. 百合一片片剝下，切去污點部分，洗淨後用水稍微浸泡，瀝乾備用。
3. 熱鍋加一點油，放入蘆筍略炒後，再加入百合；當百合顏色變透明，即可加鹽調味，炒勻後起鍋。

小常識

1. 蘆筍在美國癌症學會推廣的30種抗癌蔬果中排名第16，能提高免疫力，抑制異常細胞生長；含有豐富的葉酸，也有潤肺止咳、清熱的效果。
2. 百合潤肺止咳，季節變換之際容易感冒，不妨以百合入菜，也可以用冰糖熬甜湯，對肺部有舒緩作用；百合清心安神，有助睡眠，與小米同煮粥，助眠效果相當好。
3. 這道菜清爽可口，料理簡單方便，而且百合、蘆筍都屬高檔蔬菜，宴客不失禮。

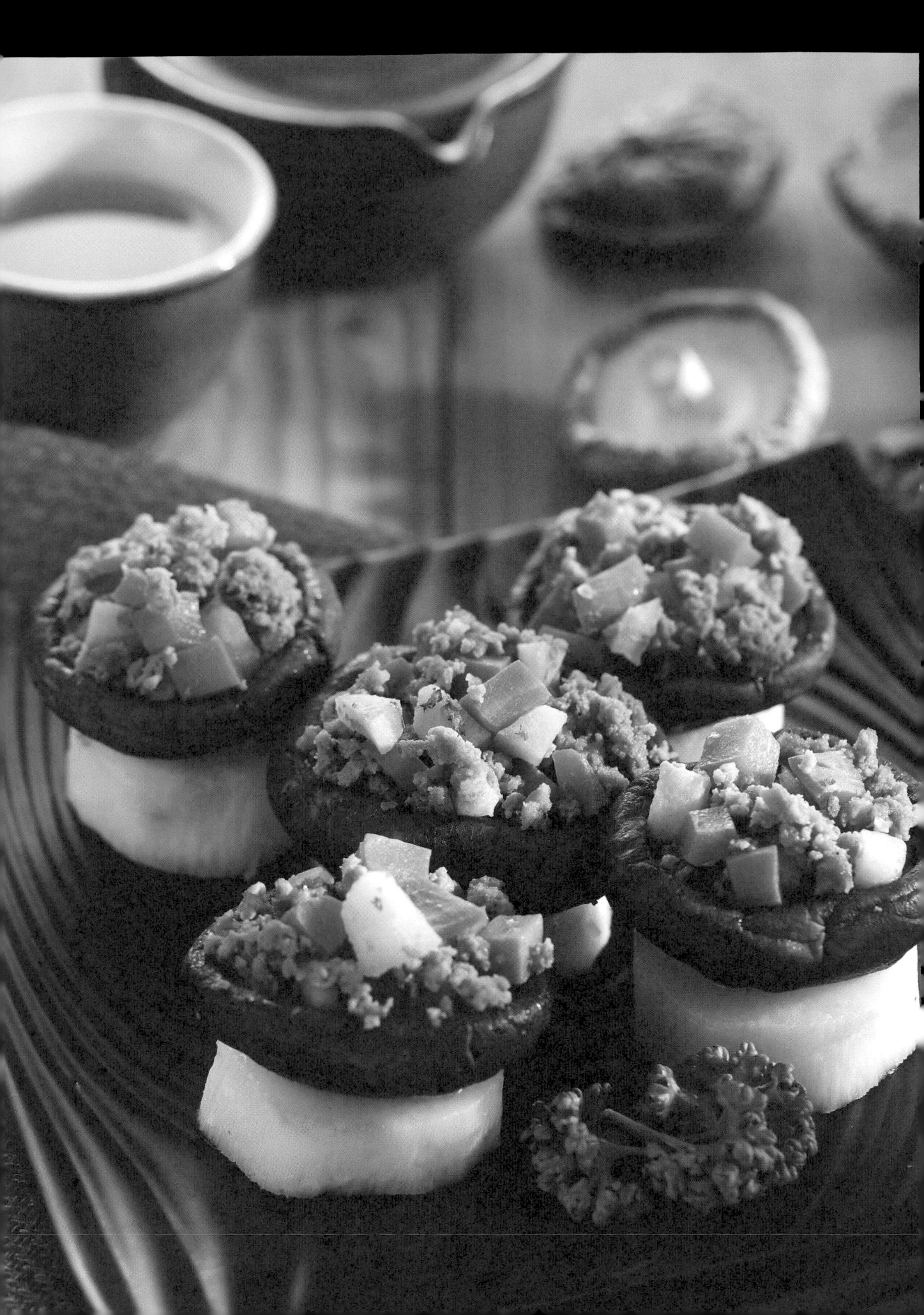

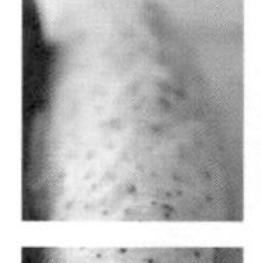
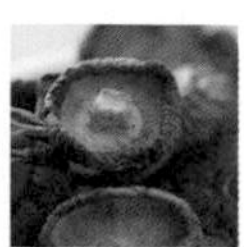
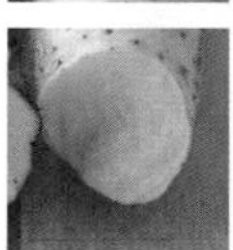
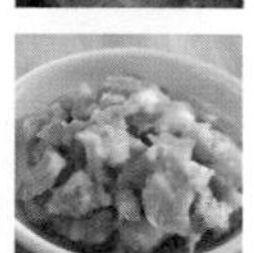
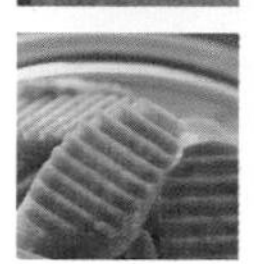
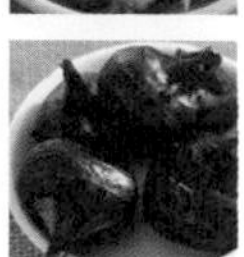

黑白雙雄

材料

1. 日本山藥——半條
2. 香菇——6朵（鮮或乾均可）
3. 絞肉——2兩
4. 紅蘿蔔——1/3條
5. 荸薺——2顆
6. 鹽、醬油、麻油、糖——少許

做法

1. 山藥削去外皮，切1公分厚的圓片；紅蘿蔔連皮洗淨、荸薺削去外皮，切丁。
2. 香菇洗淨，泡熱水，去蒂（可放湯鍋內煮湯，不要浪費）。
3. 絞肉加一點水、醬油、麻油、糖攪拌，再加進紅蘿蔔、荸薺、蔥花拌勻。
4. 將拌勻的絞肉鑲進香菇，可加一點藕粉或地瓜粉，以增黏性。
5. 將鑲好的香菇放在山藥上，一個個擺盤中，放入電鍋，外鍋放半杯水，蒸熟即可。

叮嚀

1. 可利用電鍋煮飯時，同時放入，飯好了，這道菜也熟了，省時省力。請客上菜時，可一人一份，並加上綠色香菜、植物裝飾，就更漂亮了。
2. 菇類鉀含量高，需限鉀的腎臟病患，最好避免食用；普林含量也偏高，急性痛風期不能碰，尿酸高的人也只能少量食用。

小常識

1. 山藥含9種以上水解胺基酸，為素食者攝取植物性蛋白質的最好選擇。尤其含豐富的天然植物性荷爾蒙及皂苷成分，常用來調理病後虛弱體質及產後調養，同時也是強健體魄最佳聖品。
2. 香菇具有人體必需的20多種胺基酸；經過陽光曝曬的乾香菇，還可增加維生素D含量，幫助鈣質吸收。

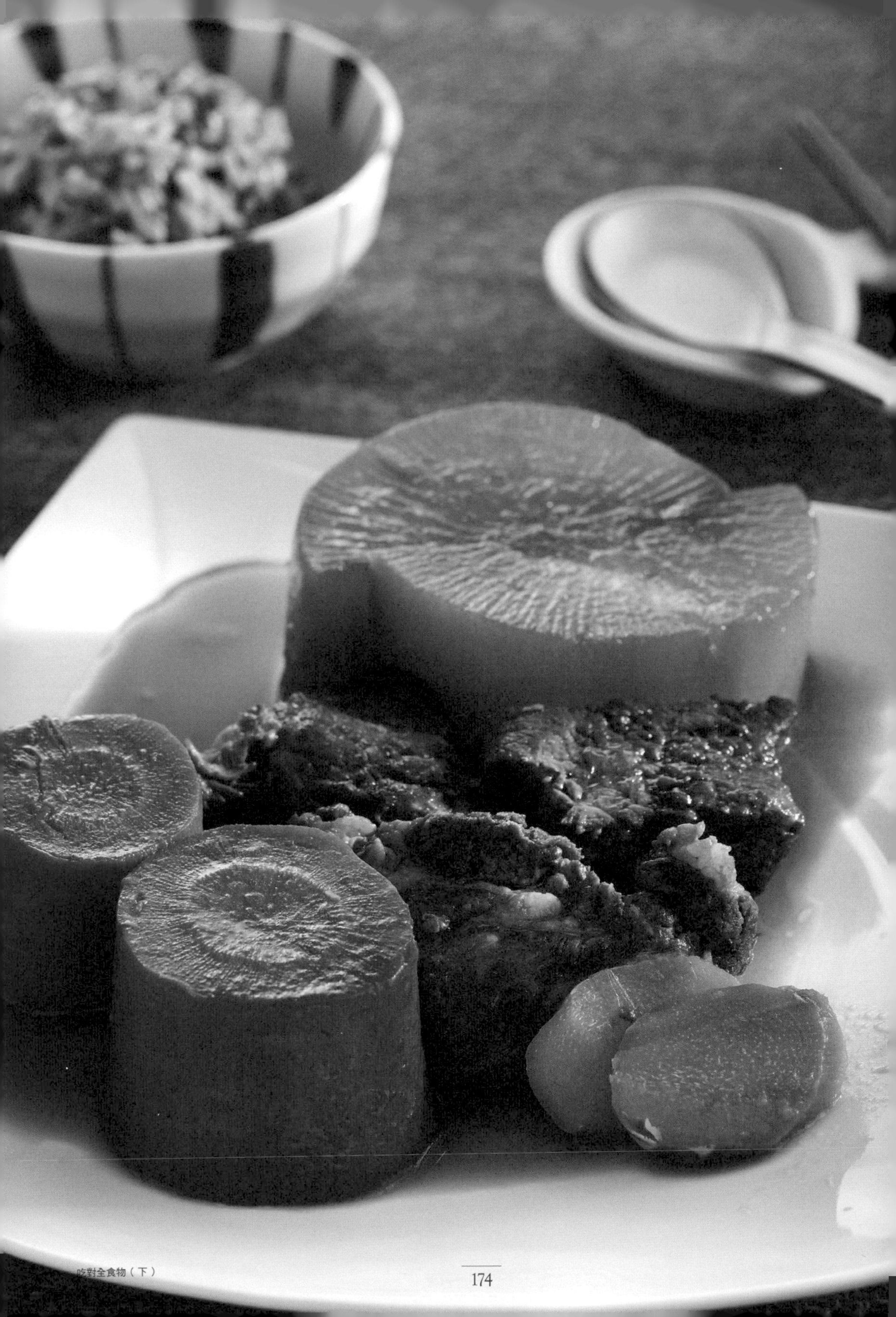

蘿蔔燒肉

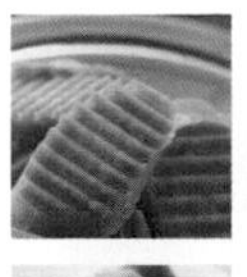
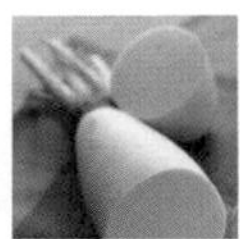
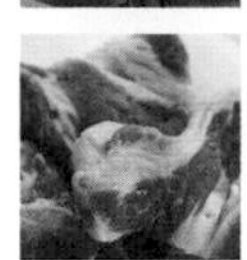
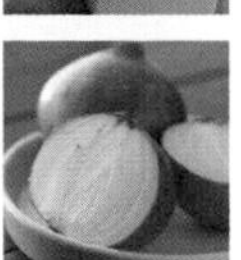

材料

1. 紅蘿蔔——1條（約350g）
2. 白蘿蔔——1條（約700g）
3. 梅花肉——半斤（約300g）
4. 洋蔥——1顆
5. 蒜頭、蔥段、薑片——少許
6. 醬油——半杯
7. 純米霖——半杯

叮嚀

洋蔥與紅、白蘿蔔都會出水，所以如果你家的鍋傳熱性高，這道菜可以完全不加水，表現食物的原味；否則在放蘿蔔時，可加1米杯的水同煮，也一樣美味。

做法

1. 紅、白蘿蔔連皮洗淨，切4～5公分段；洋蔥洗淨，切塊；梅花肉切六大塊，洗淨，擦乾。
2. 用有深度的鍋，先熱鍋，到水珠成非常細碎狀（有水珠快跑的感覺）時，放入梅花肉平鋪鍋底，爆出油汁；肉呈金黃色時，翻面，加入蔥、薑、蒜一起爆香，並倒入純米霖、醬油，稍煮一會兒讓肉上色。
3. 先放入洋蔥，接著將切成大塊的白蘿蔔蓋在肉上，再將紅蘿蔔疊放白蘿蔔上，完全封住肉塊，以中火煮開後轉小火煮25分鐘，即可起鍋。

小常識

1. 白蘿蔔含豐富的維他命C、抗氧化物質、粗纖維，跟紅蘿蔔一樣，是預防癌症的好食物。
2. 這道菜最好吃的是吸飽了肉汁的白蘿蔔和香甜的紅蘿蔔，所以可以選購大一點的入菜。當洋蔥完全煮化，跟肉汁混在一起，配上又香又有彈性的梅花肉，真是色香味俱全！

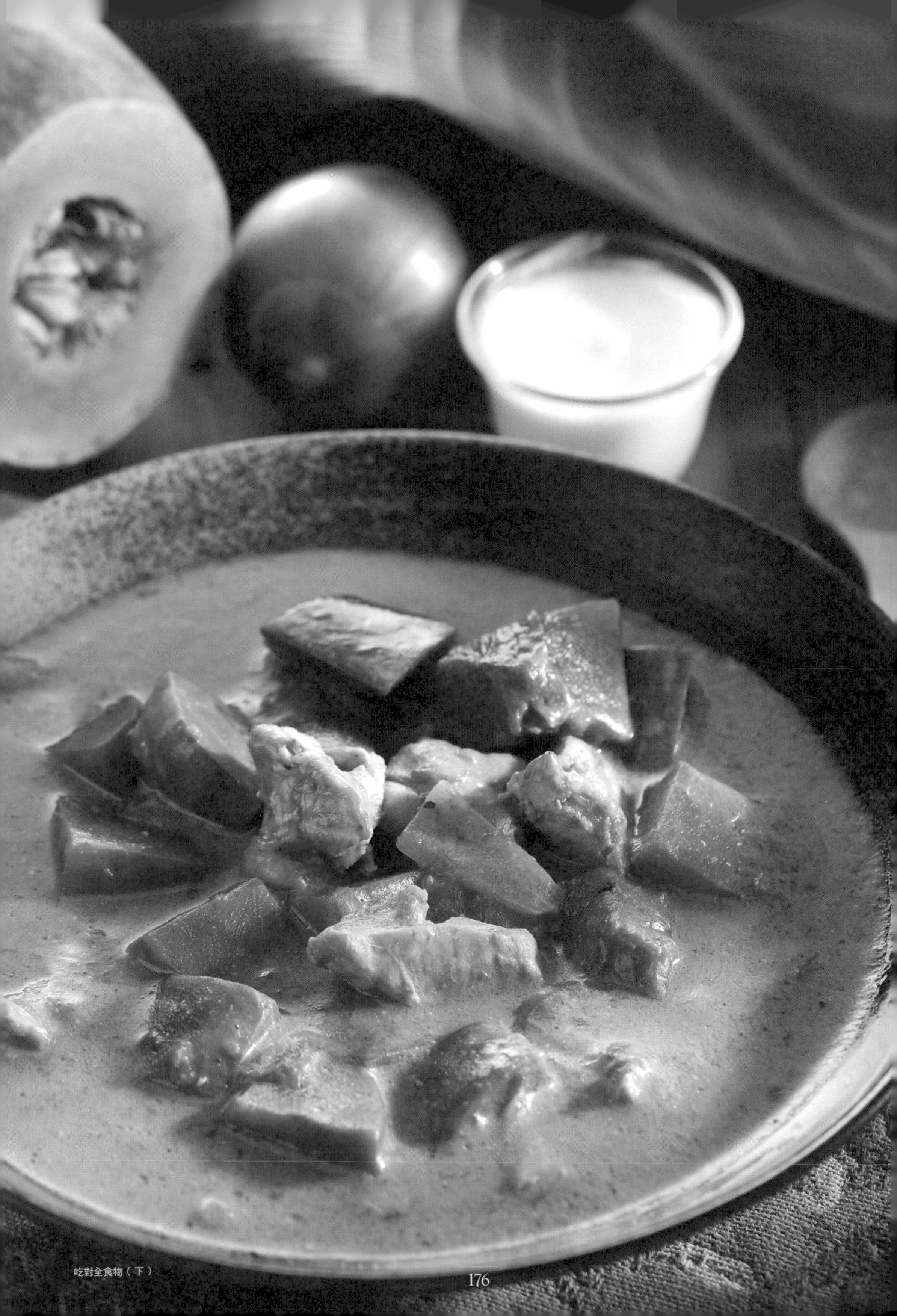

椰漿咖哩雞

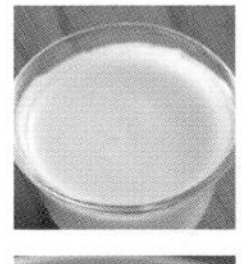
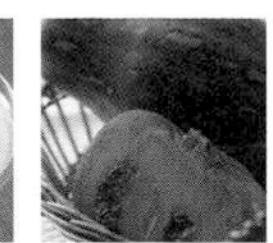
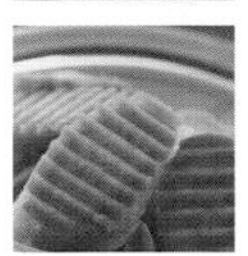
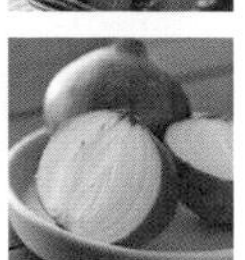

材料

1. 雞胸或雞腿肉— 250g
2. 南瓜———— 2～3塊（約300g）
3. 紅蘿蔔或地瓜— 1條（約250g）
4. 洋蔥———— 1個（約250g）
5. 印度咖哩——— 1塊
6. 椰漿———— 200c.c.
7. 高湯———— 2杯

做法

1. 南瓜、紅蘿蔔洗淨，切塊；洋蔥洗淨、去外皮，切塊；雞胸肉洗淨，切塊。
2. 熱鍋到水珠成非常細碎（水珠快跑）狀，放油炒香洋蔥，放雞肉、南瓜、紅蘿蔔略炒，加入高湯，煮開後轉小火，煮到蔬菜都軟了，再加入咖哩塊、椰漿，等再次滾開，即可起鍋。

小常識

1. 咖哩中的薑黃素，被證實能破壞造成阿茲海默症的腦斑塊，具有預防失智的效果；同時也能夠抗發炎、防癌抗老。吃咖哩比單獨吃薑黃好，因為咖哩中有黑胡椒及辛香料，能強化抗發炎的效果，增加食慾。
2. 雞肉脂肪含量比紅肉少，而雞胸肉的維生素B群含量較高，能恢復疲勞、保護皮膚；雞腿肉則富含鐵質，可改善缺鐵性貧血，還含有較多的鋅、維他命B1、B6與B12。這裏選雞胸肉是因為比較好去皮，若選擇雞腿肉要用熱水先汆燙去血水；最好選自然放養，飼料中無添加抗生素、荷爾蒙，養足三、四個月以上的雞肉。

叮嚀

薑黃會抑制血小板凝集，因此有血液凝固疾病或使用抗凝血劑的人，最好不要食用；薑黃素也會刺激膽囊及子宮收縮，有膽結石及懷孕的婦女，不要吃太多。

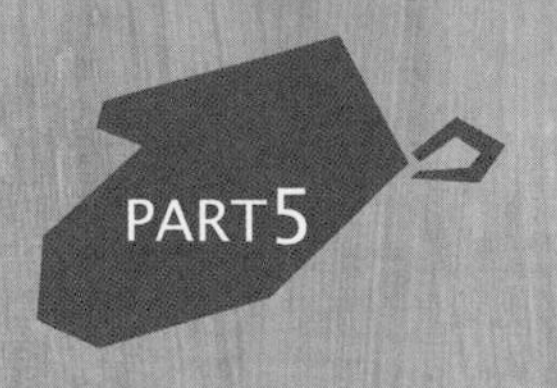

創意料理

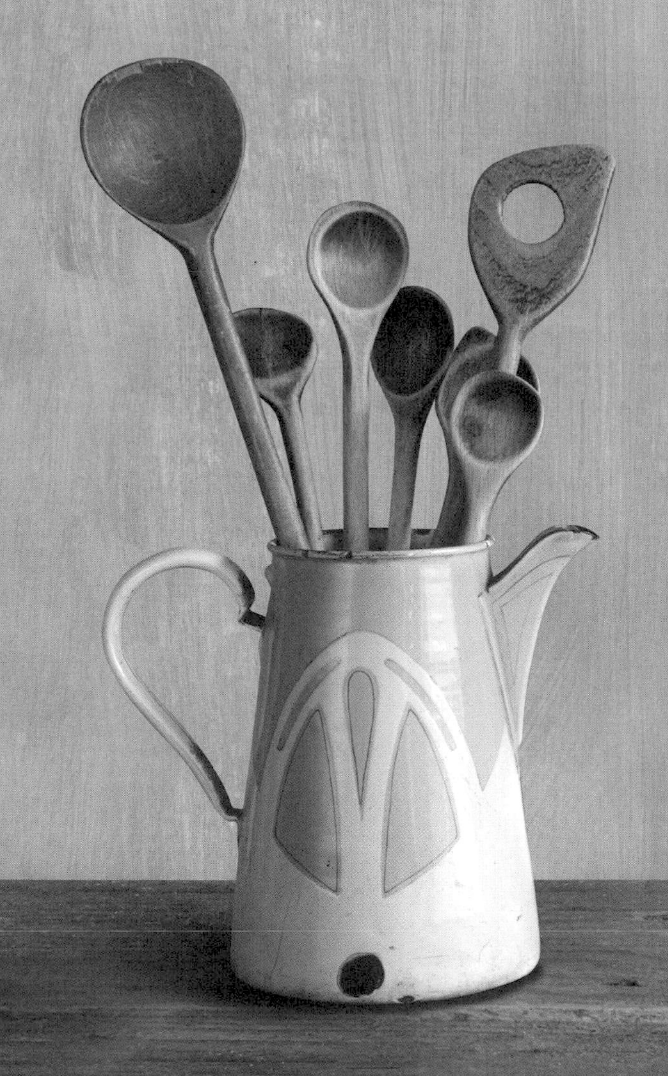

這麼多年來，為了實現我先生新婚時說的：「在家吃飯最幸福」；以及我後來領悟到的：「在家吃飯最健康」，還要兼顧忙碌的工作及個人學習成長，我絞盡腦汁，使出十八般武藝，一心一意就想：把在家吃飯變簡單！

這裏收錄的幾道料理就是我為了哄孩子乖乖吃飯，或者想只做一道菜就餵飽全家人，甚至亂做實驗，結果還不錯吃的東西。

其實，廚房也是創意的發源地，做菜是很個人的事，沒有人規定你一定要怎麼做。希望我的突發奇想，也能點燃你的靈感，引發你的興趣，去試試看！

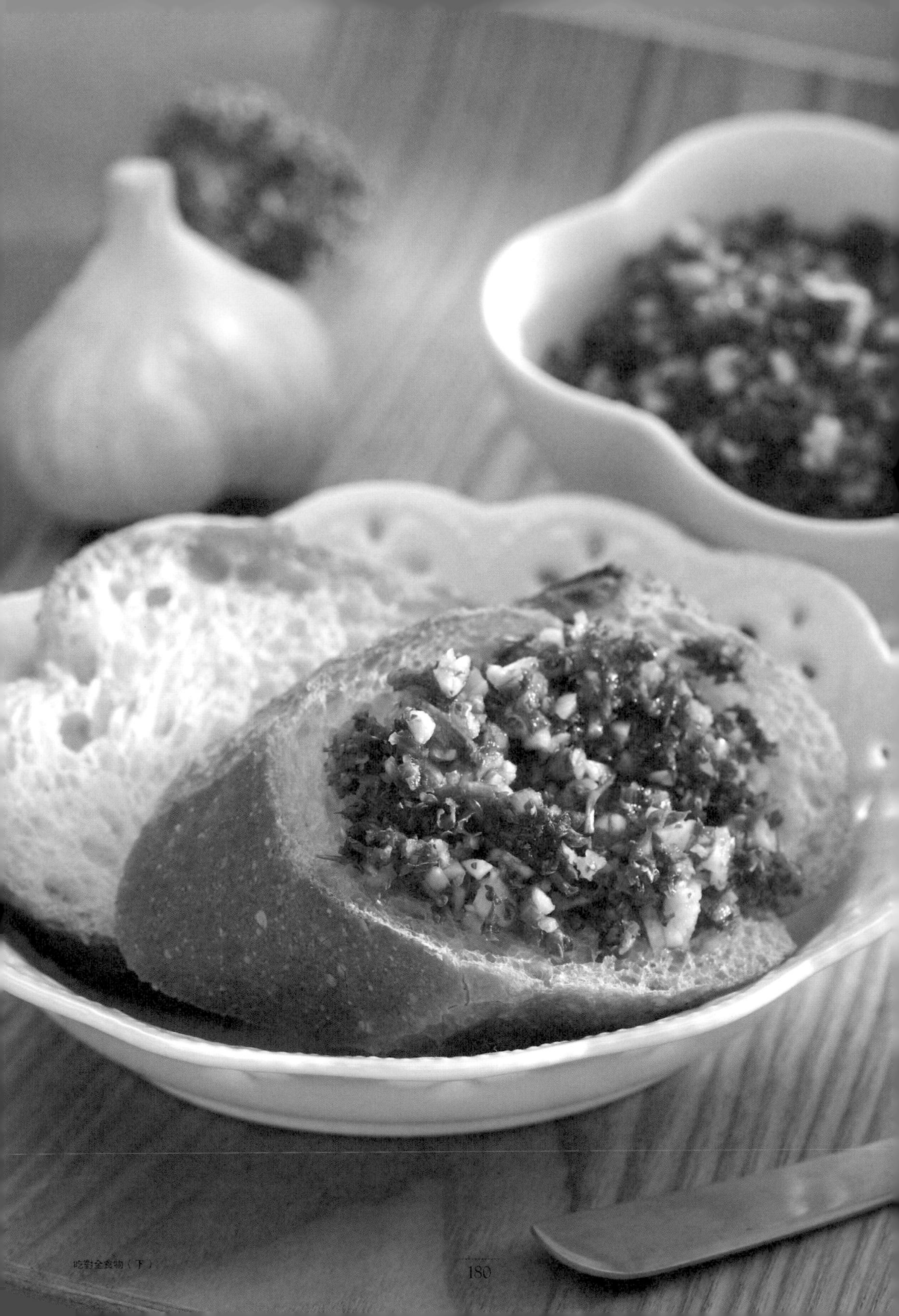

巴西利大蒜抹醬

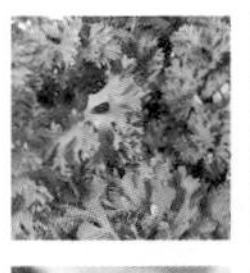
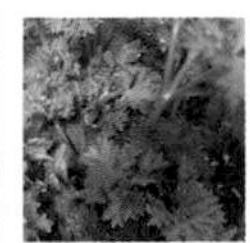
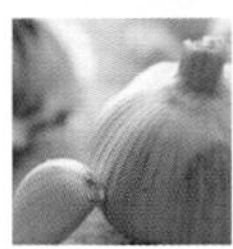
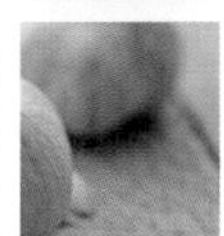

材料

1. 巴西利———— 3支
2. 蒜瓣———— 5顆
3. 橄欖油———— 適量
4. 鹽———— 少許

叮嚀

1. 我早聽說巴西利的抗癌效果，卻苦於不知怎麼吃它。有天意外聽朋友提起這個醬料作法，而且塗在法國魔杖麵包上超級好吃，一嚐之下，驚為天人，後來發現它當海鮮醃料，也能讓海鮮滋味更突出。
2. 巴西利與大蒜要剁碎，香味才會出來。為了方便保存，我把它們剁碎後放入保鮮盒（也可以用調理機切碎），再倒入橄欖油，放在冰箱裏可以保存幾個星期。喜歡哪個味道重一點，就多放點，相當隨興。

做法

1. 巴西利洗淨、晾乾，切碎末；蒜瓣切碎末，越細越好。
2. 將切碎的巴西利和蒜瓣放保鮮盒中，加橄欖油浸泡，蓋過材料即可。

小常識

1. 巴西利又稱荷蘭芹、歐芹或洋香菜，有很強的抗氧化功能，被列為超級抗癌食物，能保護人體免受自由基的傷害；還有豐富的維生素、礦物質和膳食纖維。巴西利有兩個品種，捲葉多用做擺盤裝飾；平葉味道濃郁，入菜有畫龍點睛的效果，所以成為地中海料理的常客，但產量較少，價錢也比較貴。
2. 大蒜也是超級抗癌食物。壓碎或剁碎大蒜有助釋放蒜素，除了降低膽固醇，還能促使體內製造更多一氧化氮，促進血流量，在某些作用上跟威而剛效果類似，卻更有益健康。
3. 巴西利可以中和大蒜味，因此很多大蒜料理當中會添加它；兩者相加不僅滋味相乘，效果也加倍。

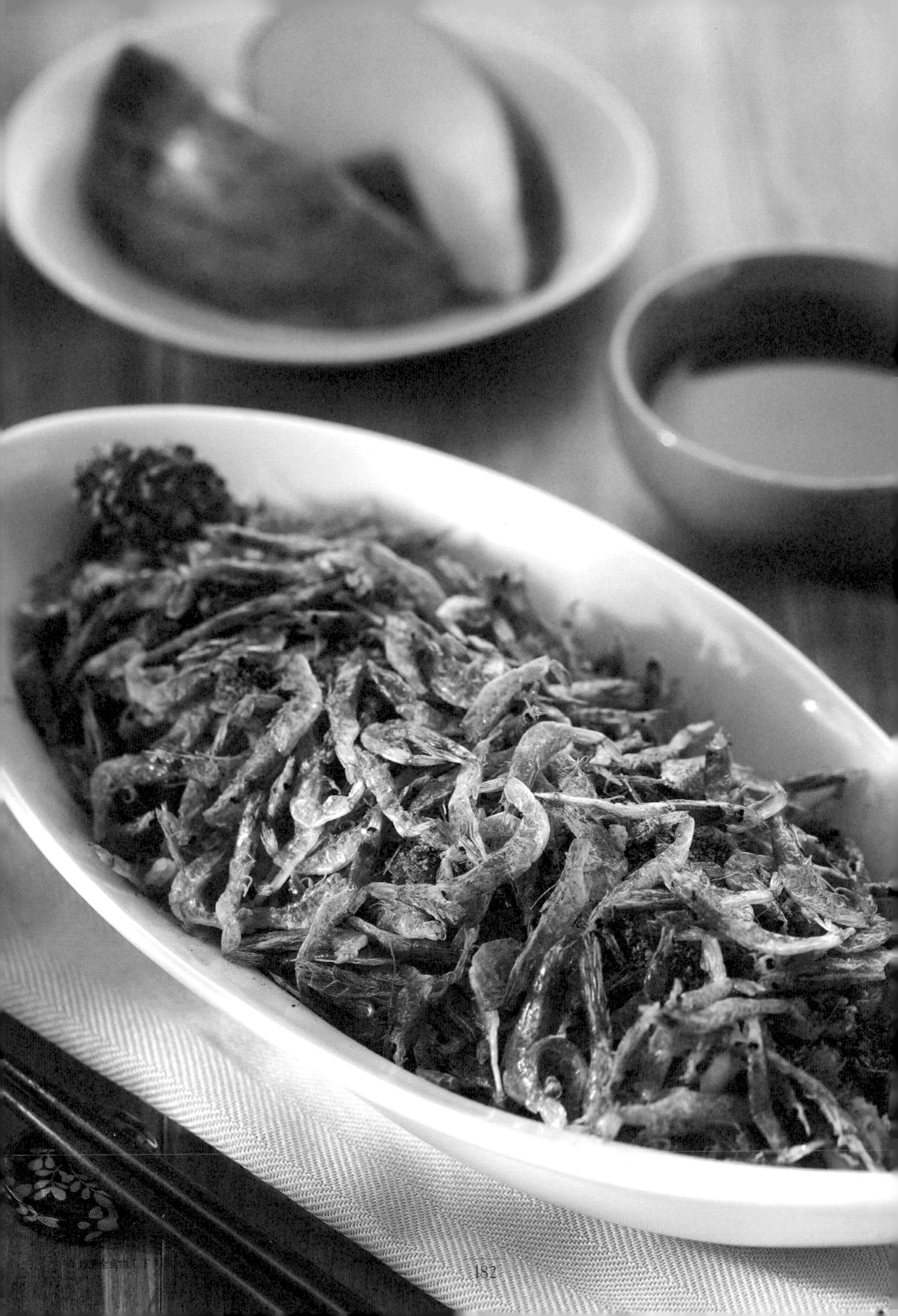

櫻花蝦海苔飯

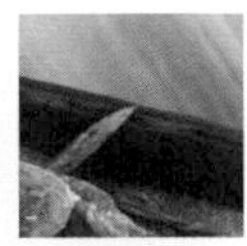
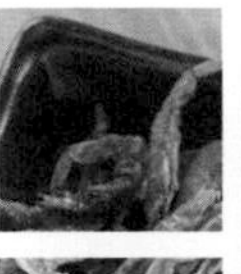
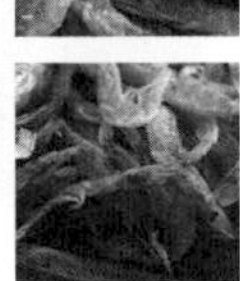
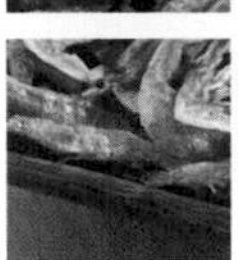

材料

1. 櫻花蝦———— 適量
2. 有機素香鬆—— 適量
3. 海苔————— 適量
4. 五穀飯———— 適量

（可視需要隨意調整，以蓋住飯讓人視覺與感覺上都很澎湃即可。）

做法

1. 烤箱預熱到150℃，用上下火烤櫻花蝦5～10分鐘至酥脆。
2. 煮熟的五穀飯放在較深的器皿中，上面鋪上素香鬆，再將櫻花蝦厚厚鋪上，最後撒上剪碎的海苔，即可完成。

小常識

1. 櫻花蝦富含鈣、磷、粗蛋白質等多項營養成分；因為人體可直接吸收其鈣質，專家說，只要吃五隻櫻花蝦就足夠補充人體一天鈣質的需求量，是小孩及老人天然鈣的攝取來源，也是女性及產婦的最佳營養補給品。
2. 有機素香鬆由製豆腐的黃豆渣、米糠、香菇角、及黑白芝麻製成，跟肉鬆一樣香酥可口，卻健康得多。
3. 這道菜是為了讓不吃五穀飯的小朋友，不知不覺大口吃下而設計的。不管我家五穀飯多鬆軟好吃，很多小朋友一看到不是白米飯就不肯吃，所以我就做這道菜，結果總是大家一口接一口，一下就吃光了。

叮嚀

真的櫻花蝦，每一隻大小約略一致，色澤透粉紅色，如果冰起來會越紅，在自然環境中則會越來越淡、越橘，而且蝦頂的刺很軟、好入口。如果大小差很多、頂刺很明顯或身上有小刺，而且吃起來又刺刺的，那一定是假的。

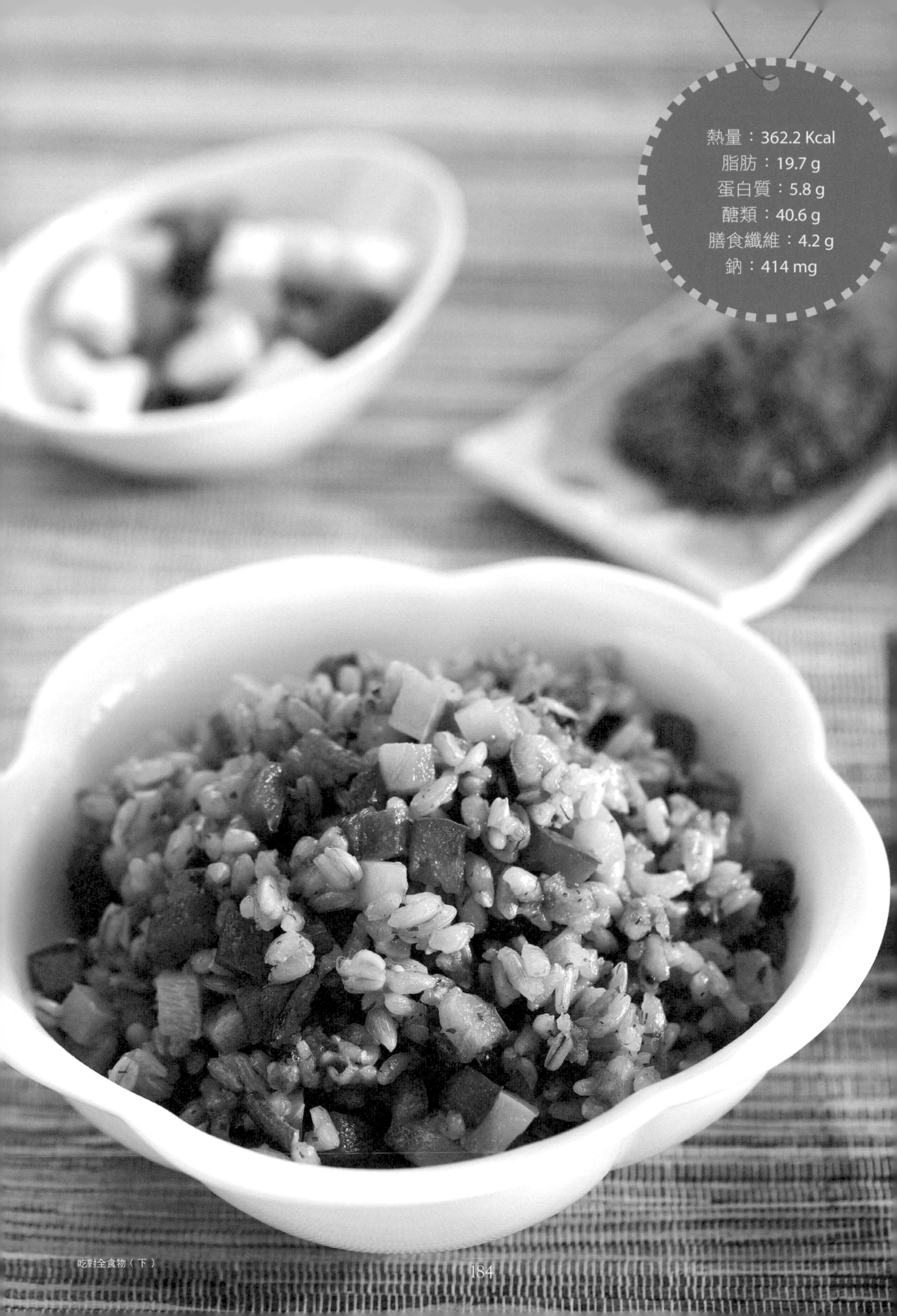
熱量：362.2 Kcal
脂肪：19.7 g
蛋白質：5.8 g
醣類：40.6 g
膳食纖維：4.2 g
鈉：414 mg

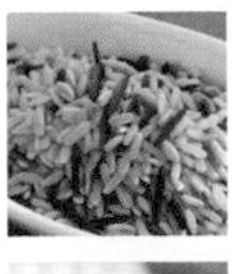
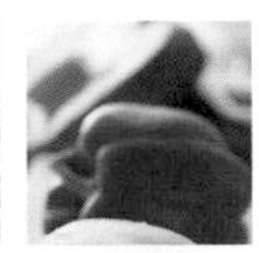
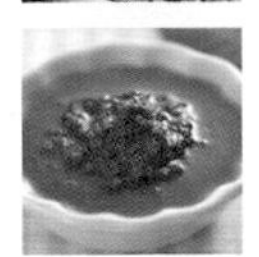
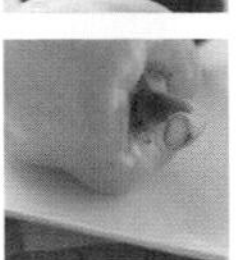

香椿拌飯

材料

1. 五穀飯——180g
2. 三色彩椒——60g
3. 香椿醬——1匙
4. 素蠔油——1/2茶匙
5. 橄欖油——少許
6. 胡椒粉——少許
7. 薑末——少許

做法

1. 青椒及紅黃椒洗淨，切小丁。
2. 平底鍋加入少許橄欖油，放入薑末炒香，再將冷的五穀飯放入，略拌炒。
3. 加入三色彩椒、素蠔油、香椿醬一起炒勻，熄火，撒上少許胡椒粉即可。

小常識

1. 橄欖油可以降低壞膽固醇，增加好膽固醇，可是燃點比較低，所以最好用冷鍋冷油拌炒。其實青、紅、黃椒都可生食，也不需要過分高溫拌炒，以免損失維生素C。
2. 彩椒不但含豐富的胡蘿蔔素，也含有大量的維生素C和A，營養成分甚至超過番茄。
3. 香椿醬是用香椿樹最尾端的嫩葉製成，特殊的香味很能引人食慾。它的胡蘿蔔素特別豐富，抗氧化功效很好，而且不會因為烹煮或消化而改變；維生素A、C、E，還有鐵質、鈣質含量也很豐富。
4. 這道拌飯營養又好吃，當主食或簡餐都很適合，肚子餓了來一碗，包君滿意。我就是用這道菜征服了一位美食達人的味蕾，顛覆了她對生機飲食都是生冷無味的刻板印象。

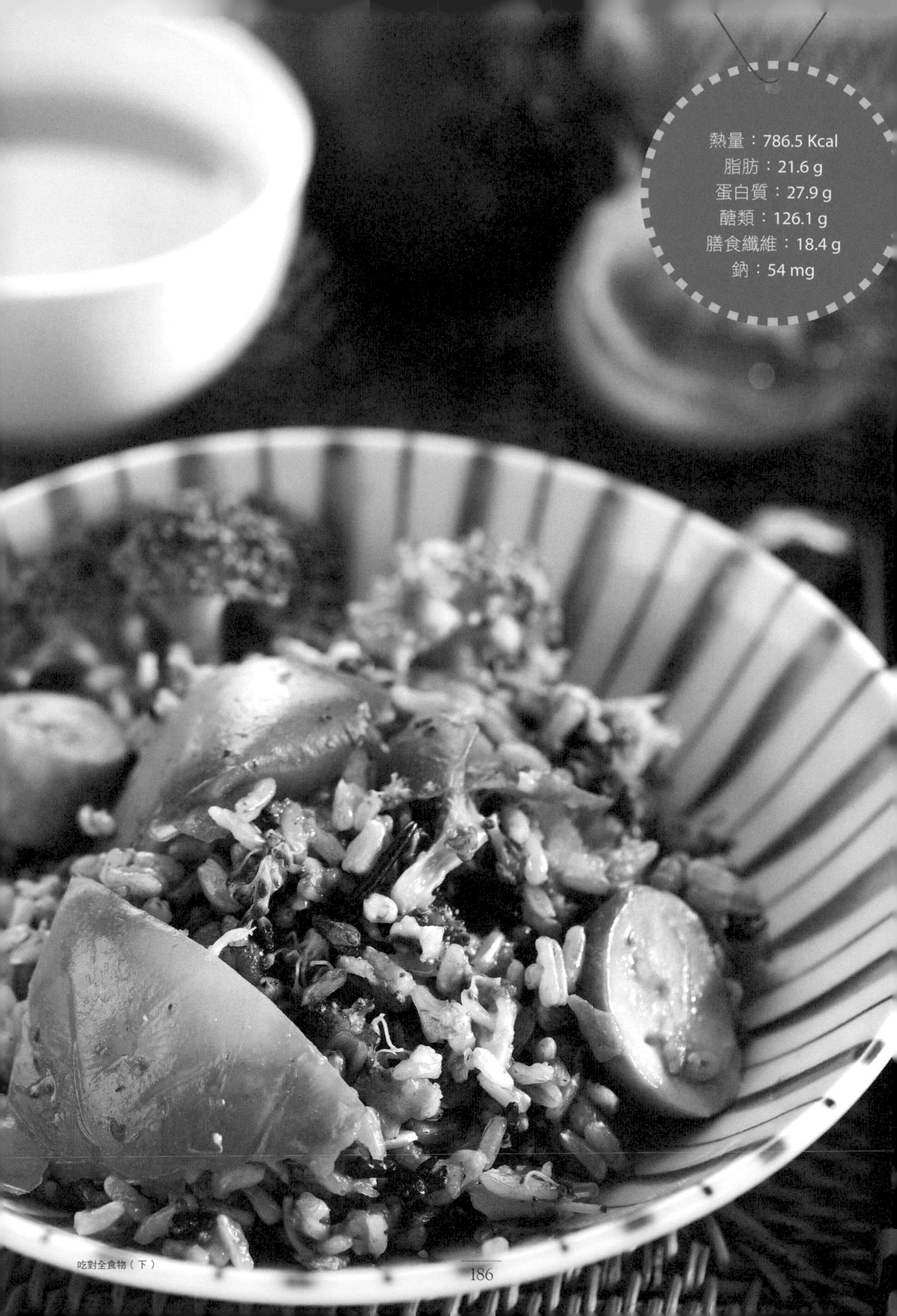
熱量：786.5 Kcal
脂肪：21.6 g
蛋白質：27.9 g
醣類：126.1 g
膳食纖維：18.4 g
鈉：54 mg

番茄飯

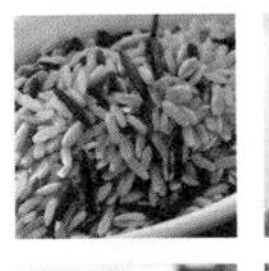
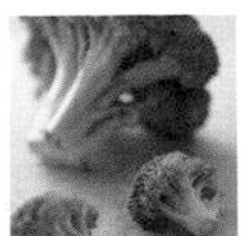
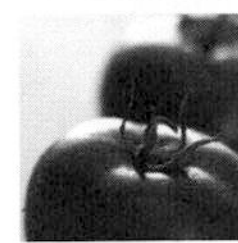
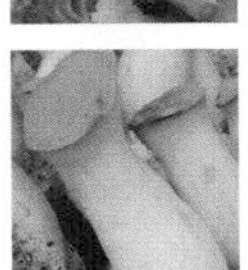

材料

1. 五穀米——1杯
2. 水——1.5杯
3. 牛番茄——1顆
4. 綠花椰菜——1/2顆
5. 杏鮑菇——1顆
6. 黑胡椒粉——1小匙
7. 油——1小匙

做法

1. 將番茄的蒂挖一個洞、尾部劃十字；杏鮑菇切片；綠花椰菜燙熟。
2. 洗好五穀米放入電鍋，在米中央放入番茄，再將杏鮑菇圍在番茄旁邊；外鍋放一杯水，開始煮飯。
3. 飯煮好後燜5～10分鐘再開蓋，趁熱將番茄戳爛，加入油、黑胡椒粉，將米飯、杏鮑菇攪拌均勻，最後將綠花椰菜裝飾在飯旁邊，即可完成。

小常識

最近很風行做「整顆番茄飯」，讓我也很想試試它的滋味，但吃不慣白米飯，所以就用五穀米代替。尤其我家五穀米除了糙米、燕麥、小米、黑米、紅豆，還有少見的較長硬的野米，沒想到結果相當成功，尤其番茄拌開之後，鮮味四溢，很引人食慾；淡淡橘紅的飯，加上翠綠的青花椰菜，視覺也很誘人；杏鮑菇的鮮味滲入飯中，咀嚼起來還有雞肉的口感，可以説色、香、味俱全，相當令人滿意。

叮嚀

我很開心的發現，在家做飯可以越來越簡單，加上許多創意分享，每天都可以有新嘗試。譬如，這道番茄飯很適合當一頓簡餐，加一匙咖哩，就變成咖哩飯；也可以加進豆類、肉類、海鮮；西洋芹、高麗菜、紅蘿蔔也很適合。不過，綠色蔬菜不宜放入電鍋同煮，會變成可怕的黃綠色，不如燙熟圍邊，營養和視覺都更加分。

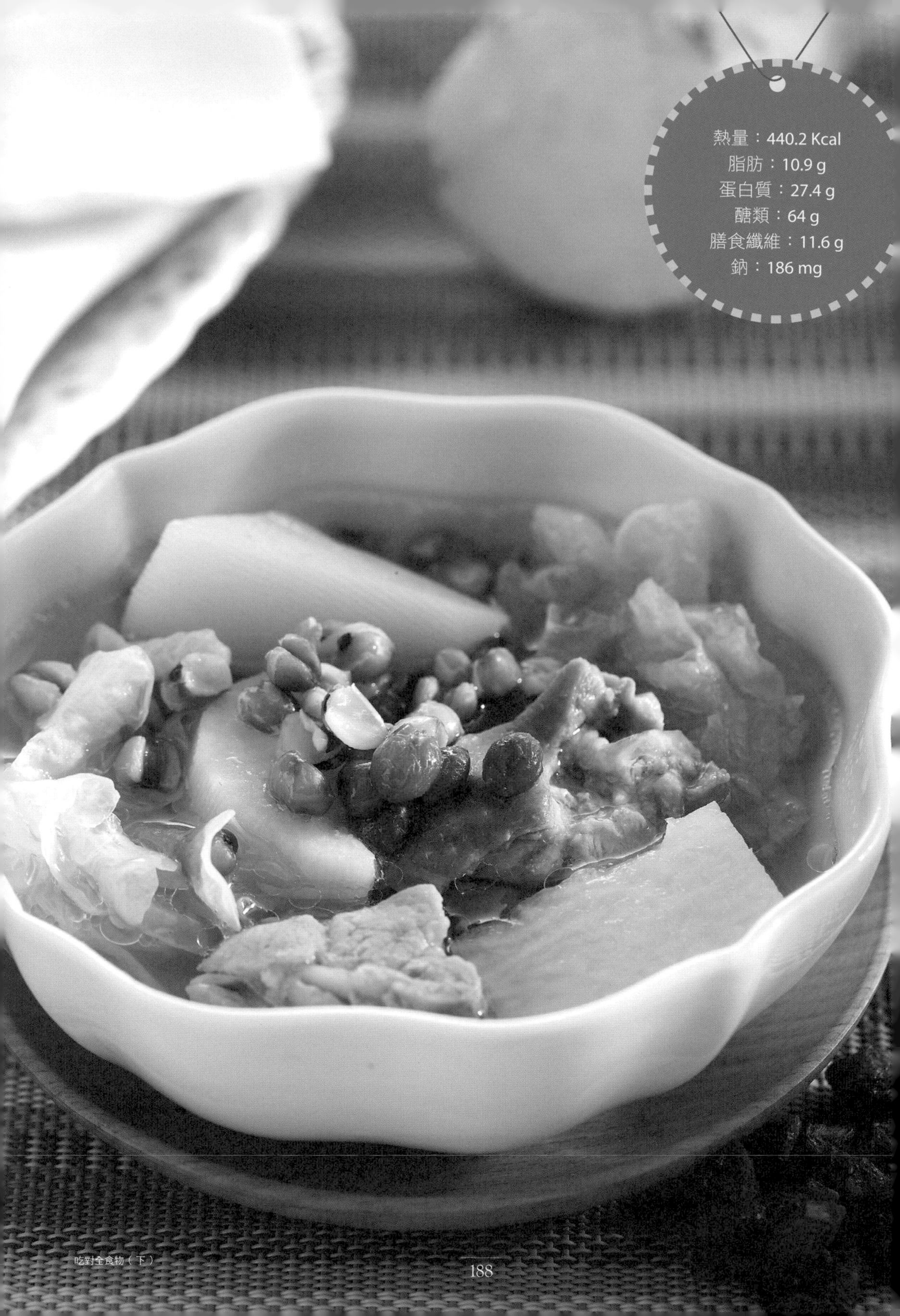
熱量：440.2 Kcal
脂肪：10.9 g
蛋白質：27.4 g
醣類：64 g
膳食纖維：11.6 g
鈉：186 mg

青木瓜薏仁雞腿

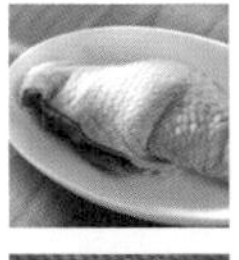
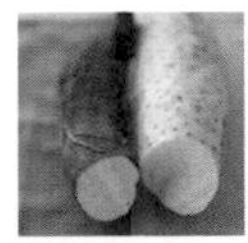
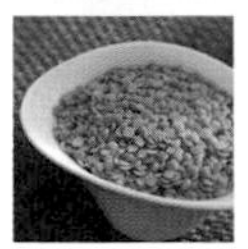
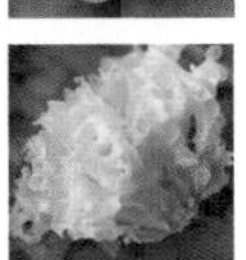

材料

1. 帶骨雞腿——— 90g
2. 青木瓜100～150g
3. 山藥——— 100g
4. 紅薏仁——— 40g
5. 白木耳——— 1～2朵（乾重約5g）
6. 枸杞——— 少許
7. 水——— 適量

做法

1. 雞腿洗淨，切塊；青木瓜與山藥洗淨後，去皮切塊。
2. 紅薏仁洗淨泡水2小時；白木耳洗淨，泡水半小時，泡發後切掉黃色蒂頭；枸杞洗淨。
3. 將雞腿、青木瓜、山藥、薏仁、白木耳、枸杞放進有蓋磁碗，加水蓋過食材，放入電鍋，外鍋加兩杯水，煮到跳起，再燜10分鐘，即可完成。

叮嚀

這道菜是我應「健康2.0」節目要求設計的「美人餐」，有美白、去濕、減脂的糙薏仁；有豐胸、促進消化的青木瓜；含雌激素又能健脾益胃的山藥；富含植物性膠原蛋白，能潤澤皮膚、防止老人斑的白木耳，再加上雞腿的動物性蛋白質，營養豐富，而且主食、蔬菜和蛋白質的份量搭配也很均衡，是簡單又美味的一餐。

小常識

1. 薏仁降血脂、血糖、抗癌、去濕、美膚的效果越來越受到肯定，但市面上販售的薏仁，多為已除掉麩皮、顏色較白的，但麩皮內具抗癌效果的薏仁酯也就被除掉了，所以應選擇未經過加工的糙薏仁，也就是一般俗稱的紅薏仁，營養更豐富。
2. 市面上有些標榜洋薏仁、小薏仁、珍珠薏仁的，都不是薏仁，而是精製後的大麥仁，要仔細分清楚。
3. 雞腿可以改成排骨；若想加鹽或一點酒也可以，但不加的滋味也很好。

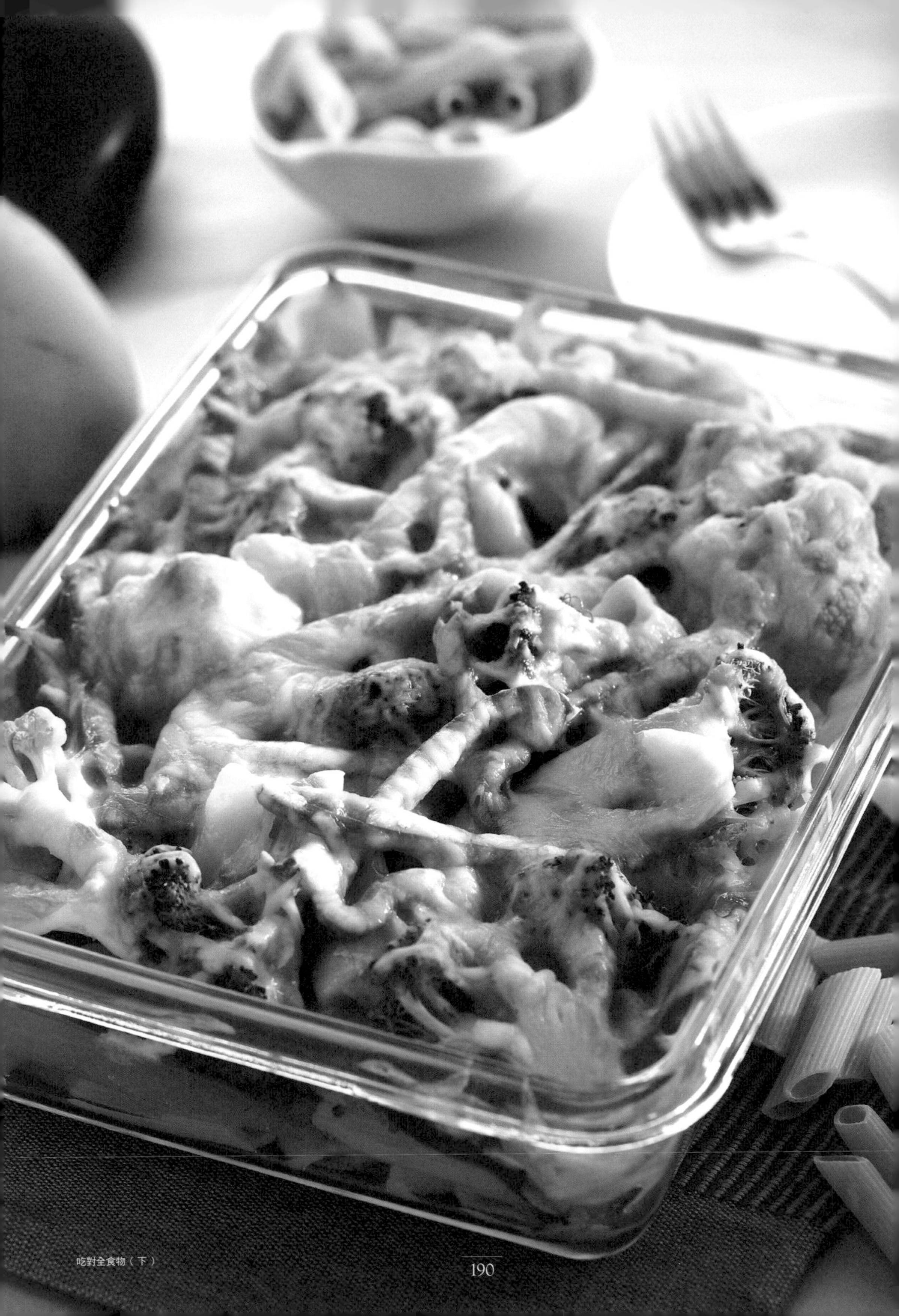

焗烤蔬菜義大利麵

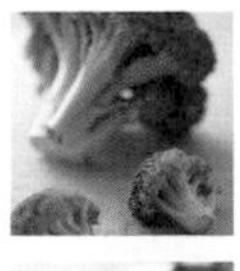
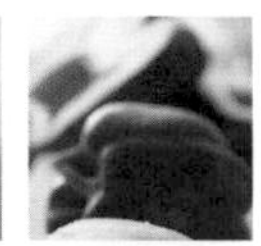
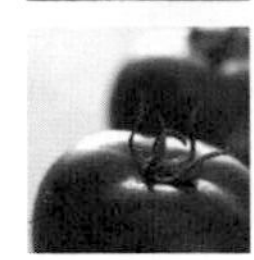
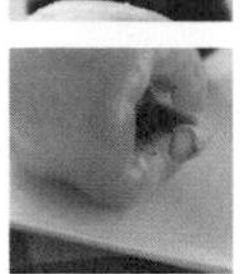

材料

1. 筆管麵——200g
2. 自製紅醬——適量
3. 洋蔥——1顆
4. 綠花椰菜——1/2顆
5. 牛番茄——4顆
6. 彩椒——2顆
7. 乳酪絲——200g
8. 高湯——200c.c.
9. 橄欖油、鹽——少許

叮嚀

1. 這道菜有洋蔥加起司，動物性及植物性的鈣質都具備了，是補鈣美食；若改用磨菇、雞肉、蛤蜊或蝦仁等一起焗烤，又是另一種面貌和滋味。
2. 也可用自製白醬取代紅醬：將蒸熟馬鈴薯1顆（約250g）、生腰果20g、鹽1/4茶匙、黑胡椒粒、熱高湯200c.c.，用調理機打勻即可完成。

做法

1. 洋蔥、番茄切小塊；彩椒切片；花椰菜切小朵；筆管麵煮8～10分鐘，瀝乾後倒一點橄欖油拌勻，預防沾黏。
2. 取平底鍋炒香蒜頭、洋蔥，再放綠花椰、彩椒略拌炒後起鍋。
3. 一層麵、一層自製紅醬，分層倒進烤盤，鋪上炒過的蔬菜、乳酪絲，放進預熱180度烤箱，烘烤15～20分鐘，待起司表面金黃即可完成。

小常識

1. 市售起司往往鹽分、脂肪超標又含高磷；如果原料標示為「牛奶」，多半是天然的，保存期間較短；如果標示「乾酪」，多半是「再製乳酪」，添加物較多。
2. 一般紅醬通常會加罐頭番茄糊或番茄醬，其實自製紅醬很簡單：取稍有深度的湯鍋，炒香蒜頭、洋蔥，再加番茄、高湯，小火熬至濃稠後再加鹽調味，就完成了。
3. 可加入月桂葉或巴西利增加香氣；也可加入蘑菇、西洋芹、紅蘿蔔等蔬菜和豬絞肉，一起熬紅醬。

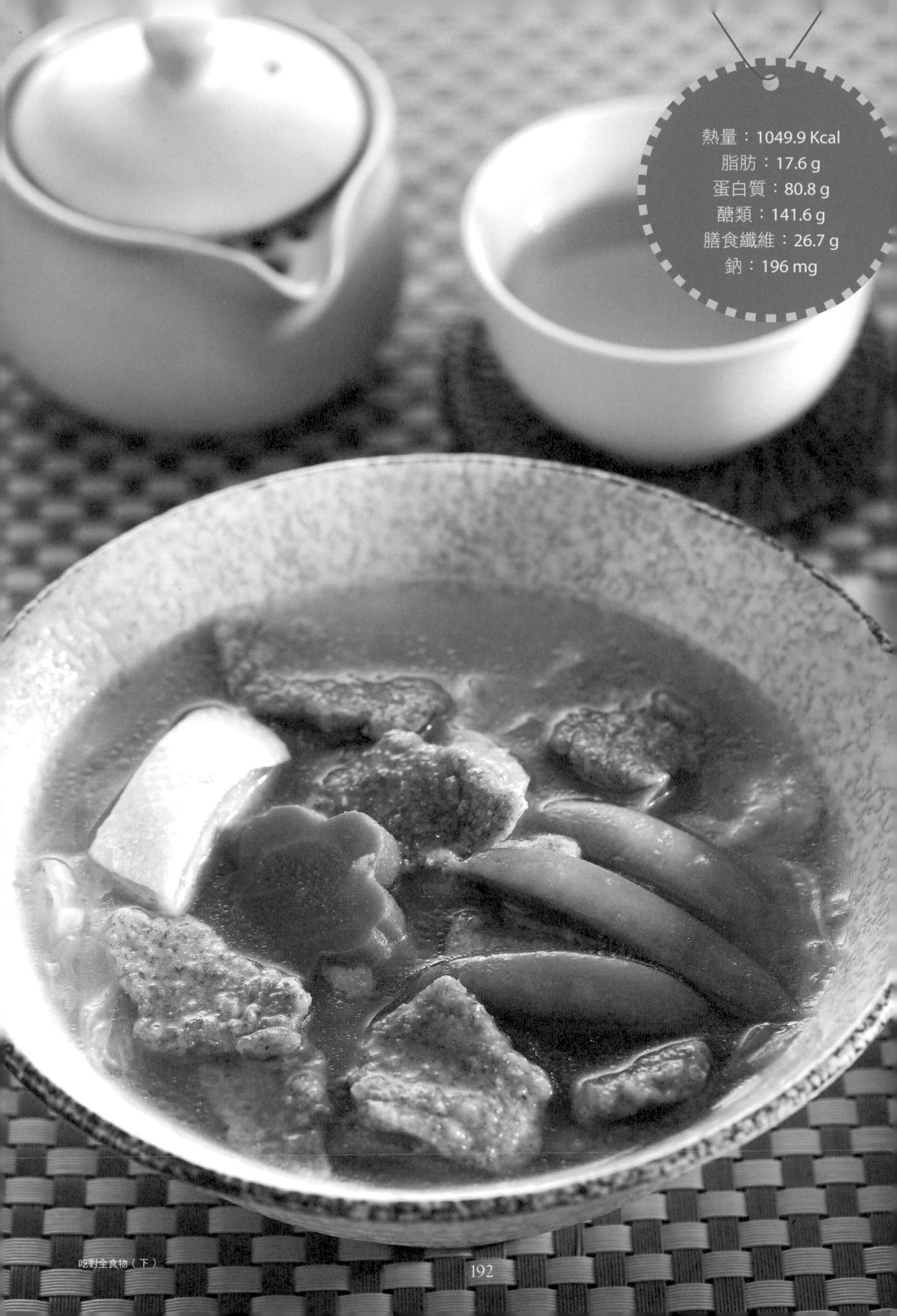
熱量：1049.9 Kcal
脂肪：17.6 g
蛋白質：80.8 g
醣類：141.6 g
膳食纖維：26.7 g
鈉：196 mg

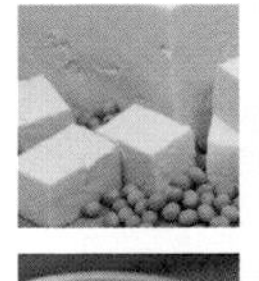
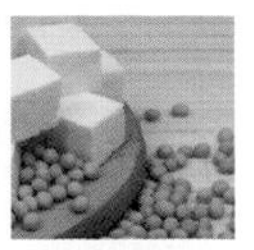
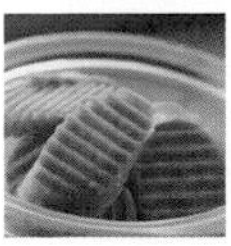
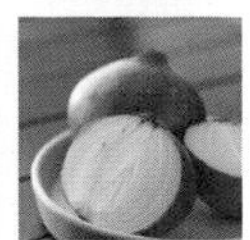
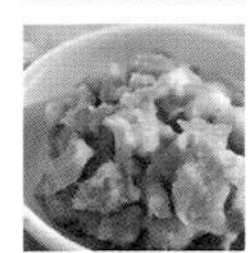
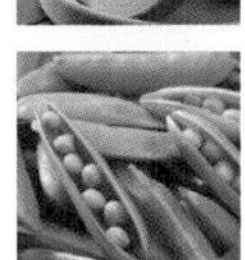

全麥貓耳朵

材料

1. 小麥粒——1米杯
2. 冷開水——100c.c.
3. 洋蔥——1顆
4. 豆腐——1塊
5. 絞肉——200g
6. 大白菜——200g
7. 紅蘿蔔——數片
8. 荷蘭豆——適量
9. 蔥花、薑絲——少許
10. 昆布高湯——1000c.c.

叮嚀

1. 雖然市面上已有號稱整粒小麥研磨的全麥粉，但小麥研磨後很容易氧化，加上我有超強調理機，沒想到結果超簡單！做出來的麵片雖然不Q但很香，冷了也不太會變硬，相當成功。
2. 這道貓耳朵捏的是麵片，大小可隨意，但不要捏太厚。
3. 小時候來自北方的爸爸愛做麵食，而麵疙瘩最簡單、易做，還可以加上各種蔬菜、蛋、豆腐、肉類同煮，豐盛又簡單，好滋味至今難忘。

做法

1. 擦淨小麥粒，放入調理機容杯打90秒，磨成全麥粉；取出後加50c.c.冷開水混合，揉勻成形，再加50c.c.冷開水，揉成麵糰；一次取一點捏成薄片，放入滾水煮至浮出水面，即可撈起。
2. 絞肉拌一點鹽和蔥花，往同一方向攪勻，捏成肉丸。
3. 湯鍋加熱放油炒香洋蔥，加入昆布高湯，續入大白菜、豆腐、紅蘿蔔、肉丸，煮開後放入煮好的貓耳朵、荷蘭豆，加鹽調味，再次滾沸即可完成。

小常識

1. 麵疙瘩是北方道地小吃，荒年時，民間將麵粉和成麵糊，撥入鍋中煮熟，所以也稱「撥魚兒」。因為和麵的溼度、撥或捏的不同，而有麵疙瘩、麵片、貓耳朵等各種不同名稱和做法。
2. 全麥粉包含麩皮、胚芽及胚乳，含豐富的鐵、鈣、維生素B1、B2、B6、葉酸等，整體營養比白麵粉高三倍以上。

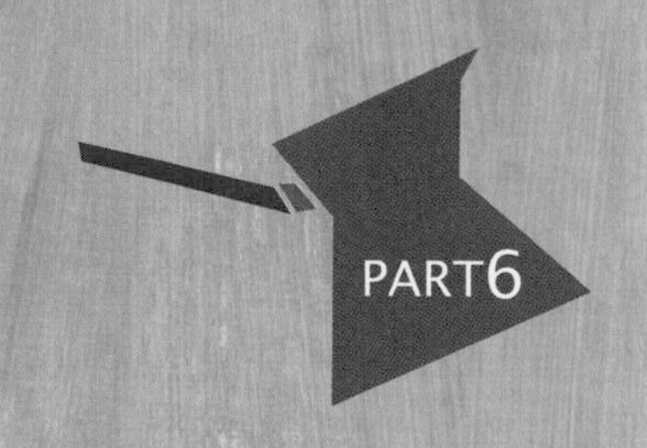

美味甜湯

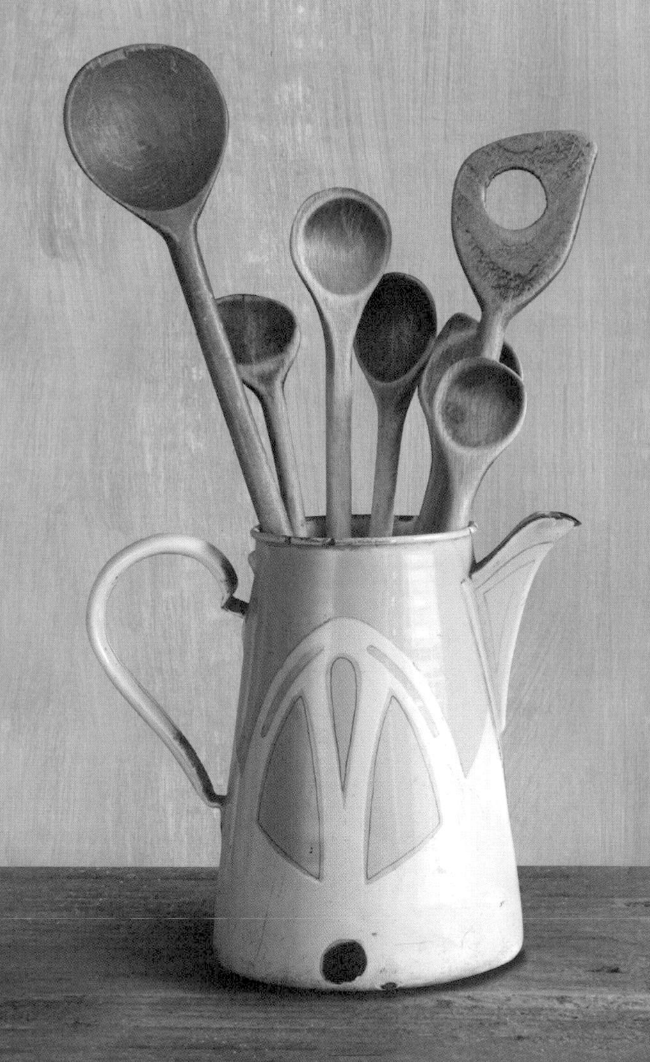

香港人喜歡喝糖水，也就是我們說的甜湯。他們認為將一些中藥材、豆類、水果、堅果、穀類加上冰糖煲成的糖水，有清潤消暑、生津止渴或養身補氣的功效。

糖水的名目繁多：豆類的有紅豆沙、綠豆沙、眉豆沙；糊類的有芝麻糊、杏仁糊、花生糊；藥材類的有百合銀耳糖水、蓮子糖水；還有燉木瓜、番薯糖水、薑汁撞奶、西米露、豆漿、豆花等，夏天放在冰箱裏，喝的時候很涼爽。

廣東人或香港人雖然喜歡糖水，但不喜歡太甜。很多人怕外面賣的糖水太甜，喜歡自己在家做，吃得好、也吃得巧。

我也喜歡在家做些健康甜品，一來甜甜家人的嘴，免得他們嘴饞在外面偷吃；二來若有人來家裏作客，品嚐一道健康甜品，可以賓主盡歡；更好的是，可以控制食材與糖量，讓這些甜湯吃了像港人說的「靚（好喝、漂亮）湯」，而不是讓身體發炎、腰圍發胖、血糖上升。

我設計的這三道甜湯，四季皆宜，冷熱皆可，而且健康、補腦、補氣、健骨、滋潤腸胃，美白潤膚，讓你從裏「靚」到外。不過，還是要注意份量和頻率，才能真正吃得好、又吃得巧！

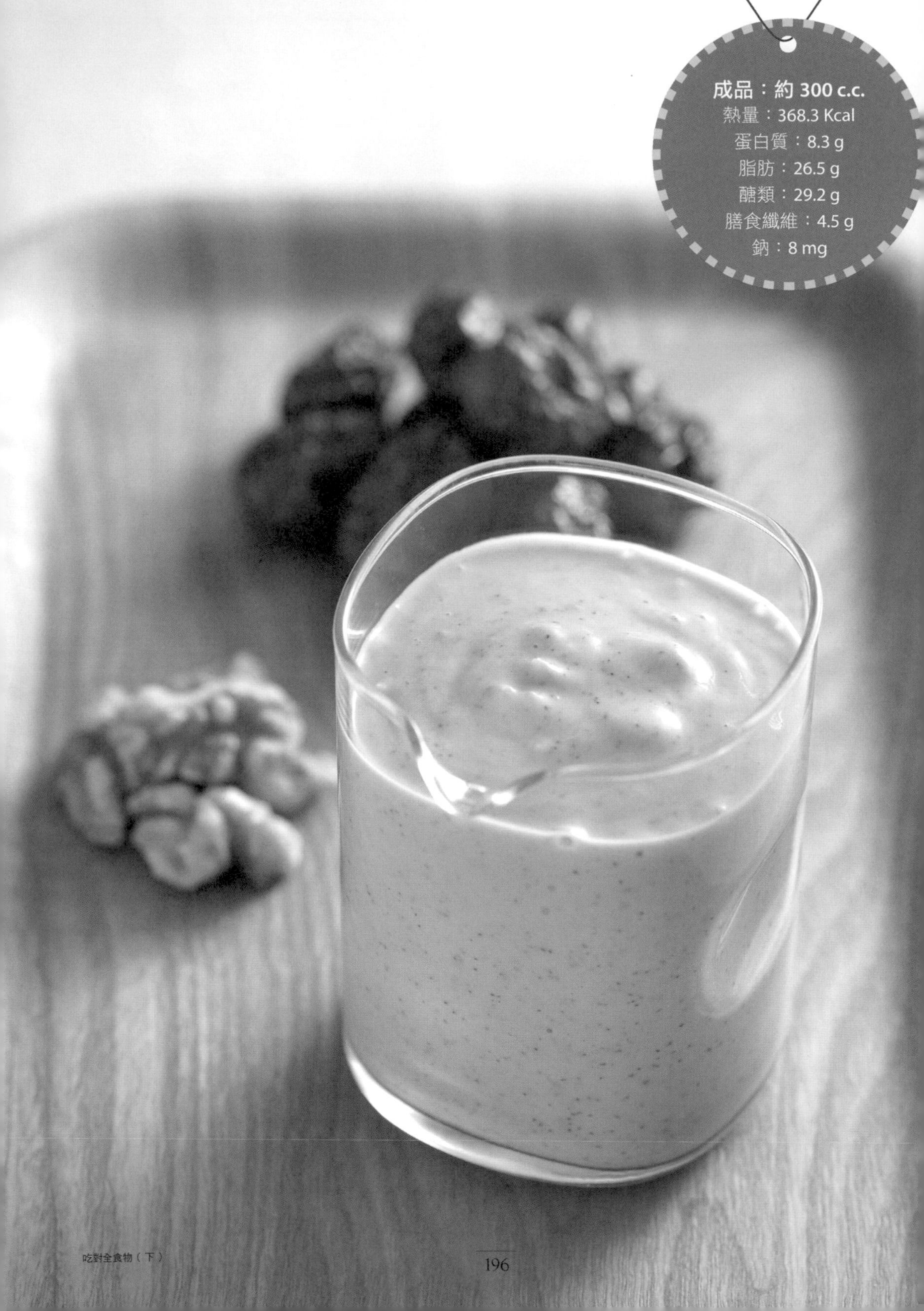
成品：約 300 c.c.
熱量：368.3 Kcal
蛋白質：8.3 g
脂肪：26.5 g
醣類：29.2 g
膳食纖維：4.5 g
鈉：8 mg

特別適用：青少年、婦女、B肝帶原者、體弱多病或氣血不足者

棗泥核桃露

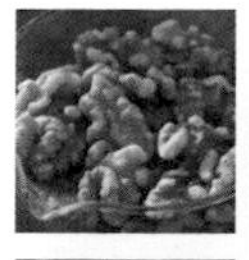
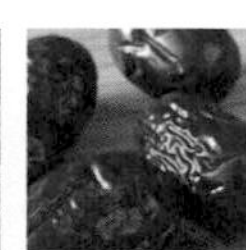
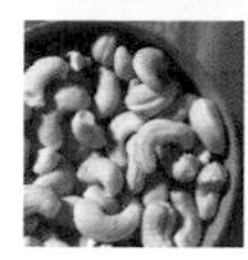
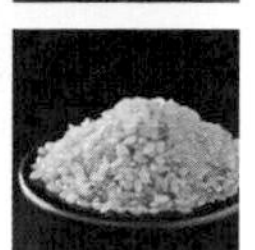

材料

1. 核桃——30g
2. 紅棗（去籽）—30g
3. 糙米飯——30g
4. 生腰果——10g
5. 熱開水——200c.c.

做法

將半米杯核桃及材料2～5置入調理機容杯打勻，再將另外半米杯核桃倒入，利用調速鈕由刻度1轉至10，來回3次，切碎核桃，即可完成。

小常識

1. 核桃含有豐富亞麻油酸，可溫肺潤腸、補養氣血、還有調降血脂肪作用，有利於預防心血管疾病，還可減少痛經，對兒童、青少年的大腦和視力發育也非常好。
2. 紅棗內含有三帖類化合物的成分，可以抑制肝炎病毒的活性，提高體內吞噬細胞系統的吞噬功能，有保護肝臟，增強體力的作用。紅棗還能使血中含氧量增強、滋養全身細胞，有補氣、養血、安神的作用，是一種溫和的補品。
3. 核桃、紅棗、腰果都屬補養食材，適合需要補充營養的人，尤其紅棗含有天然的甜味，加上堅果的香氣及糙米飯帶來的濃稠，口感相當好，是很好的待客甜品。

叮嚀

1. 紅棗最好自行去籽，因為有些無籽紅棗事先經過泡水處理，營養風味稍差；不喜歡咀嚼碎粒的，可以將全部食材一起打成糊狀。
2. 因滋補性強，上火口乾舌燥之人較不適宜飲用。

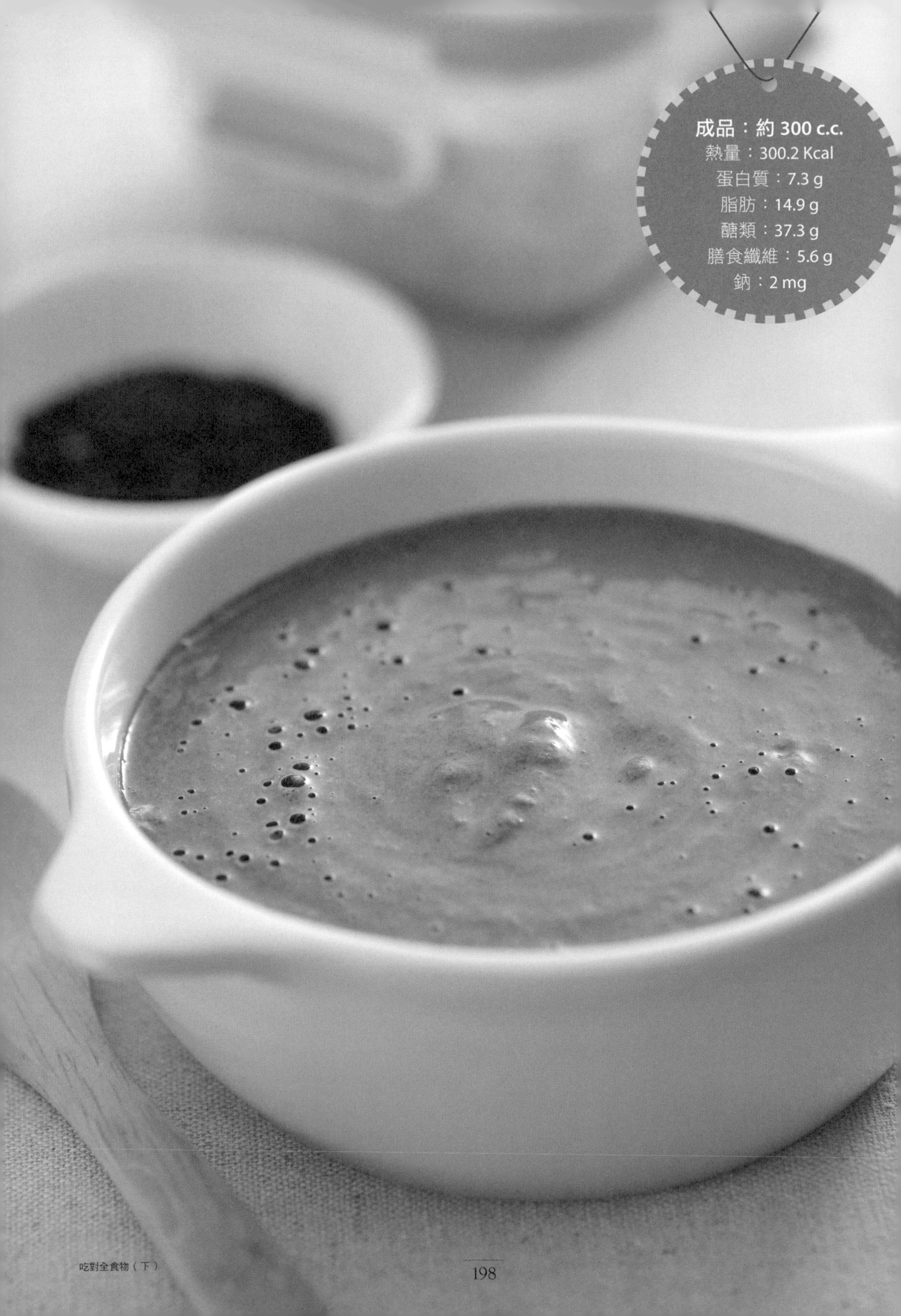
成品：約 300 c.c.
熱量：300.2 Kcal
蛋白質：7.3 g
脂肪：14.9 g
醣類：37.3 g
膳食纖維：5.6 g
鈉：2 mg

特別適用：銀髮族、成長中的青少年、高血脂者、肝病患者；預防骨質疏鬆及骨質流失

黑芝麻糊

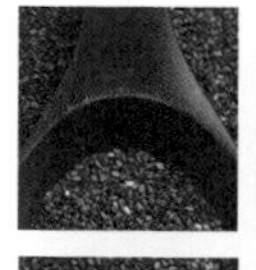
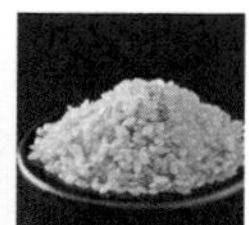
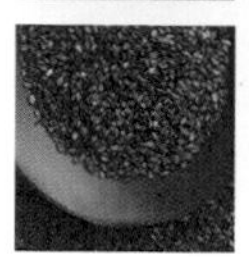
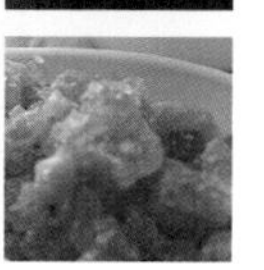

材料

1. 糙米飯——70g
2. 黑芝麻粒——30g
3. 原色冰糖——1大匙
4. 熱開水——200c.c.

做法

將所有材料置入調理機容杯，打1分半鐘，即可完成。

小常識

1. 黑芝麻含有維他命E和木質素，都是強力抗氧化劑，能清除自由基，具有抗癌作用，並可強化肝臟機能；亞麻仁油酸成分則可去除附在血管壁上的膽固醇。黑芝麻含鈣量高，每100公克含1500毫克，還含有鐵、鎂、鉀、磷、銅等礦物質、多量纖維和蛋白質。
2. 市售黑芝麻糊很多是用黑芝麻粉調成，香氣不足之外，營養也失色很多。但全部用黑芝麻打成的純芝麻糊，熱量和油脂都偏高，所以我設計以糙米飯為基礎，再加入黑白芝麻，不僅熱量減少，同時維持高鈣含量，再加上糙米豐富的維生素B與纖維，營養就更豐富了。

叮嚀

黑芝麻經過低溫烘焙，可去除草酸鹽，人體的吸收率更佳，也更能發揮抗氧化功能；為避免氧化，最好選購用不透明鋁箔袋包裝的黑白芝麻粒，買回後也以冷凍保存為佳。

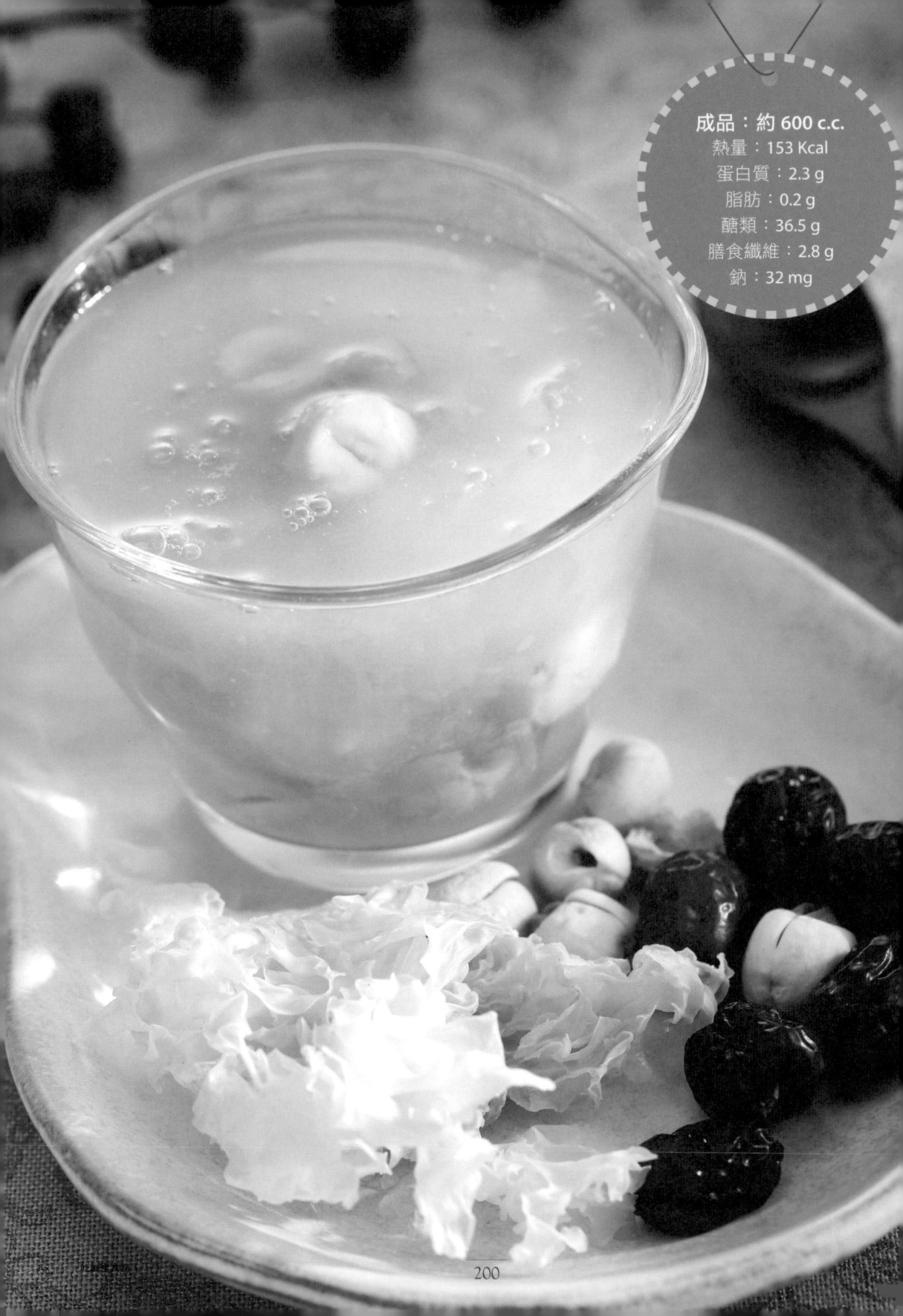
成品：約 600 c.c.
熱量：153 Kcal
蛋白質：2.3 g
脂肪：0.2 g
醣類：36.5 g
膳食纖維：2.8 g
鈉：32 mg

特別適用：美白潤膚、三高患者、過敏患者

銀耳燕窩

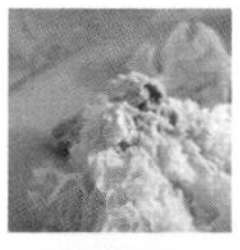
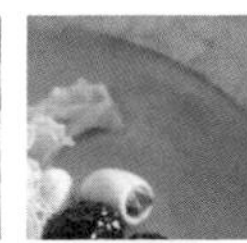
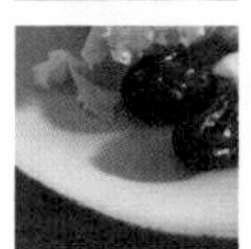
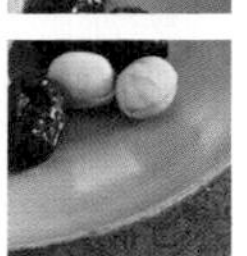

材料

1. 乾白木耳——5g
2. 紅棗——10g
3. 蓮子——20g
4. 原色冰糖——20g
5. 冷開水——500c.c.

叮嚀

這是我最喜歡的待客甜湯，不僅香甜濃稠，跟燕窩的口感相當類似，而且冷熱皆宜。溫溫的喝，有紅棗溫潤的香氣；夏天冰涼了喝，沁入心脾。

做法

1. 乾白木耳洗淨，浸泡好水30分鐘，泡發後將黃色蒂頭剪掉，瀝乾水分。
2. 紅棗洗淨去籽備用；蓮子洗淨（乾蓮子不用泡水，以免煮不爛）備用。
3. 將白木耳及1500c.c.冷開水置入調理機容杯，將調速鈕轉至5，打30秒，利用低速將白木耳切碎。
4. 完成後，先將1000c.c.的白木耳漿倒入電鍋內鍋，留500c.c.的白木耳漿在調理機容杯中，啟動高速，打30秒，再一起倒入內鍋，加入紅棗及冰糖，外鍋加8杯水蒸熟即可（也可用快鍋，或電子壓力鍋，口感更好）。

小常識

白木耳又稱銀耳，高纖、低熱量，含有豐富膠質，能阻止人體內的脂褐素沉積在皮膚內，具有美白作用，且在防止皮膚形成老人斑方面，效果尤其明顯。白木耳含有銀耳多糖，具抗氧化作用，可防癌，減緩老化，所以又稱為「窮人的燕窩」。

輕鬆做糕點

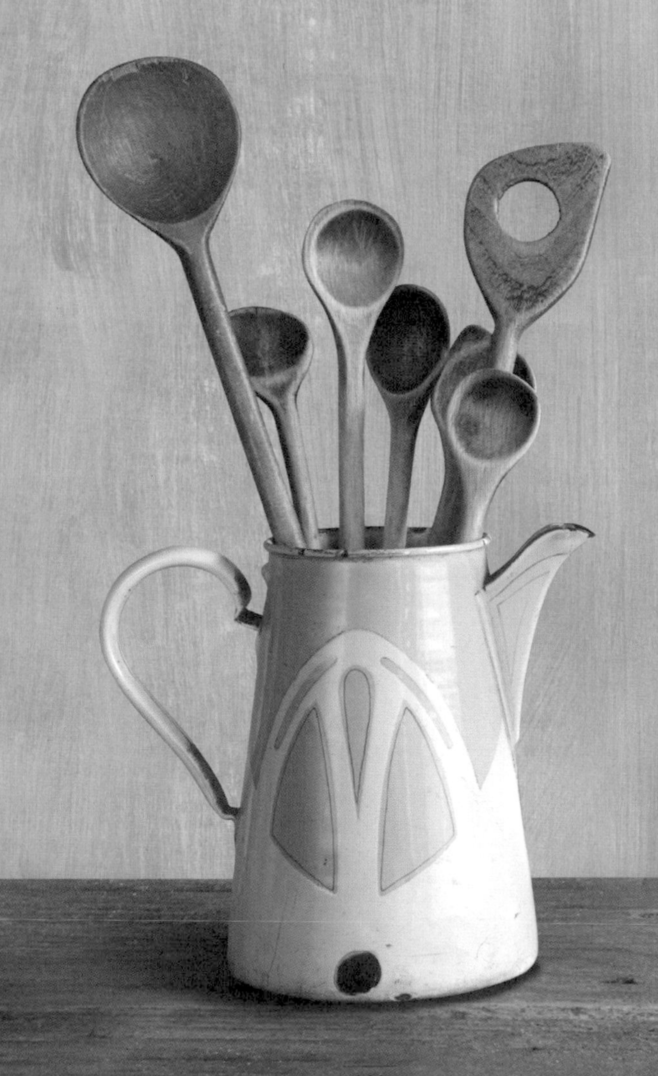

自從我喜歡上做菜之後，我發現一些好的工具真是讓人省事不少，就如廣告詞所說的：「親愛的，我把做飯變簡單了！」

尤其我的全營養調理機不但可以打精力湯、蔬果汁、豆米漿、快速變出濃湯，還可以打堅果醬、磨麵粉、磨米漿，拿來製作好吃的甜品和糕點一點都不難，還因此被老公誇賢慧，真是有點不好意思。

一般人想到養生，就是要吃大量蔬菜、水果或全穀、豆類、堅果等食物，但這對肝腎功能不全的患者卻完全不適用。他們必須嚴格限制蛋白質、鉀、磷和鈉的量，因此幾乎所有的生菜和蔬果汁都無法食用，反而是蛋白質含量低的澱粉類食品，會成為補充能量、維持腎功能的最佳食物。因此在糕點篇中，我設計了一些低蛋白與澱粉製成的糕點，不僅一般人可以吃，更適合肝腎功能不全的病人享用。

有了能捶、打、研磨的全營養調理機，過年過節製作糕點也可以輕鬆搞定，不假外求。這些好吃的傳統美食不僅增加年節溫馨甜蜜的氣氛，也讓歡樂的滋味留存齒頰之間，久久不能忘懷，這就是維繫家人情感的「媽媽的味道」！

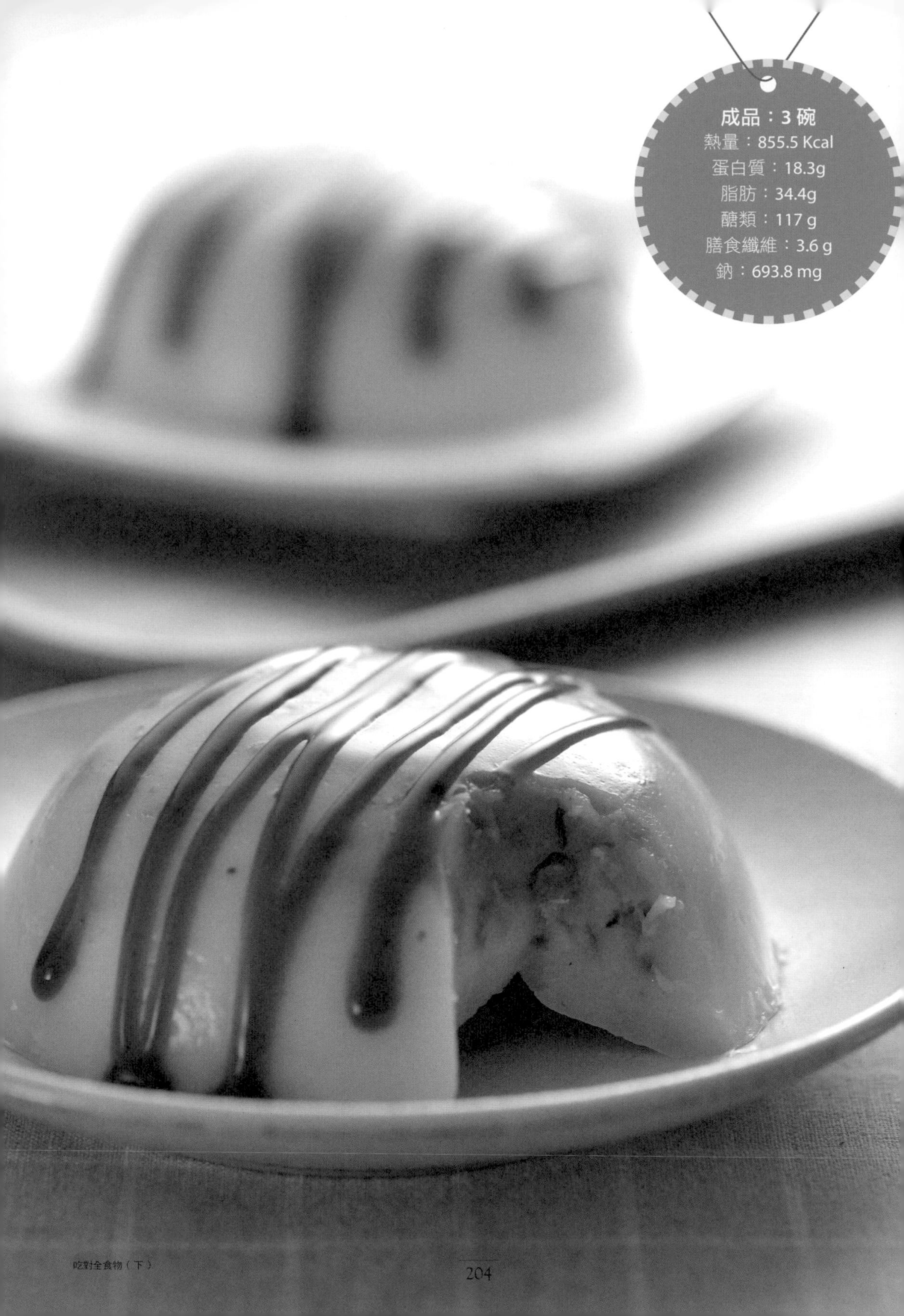
成品：3 碗
熱量：855.5 Kcal
蛋白質：18.3g
脂肪：34.4g
醣類：117 g
膳食纖維：3.6 g
鈉：693.8 mg

特別適用：腸胃虛弱者、肝腎疾病患者

碗粿

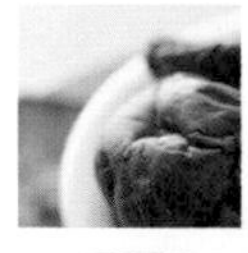
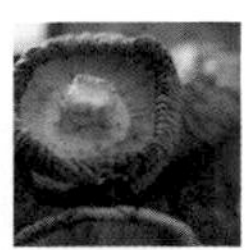
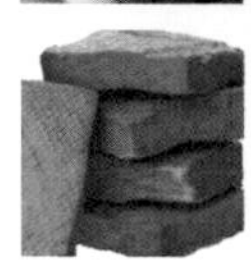
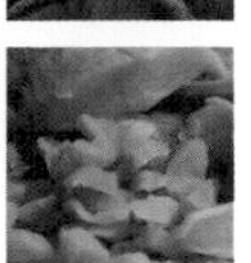

材料

1. 在來米——1米杯
2. 冷開水——540c.c.
3. 蘿蔔乾——20g
4. 乾香菇——10g
5. 豆干——1塊
6. 橄欖油——少許
7. 白胡椒粉、醬油、鹽和原色冰糖——少許

小常識

1. 在來米含直鏈澱粉較多，對需限制蛋白質的肝腎疾病者而言，是很好選擇，但不要添加蘿蔔乾，避免鈉過量。
2. 碗粿質地細膩，易於消化，老少咸宜，也可以當早餐或代替主食。自己做不僅快速方便，更能掌控調味料的品質和用量，吃起來更安心。

做法

1. 乾香菇洗淨泡軟後去蒂頭，和蘿蔔乾一起切小丁（也可利用調理機切碎功能切碎）；將豆干切小丁，備用。
2. 熱鍋加少許橄欖油，將切碎的香菇、蘿蔔乾放入，炒香後再加入豆干丁一起拌炒，加入少許白胡椒粉、醬油、鹽和冰糖做調味即可。
3. 將在來米洗淨，用540c.c.的冷開水浸泡3～4個小時後，置入調理機容杯，高速打3分鐘。
4. 將炒料置於碗中，放入蒸籠內預熱，再將打好的米漿倒入碗內約8分滿，以大火蒸20分鐘，即可完成。

叮嚀

1. 碗粿的炒料還可以加入季節性的食材，如芋頭丁、山藥丁等。
2. 碗和炒料一起先預熱，再將打好的米漿倒入，是為了在倒扣蒸好的碗粿時不會沾黏，形狀會更漂亮。

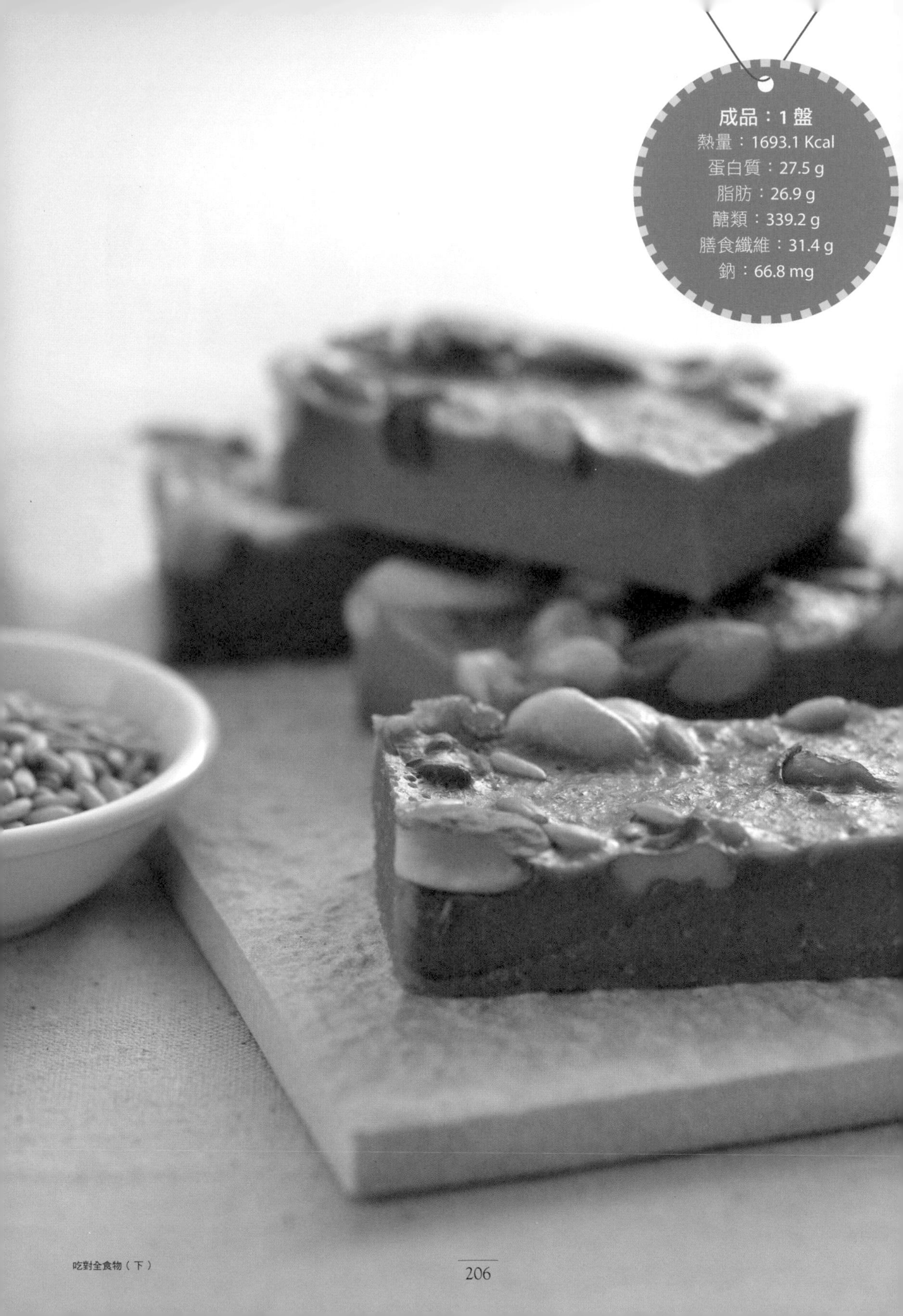
成品：1盤
熱量：1693.1 Kcal
蛋白質：27.5 g
脂肪：26.9 g
醣類：339.2 g
膳食纖維：31.4 g
鈉：66.8 mg

特別適用：慢性腎衰竭、肝衰竭、洗腎、高血脂、
高血壓、容易便秘者

燕麥糕

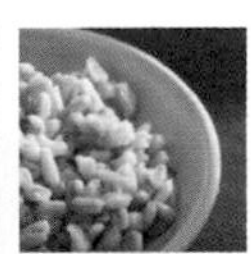
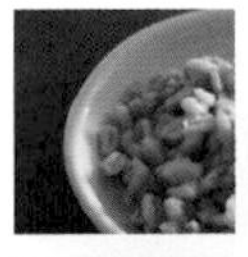
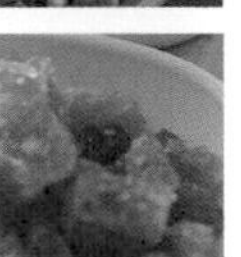
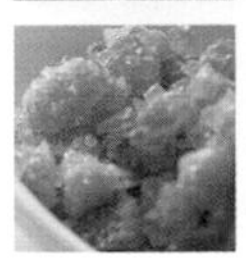

材料

1. 燕麥粒———— 2米杯
2. 蓮藕粉———— 1米杯
3. 黑糖————— 約1米杯
4. 冷開水———— 750c.c.

做法

1. 將燕麥粒洗淨，用750c.c.的冷開水浸泡3～4小時後，與黑糖、蓮藕粉一起置入調理機容杯，蓋緊杯蓋，高速打約2分鐘（至容杯有點溫熱）。
2. 將打好的燕麥漿倒入電鍋內鍋，或有點深度的盤子（不需抹油或水），外鍋加2杯水，蒸好後冷卻脫模，即可完成。

叮嚀

1. 如果想吃不同口味，蒸的過程可加入堅果、葡萄乾或紅豆。
2. 若要判別是否蒸熟，可使用竹筷測試，若不沾筷即表示完成。

小常識

1. 燕麥的粗纖維可促進腸道蠕動、排除腸內毒素；含有豐富的水溶性纖維，可有效降低低密度脂蛋白和總膽固醇，具有預防心血管疾病、肥胖、大腸癌等功效。
2. 蓮藕粉清涼退火，可開胃、促進消化，有助安定神經、幫助睡眠；同時蓮藕蛋白質低，又富含維生素P，可修補微血管內壁細胞。拌入藕粉可以增加燕麥糕的黏性與彈性，也使它成為很好的低蛋白點心。
3. 這是我家孩子最喜歡的課後點心，夏天放入冰箱冷藏也不會硬化，健康又美味。

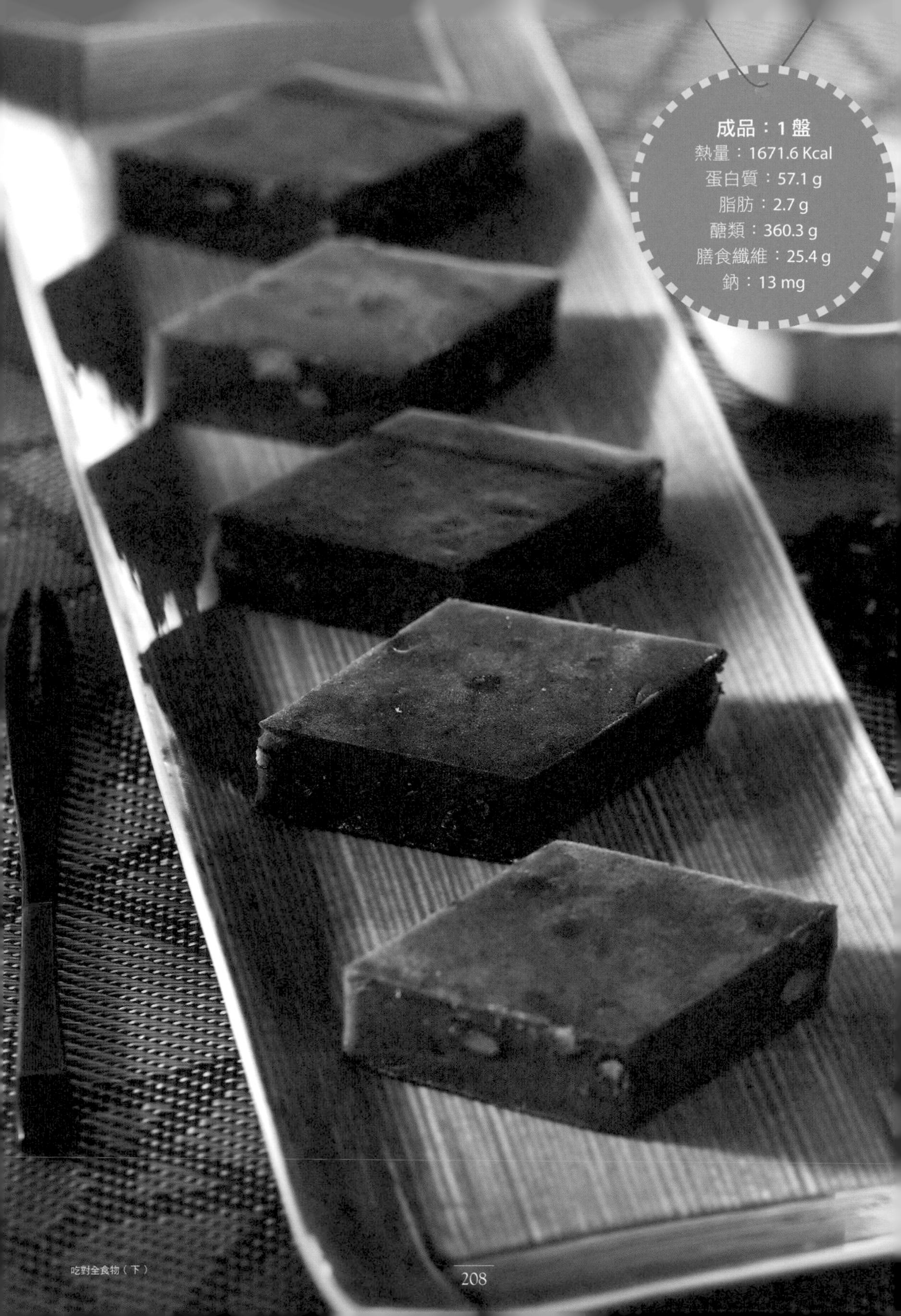
成品：1 盤
熱量：1671.6 Kcal
蛋白質：57.1 g
脂肪：2.7 g
醣類：360.3 g
膳食纖維：25.4 g
鈉：13 mg

特別適用：經前情緒不穩、易水腫者；貧血、哺乳產婦、容易情緒憂鬱者

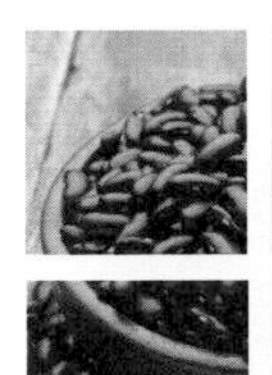
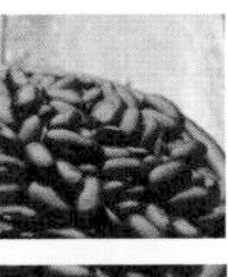
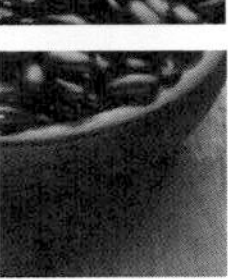

紅豆糕

材料

1. 在來米——— 1米杯
2. 自製蜜紅豆—— 3米杯（約600g）
3. 冷開水——— 540c.c.

叮嚀

紅豆具有鐵質可補血，因此血液循環差、常手腳冰冷的人可以多食用。

做法

1. 自製蜜紅豆：將600g生紅豆洗淨，泡水約7小時後，水量與紅豆齊平，放入電鍋，外鍋加2杯水蒸煮，電鍋跳起後燜30分鐘，如紅豆鬆軟，可平均撒入400g的二號砂糖，利用筷子均勻攪拌，拌好後續燜15分鐘即完成。
2. 將在來米洗淨，用540c.c.的冷開水浸泡3～4個小時，加入2米杯蜜紅豆，置入調理機容杯，高速打2分鐘（至容杯有點溫熱）。
3. 將另外1米杯的蜜紅豆，放入調理好的紅豆米漿中，攪拌均勻後倒入電鍋內鍋，外鍋加入2杯水，蒸好後冷卻脫模，即可完成。

小常識

紅豆富含維生素Ｂ群，特別是菸鹼酸，能幫助體力恢復。維生素Ｂ6促進血清素合成可安定情緒、豐富的鈣和鎂有助鬆弛神經、平復焦慮與不安。另外它的高鉀可利水，有助血壓下降。

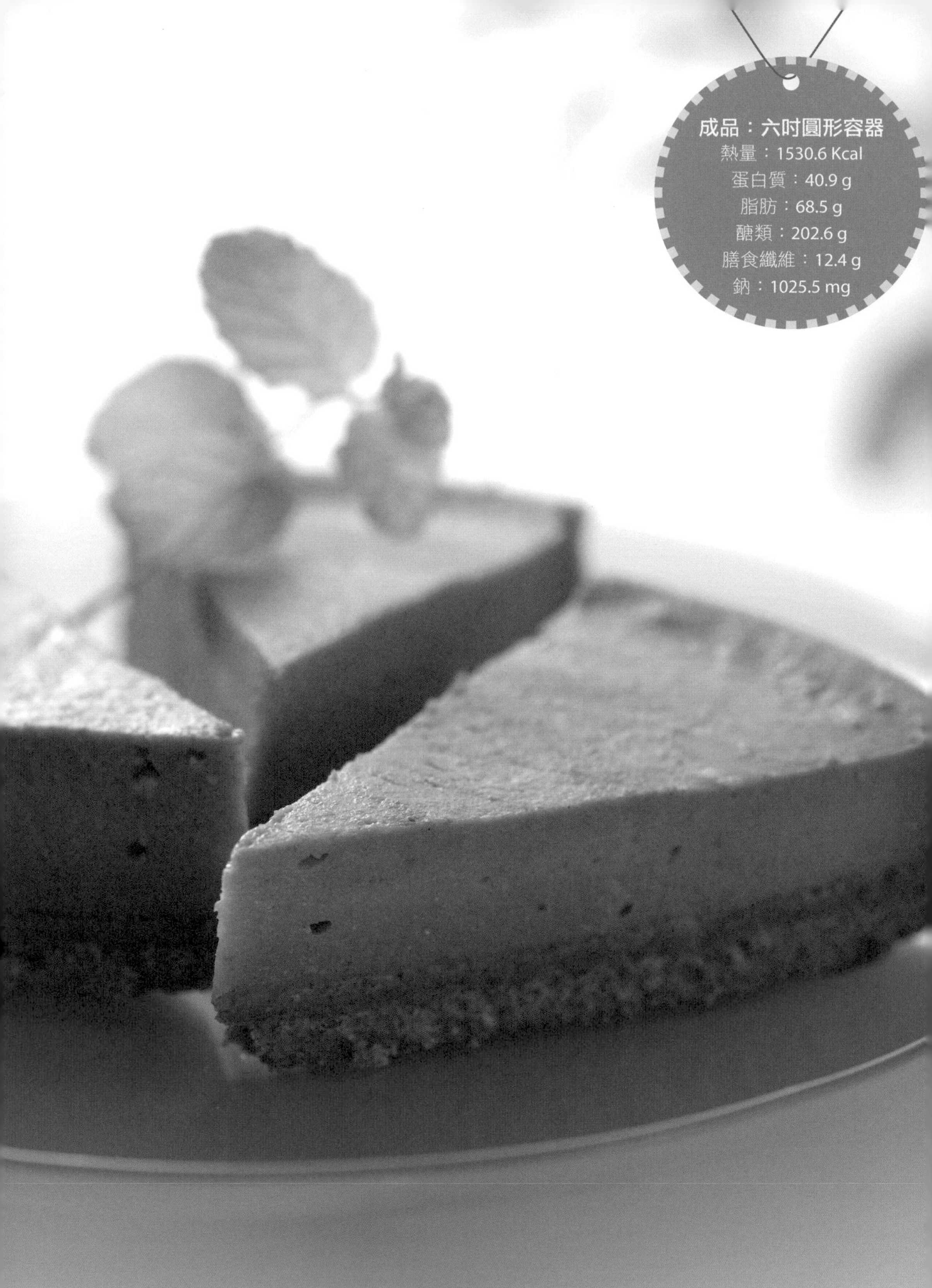
成品：六吋圓形容器
熱量：1530.6 Kcal
蛋白質：40.9 g
脂肪：68.5 g
醣類：202.6 g
膳食纖維：12.4 g
鈉：1025.5 mg

南瓜派

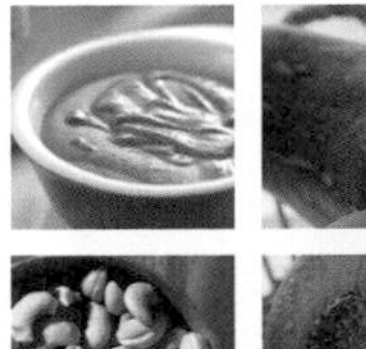

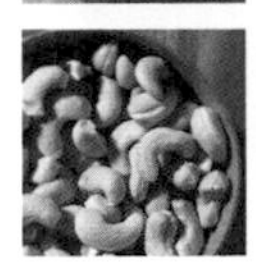

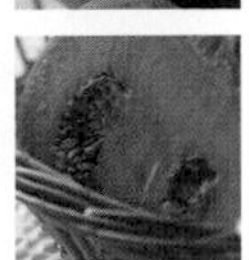

材料

1. 消化餅乾——100g
2. 芝麻醬——4大匙
3. 蒸熟南瓜——350g
（連皮帶籽）
4. 生腰果——30g
5. 鹽——1/2茶匙
6. 黑糖——2大匙
7. 二號砂糖——2大匙
8. 玉米粉——4大匙
9. 冷開水——20c.c.

做法

1. 先將消化餅乾放入調理機容杯，蓋緊杯蓋，高速打10～15秒鐘，倒入容器中並加入芝麻醬（詳見上冊第163頁）攪拌均勻，再倒進模型中，以湯匙壓平，成為南瓜派底部。
2. 將材料3～9置入容杯，蓋緊杯蓋，高速打2分鐘，過程中使用攪拌棒協助調理，完成後，倒入模型中抹平表面；接著放入已預熱的烤箱，以150度烤約30～40分鐘，即可完成。

叮嚀

南瓜皮含豐富多酚，可以防癌抗老；南瓜籽含有豐富的鋅，是男性雄激素的合成時需要的礦物質，還可預防攝護腺肥大，所以吃南瓜的時候一定不能把皮和籽這兩寶給丟了。

小常識

1. 南瓜是非常好的食物，據報導，日本北海道有一個村子以南瓜為主食，村民沒有人得糖尿病和高血壓，南瓜因此風靡日本。
2. 市售南瓜派皮通常是用低筋麵粉加奶油調和製作，這裏為了避免太多反式脂肪或飽和脂肪，改用芝麻和消化餅乾來取代，不僅有益人體健康，而且做出來的派皮超級好吃，但熱量仍然偏高，體重過重者、糖尿病患都要仔細計算份量。

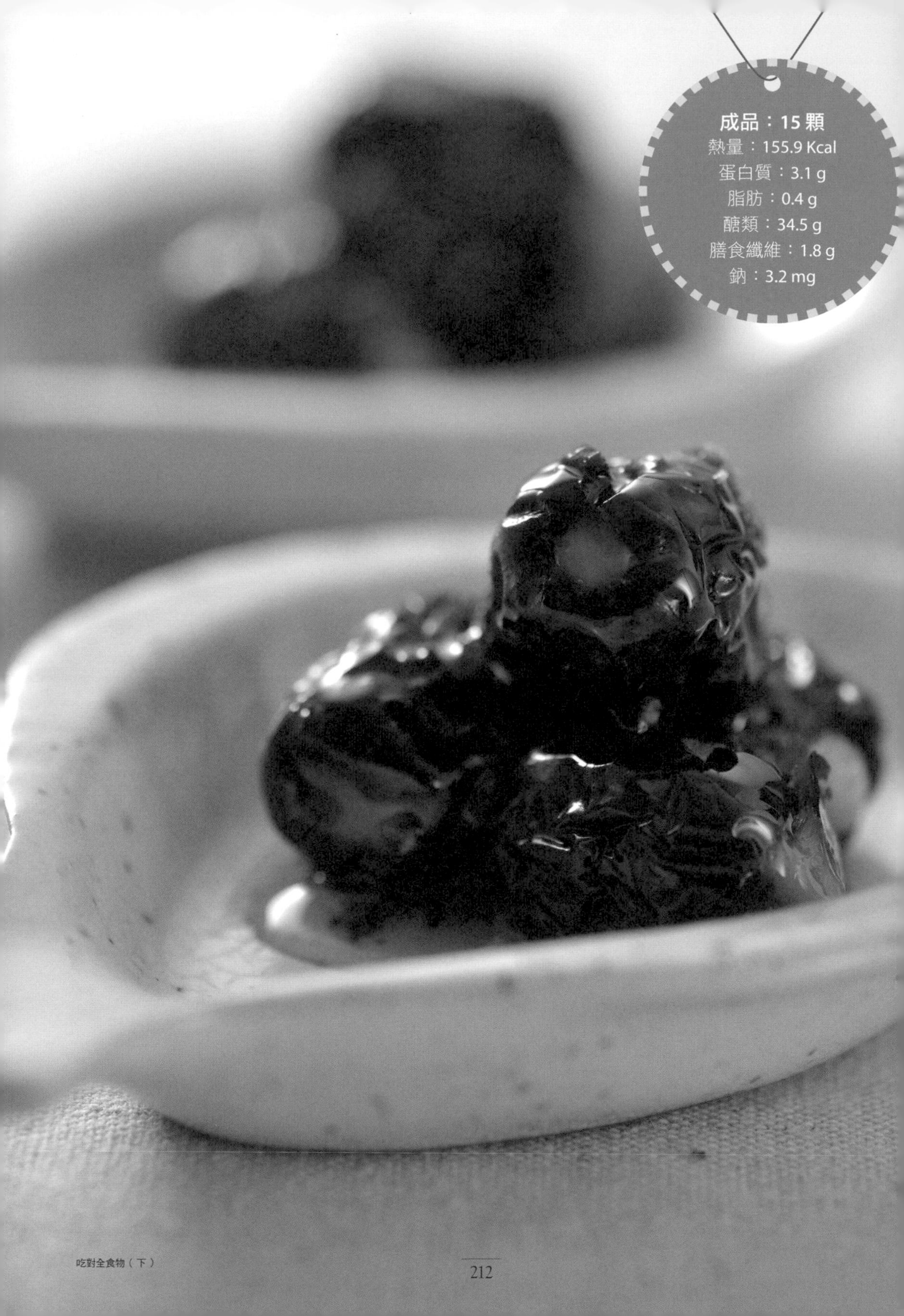

成品：15顆
熱量：155.9 Kcal
蛋白質：3.1 g
脂肪：0.4 g
醣類：34.5 g
膳食纖維：1.8 g
鈉：3.2 mg

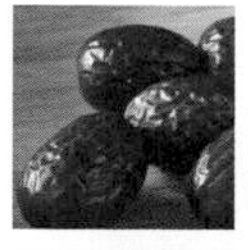
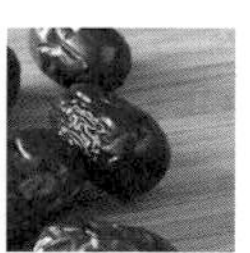
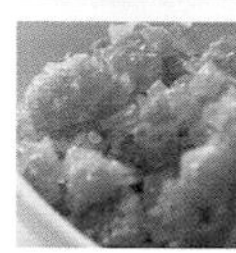
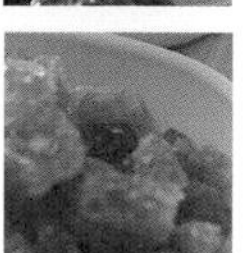

心太軟

材料

1. 圓糯米——2米杯
2. 冷開水——90c.c.
3. 紅棗——15顆（泡水去籽）
4. 原色冰糖、桂花蜜少許

叮嚀

1. 我先生非常喜歡這道點心，但是在外面吃既貴，又很難控制品質，所以我學著做，發現很簡單。
2. 飯後有時會想吃點甜點，這道點心既可以甜嘴，還可以養生，何樂不為呢？但別一次吃太多，以免引起脹氣或發胖喔！

做法

1. 先製作糯米糰。將圓糯米洗淨，以冷開水浸泡3～4個小時，瀝乾後放入調理機容杯，再加入90c.c.冷開水，蓋緊杯蓋，高速打1分鐘，過程中需使用攪拌棒協助。
2. 將打好的糯米漿倒入棉布袋，以重物壓置去水，約2小時後，即成糯米糰。
3. 紅棗洗淨，以溫水浸泡至膨脹，用吸管取出硬核，再用水果刀剖開一道切口。
4. 取適量糯米糰揉成橢圓形塞入紅棗中，稍用力捏合紅棗與糯米糰，全部塞完後，置於深盤中，加上冰糖和桂花蜜，並淋上一些泡紅棗的水，放入電鍋，外鍋加1杯水，蒸熟。
5. 倒出冰糖桂花蜜水，放小鍋煮至濃稠，淋在紅棗上，即可完成。

小常識

新鮮大棗採收後直接曬乾即成紅棗，若是煮熟再浸棗蜜後烘焙則為黑棗。

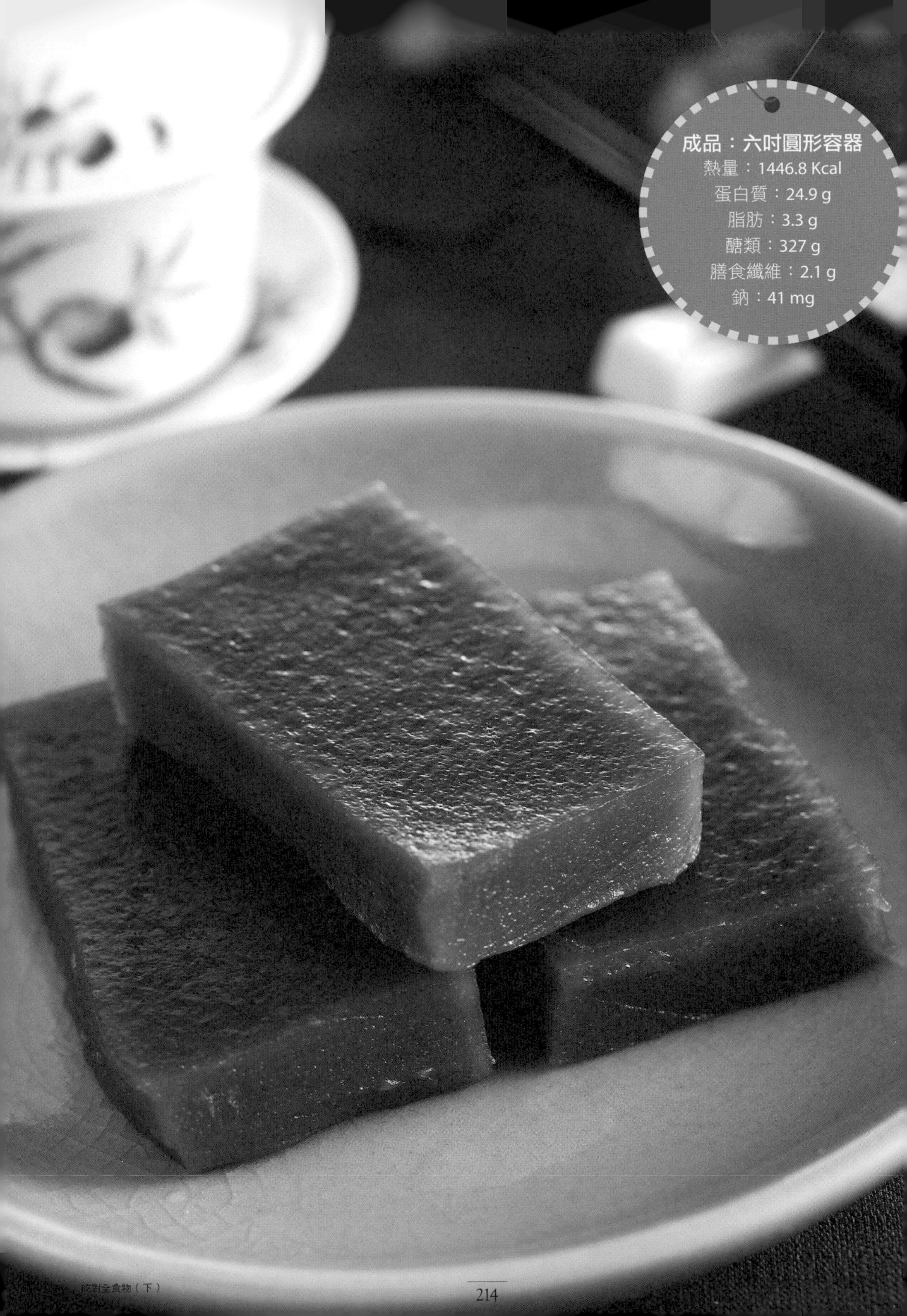
成品：六吋圓形容器
熱量：1446.8 Kcal
蛋白質：24.9 g
脂肪：3.3 g
醣類：327 g
膳食纖維：2.1 g
鈉：41 mg

年糕

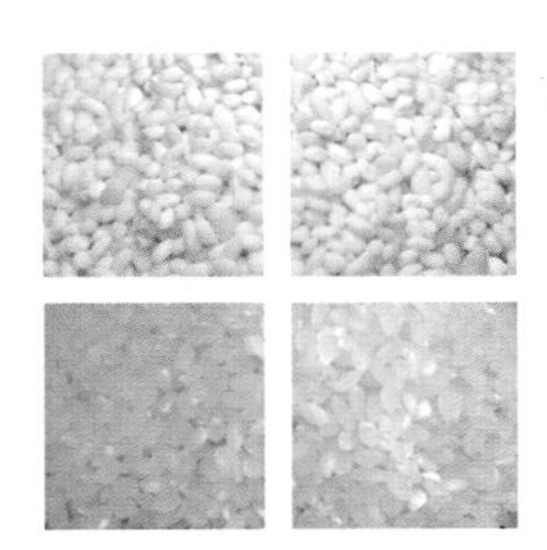

材料

1. 圓糯米———— 1米杯
2. 蓬萊米———— 1米杯
3. 黑糖———— 50g
4. 二號砂糖———— 80g
5. 冷開水———— 90c.c.

做法

1. 將圓糯米與蓬萊米混合洗淨，用冷開水浸泡3～4個小時後，瀝乾置入容杯，再加入材料3～5，高速打1分鐘，過程中使用攪拌棒協助調理。
2. 將打好的米漿倒入已抹油的容器，放入電鍋，外鍋加3杯水，蒸好後冷卻脱模，即可完成。

叮嚀

糯米不好消化，腸胃功能不好或有潰瘍的人要少吃。

小常識

1. 國人喜歡用蓬萊米煮白米飯，因為它的直鏈澱粉含量15～20%，較粘且具彈性和光澤；糯米的直鏈澱粉含量更少（僅0～5%），但支鏈澱粉多，因此濕粘且軟、更有光澤和甜膩味。
2. 糯米有圓糯和長糯兩種。圓糯米用來製作年糕、麻糬、紅龜粿、鹼粽等；長糯則用來製作肉粽、米糕、飯糰、珍珠丸子等。
3. 過年一定要吃年糕，象徵「年年高升」，由於我家人口不多，又有好的工具，所以我會自己動手做，不僅吃起來安心，還能分送親友，聯絡情感。

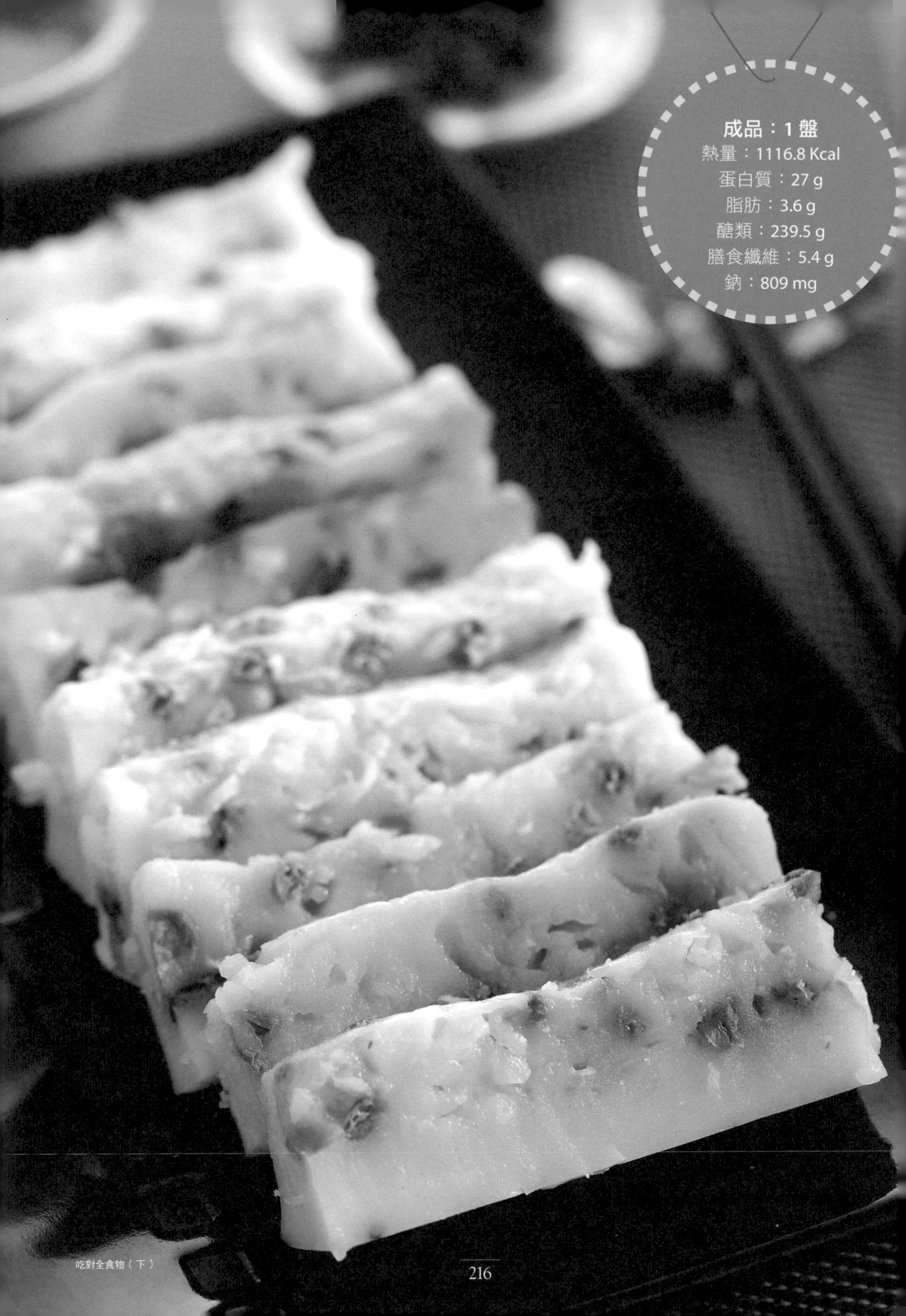
成品：1盤
熱量：1116.8 Kcal
蛋白質：27 g
脂肪：3.6 g
醣類：239.5 g
膳食纖維：5.4 g
鈉：809 mg

特別適用：腸胃消化不良、便秘、慢性腎衰竭、洗腎者

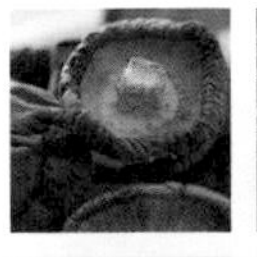
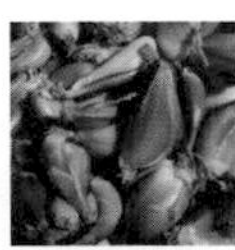
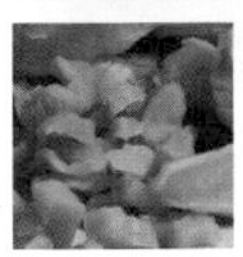
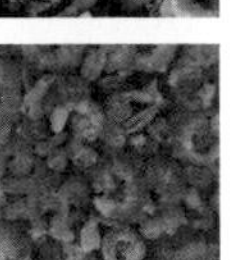

蘿蔔糕

材料

1. 在來米——2米杯
2. 白蘿蔔——約300g
3. 鹽——1茶匙
4. 蘿蔔水加冷開水——共900c.c.
5. 白胡椒——少許
6. 炒料——1米杯

做法

米漿：

1. 將在來米洗淨，用540c.c.的冷開水浸泡3～4個小時，備用。
2. 將白蘿蔔洗淨、去皮、切塊。
3. 將容杯放置調理機上，蓋緊蓋子，調速鈕轉至刻度3，啟動電源，打開透明小上蓋，將蘿蔔塊置入容杯中切碎 (量多時可使用攪拌棒協助擠壓)。
4. 將切好的蘿蔔顆粒倒出，加入1/2茶匙的鹽抓出蘿蔔水（約360c.c.，若不足則加冷開水補足），再將瀝乾的蘿蔔顆粒倒入容器中，加回360c.c.的蘿蔔水混合備用。
5. 將做法1的在來米連同水、1/2茶匙的鹽和白胡椒粉置入容杯，蓋緊蓋子，啟動高速，打5～8分鐘（打到變成稠狀，米漿中間出現一個50元硬幣大小的孔洞即可）。
6. 將打好的米漿倒入做法4的材料中，加入炒料，攪拌均勻，放入電鍋，外鍋加2杯水蒸煮，蒸好後待冷卻脫模，即可完成。

叮嚀

我試過在打好的米漿中加蘿蔔絲，但不如蘿蔔粒好吃，而且若沒擠水，水量變得太多，蘿蔔糕就會不Q；把抓出的蘿蔔水再加回米漿中，可以讓氣味更香濃，滋味更好。

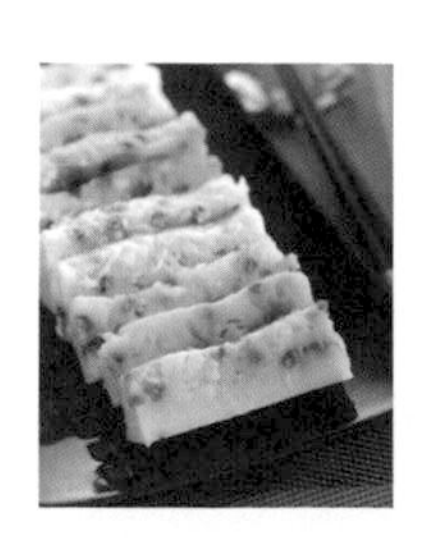

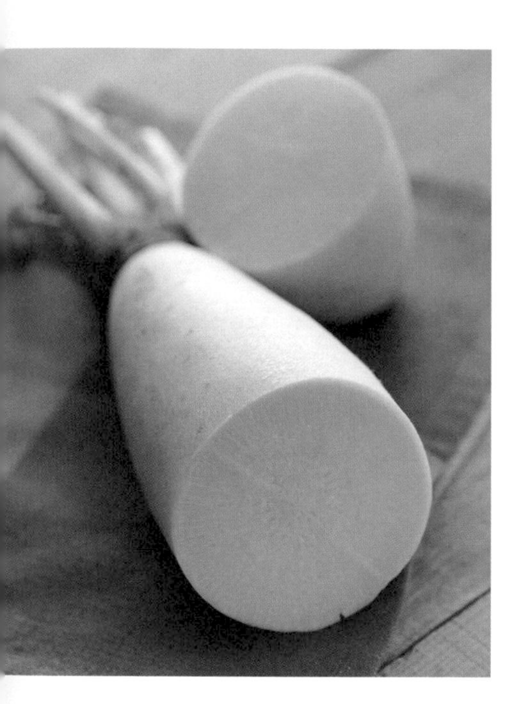

做法

炒料：

1. 香菇洗淨泡軟，去除蒂頭。
2. 紅蔥頭、蘿蔔乾、小蝦米洗淨，均可分別放入調理機切碎，備用。
3. 熱鍋加入少許橄欖油，將切碎的材料放入鍋中炒香，稍微呈金黃色後，再加入少許的白胡椒粉、原色冰糖及醬油調味，起鍋備用。

小常識

1. 白蘿蔔含有豐富酵素、木質素、澱粉酶、粗纖維和維生素C，可以幫助食物消化，促進腸胃蠕動，保持排便暢通，還可以預防動脈硬化、抗癌；尤其大量積食消化不良時，適量的白蘿蔔有迅速消食的功效。感冒初期發生喉嚨腫痛的症狀時，白蘿蔔也可消腫止痛。
2. 用調理機做蘿蔔糕，不但可以代替磨米機，還可讓我們利用調理機磨擦生熱的道理，讓米漿自然成糊狀，無須在瓦斯爐上辛苦的煮米漿，一來不怕米漿燒焦，二來讓做糕點更輕鬆、容易，做出來的糕點更彈牙。
3. 蘿蔔糕是老少咸宜的點心，過去要年節才吃得到，或者到餐廳或市場去買，有了好的工具和輕鬆簡單的製作方法，家人更有口福，尤其腸胃消化不良、便秘、慢性腎衰竭、洗腎者更可以放心吃。

做出色香味俱全，
又健康營養的料理，
是不是真的很簡單呢？

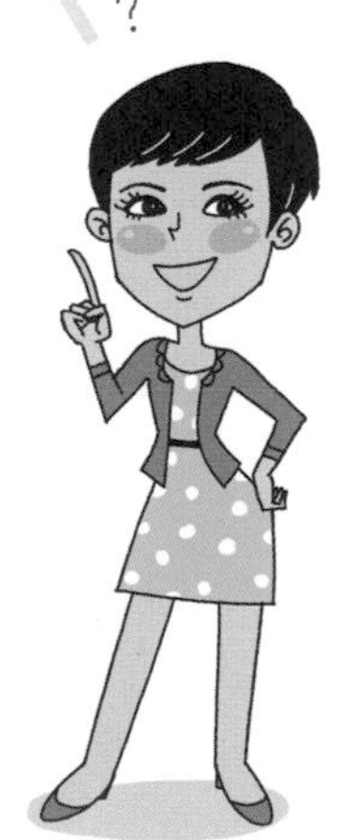

全食物是
最簡單的飲食

附錄一

一年五季養生法

事實上，在中醫學裏，將一年分成五季，分別是春、夏、長夏、秋、冬。如果能配合自然的節氣來養生，就能預防疾病上身，天天都健康、快樂！

春天養肝，多吃綠色食物

春季從二月初的立春一直到五月初立夏的前一天，包括了立春、雨水、驚蟄、春分、清明、穀雨等六個節氣，所以《黃帝內經》說：「春三月……天地俱生，萬物以榮」，意思是：春天是生發的季節，春陽上升，萬物開始生長發育，到處一片綠意。

春季「陽氣生發」，這股陽氣在人體表現為肝臟，因為肝在中醫五行當中屬木，這時候的肝就像春天的樹木，生機蓬勃。所以春季養生，最重要就是要養肝，才能扶助體內的陽氣生發舒暢。

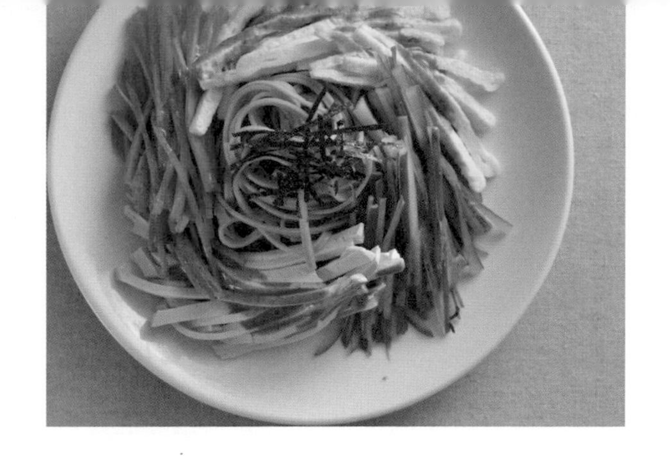

在飲食上，可以多吃些溫補的食物來扶陽。中醫認為，綠色入肝，所以《本草綱目》作者李時珍認為，春天盛產的偏溫性的綠色蔬果，如：蔥、韭、蒜、莧菜、菠菜、春筍、香椿、豌豆苗、茼蒿、薺菜、萵苣、山藥、芋頭、荸薺、芹菜等，雜合而食就是春季養生最好的食物。

這從營養學來看也很有道理。因為，綠色蔬果富含礦物質、維生素，有助於肝臟進行人體的新陳代謝；豐富的膳食纖維能清理腸胃，防止便秘，有助清肝解毒，所以綠色食物被認為是維繫生命健康的「清道夫」和「守護神」，也是鈣元素的最佳來源。另外，菇蕈類如蘑菇、香菇、白木耳等，也是適合養肝的食物。

我們常說：過猶不及，食療也是如此。春天也不能過分養肝，因為肝過旺則脾易虛，有些人因此容易腿抽筋、腹瀉或疲倦，所以春天也要多吃點黃色食物如南瓜、玉米、花生、大豆、番薯、杏等食物，除了能提供優質蛋白質、脂肪、維生素和微量元素，也對脾胃大有助益。

春天肝氣最足，肝火最旺。肝火如果太旺，會有口乾、口苦、耳鳴頭痛、眼睛紅赤、容易動怒、生氣等症狀，這時，可利用略帶甘溫的食物來補養氣血，調理肝氣。多吃具有祛痰健脾、補腎養肺的食物，如枇杷、梨、蓮子、百合、大棗、核桃、蜂蜜等，有助於減輕症狀。

還有，春天容易疲勞，稱為「春困」。常吃含鉀豐富的水果和精力湯有助於解「春困」，因為鉀有助於維持細胞水分，缺乏時會使人感到軟弱無力，也會影響注意力的集中，而葡萄乾、香蕉、蘋果都富含鉀。

除了飲食，情緒也很重要。春天別約束生機，應該保持輕鬆愉快的心情，否則發怒、抑鬱最容易傷肝。春天的陽氣要慢慢生發，散步是最好的運動，趁著春季天氣好，可以多安排戶外運動，親近大自然，就能減少疾病，所以春遊是有道理的。

夏天養心，多吃紅色食物

很多人一到夏天就渾身不舒服，常常頭痛、失眠、煩躁、坐立不安……，這是因為夏季人體新陳代謝快，血液循環加劇，心臟負擔也隨之加重，所以夏季要養「心」。特別是銀髮族，要保持心情舒暢，千萬不要暴怒生氣，以防心臟病發作。

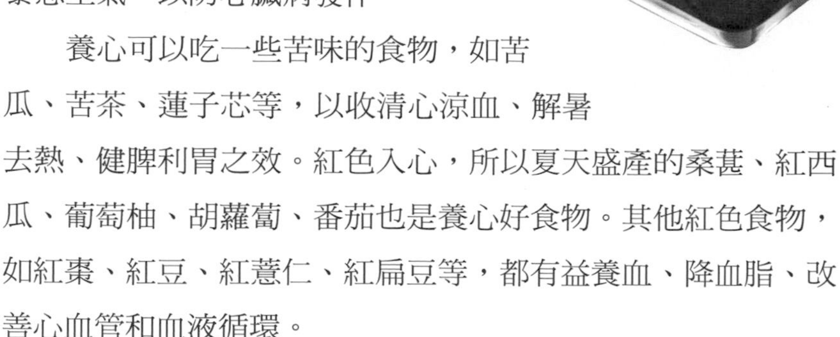

養心可以吃一些苦味的食物，如苦瓜、苦茶、蓮子芯等，以收清心涼血、解暑去熱、健脾利胃之效。紅色入心，所以夏天盛產的桑葚、紅西瓜、葡萄柚、胡蘿蔔、番茄也是養心好食物。其他紅色食物，如紅棗、紅豆、紅薏仁、紅扁豆等，都有益養血、降血脂、改善心血管和血液循環。

夏天酷熱多雨，身體容易積存濕熱，會有胸悶、胃口不好、四肢沉重、精神萎靡、睡不飽、疲倦等現象，所以飲食應盡量清淡、少油膩，量也要少一點，以減少腸胃的負擔，正好可以順便減去秋、冬留下來的肥油。

要去濕熱、消水腫、減肥，可以多吃冬瓜、絲瓜、苦瓜、蓮子、紅豆、薏仁、山藥等，去濕利尿的食物。冬瓜也全身是寶，尤其冬瓜籽可入藥，所以最好連皮刷洗乾淨，把瓜囊和冬瓜籽一起用調理機攪碎，再和冬瓜皮肉一起烹煮，可以吃到更多營養。

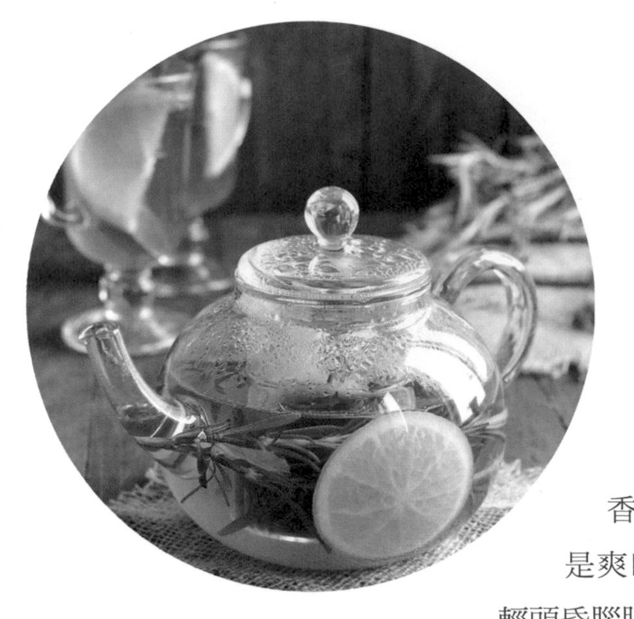

夏季要多喝水，我喜歡用自己栽種的迷迭香，加幾片檸檬，泡一壺好水。不僅翠綠的顏色讓人暑氣盡消，迷迭香和檸檬的香氣，聞著也舒服，喝起來更是爽口生津，還可以去暑熱，減輕頭昏腦脹，提神醒腦。

夏季養生做得好，就可以「冬病夏治」，調整體質。趁著一年中最炎熱、陽氣最旺的時候，多曬太陽、運動強身、少吃生冷，可以改善過敏體質，減少一些冬季好發的慢性疾病，如慢性支氣管炎、氣喘、風濕等陽虛症。用好食物養身、養心、去濕、減肥，何樂不為？

長夏養脾，多吃黃色食物

一般常說：春季養肝，綠色入肝；夏季養心，紅色入心；秋季潤肺，白色入肺；冬季養腎，黑色入腎。那麼脾臟呢？同為五臟之一，在季節養生中，為何獨缺脾臟？

七、八月份正是中醫學一年五季的長夏。節氣從小暑、大暑、立秋到處暑。來到長夏的時節，太陽酷熱，濕氣蒸騰，形成暑熱和潮濕交替，所以中醫主張：「長夏防濕」，也就是說，長夏養生重在健脾去濕、養護脾陽。

偏偏這個季節在台灣，就是又溼又熱，而脾臟最怕溼熱，「脾溼」會影響消化功能，容易出現疲倦乏力、食慾不振、大便溏稀、四肢冰涼的情形，甚至會造成水分滯留，形成水腫。事實上，現代人脾虛的很多，到了盛夏濕熱季節更會覺得渾身不舒服。

要健脾消水腫不妨吃點嫩薑或粉薑。俗語說：「冬吃蘿蔔夏吃薑，不勞醫生開藥方。」嫩薑肉嫩、多汁，不辣又開胃，而且根據中醫典籍所說，它屬於涼性，切片之後，用紫蘇梅汁醃漬當開胃菜吃，不僅養胃還可以去濕。不過份量千萬不可以多，三兩片就夠了。粉薑比嫩薑老一點，屬於溫性，可以降低食物的寒涼性，有「健胃津脾」的功效。尤其黃色的「生薑皮」能行水，有利尿消腫功能，可減少水腫，科學實驗發現，看起來不起眼的薑皮其實是薑體精

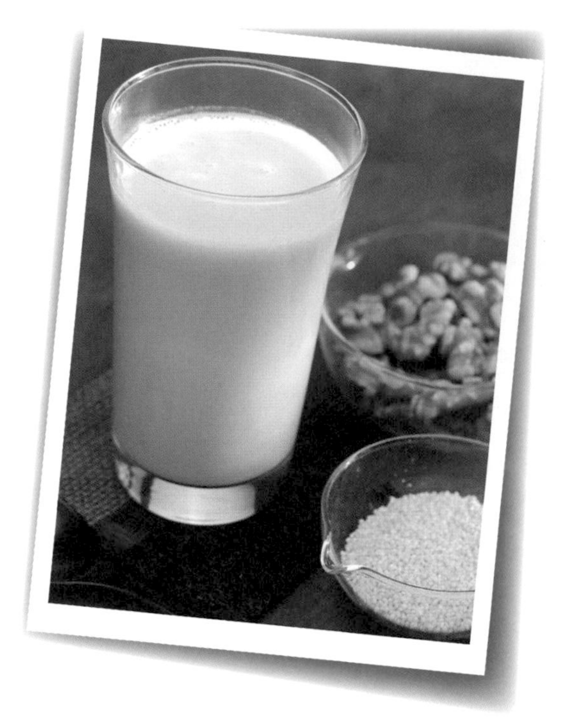

華所在，所以吃薑千萬別去皮。

薏仁、紅豆也是清除體內濕氣的好幫手。薏仁可以去濕氣、消水腫，健脾益胃。紅豆也有利水消腫、健脾胃的效果。煮的時候多加點水，可把湯汁當水喝，薏仁紅豆粒則當飯吃，不僅健脾、祛濕，還可以養血（注意，煮水時紅豆別煮破）。

想要健脾，可以多吃黃色、甘味的東西，特別是五穀根莖類，如：糙米、燕麥、小米、玉米、薏仁、南瓜、黃色地瓜。《本草綱目拾遺》提到，番薯能「補中，暖胃，肥五臟」，它的水溶性纖維很多，熱量比米飯略少，所以脾虛的人，可用番薯當主食。另外，黃豆、黃豆芽、黃色甜椒、花生、腰果、核桃、鳳梨、芒果、木瓜，長夏期間也可以適量補充。

又濕又熱的天氣最容易中暑，要把體內的溼熱之氣排出，一定要多喝水，這是最簡單有效的方法。如果要健脾利胃，可以喝甘草水。中醫認為，甘草補脾益氣，滋咳潤肺，還可以解毒。尤其加了蜂蜜蜜炙而成的炙甘草，可以改善脾胃虛弱、大便溏稀、倦怠乏力、發熱咳嗽、心悸等症狀。炙甘草的量不必多，一兩片丟到杯子裏，反覆熱水沖泡一整天就可以了。

秋季潤肺，多吃白色食物

秋天氣候特別乾，肺不好的人容易引起咳嗽，再加上秋天早午晚氣溫變化大，容易著涼，引起感冒、過敏性鼻炎、支氣管炎，嚴重會導致肺炎，所以秋天要特別小心呼吸道毛病。

平時要預防感冒、提升免疫力，最好的方法還是每天喝一杯精力湯。將五顏六色的蔬果及堅果放進全營養調理機中，打成綜合精力湯，或者將煮熟的豆類、五穀根莖類打成濃稠奶漿，每天早上一杯，補充不足的維生素、礦物質、膳食纖維和具有消炎抗病毒作用的植化素，就是忙碌的現代人最好的抗流感秘方。

如果感覺身體不太對勁，出現頭昏、流鼻水等感冒跡象，則可以打一杯全柳丁汁。將柳丁洗乾淨後削去表層黃皮，挖掉會產生苦味的籽，保留中間富含類黃酮及膳食纖維的白皮，以四顆柳丁打出一杯柳丁泥，完全不加水，攝取最天然豐盛的維生素C和類黃酮，往往能紓緩感冒初期的症狀。黃豆中也富含黃酮物質，因此常喝豆漿也可以預防感冒。

中醫認為白色入肺，所以秋天要多吃白色的食物，如白蘿蔔、白木耳（銀耳）、百合、蓮子、杏仁等。而大自然也在秋天給我們許多白色的蔬果，如水梨、白柚、蓮藕，而秋天盛產的柳丁、柑橘，去了外面黃皮，中間一層白色的果瓤，含豐富的維他命C和類黃酮，也是滋陰潤肺的好物。此外，豆漿、蜂蜜也都可滋陰潤燥。我會用蒸熟的黃豆和蓮藕打成蓮藕豆漿，喜歡的話再加上一點蜂蜜，就是滋陰潤肺又養顏的美味飲品。

秋季養生，除了注意飲食還要調整作息，最好早睡以避風寒，早起以領略秋爽。所謂「秋收冬藏」，如果能順應「秋收」來養生，自然就不用擔心到了冬天抵抗力會變差了。

冬天養腎，多吃黑色食物

冬天不僅死亡率比其他季節高，冬季寒冷多變的氣候還容易引起很多慢性病的復發或加重，如支氣管炎、哮喘、支氣管擴張等。寒冷還會使血壓升高，刺激心肌梗塞和中風的發生；誘發胃和十二指腸潰瘍、風濕症、甲狀腺機能亢進及青光眼等症狀加劇。

古人說「秋收冬藏」，不是講農作物，而是講我們體內的「陽氣」。《黃帝內經》說：「冬三月，此謂閉藏，水冰地坼，無擾乎陽，早臥晚起，必待日光……祛寒就溫，無泄皮膚……養藏之道也。」意思就是說，冬天這三個月，自然界陽氣閉藏，河流結冰，地面凍結，這時候人也應該順應自然，最好早睡以養好人體的陽氣，等待日出才出外活動，衣服穿暖一點，避寒就溫，不要擾動體內閉藏的陽氣。

因為陽氣收斂，氣血從體表回到丹田，消化力比較強，就可以吃一些比較厚味、有滋補效果的食物，像羊肉、牛肉、雞肉、鮮魚等肉類，和咖哩、辣椒、胡椒、蔥、薑、韭、蒜等溫熱的辛香料，以及核桃仁、木瓜、葡萄、蘋果、胡蘿蔔、桂圓、紅棗等溫性食物，給身體補充熱量和能量，身體也比較容易消化吸收。

過去食物不充裕的時代，補冬是件大事，因為冬令進補可調養身體又可暖身，才能應付寒冬並儲備身體能量，因此幾乎人人都要吃薑母鴨、羊肉爐滋補一下。但是現代人幾乎天天都大魚大肉，可千萬不能亂

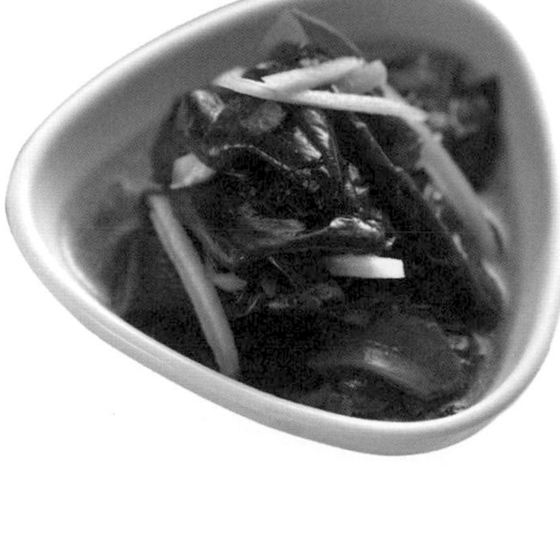

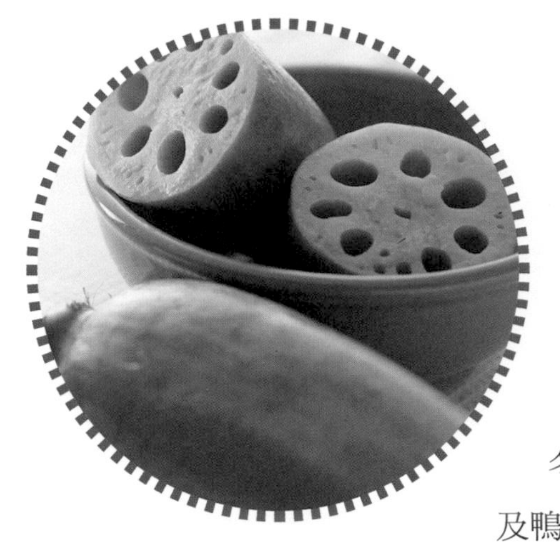

補，以免補益陽氣過甚，導致火、熱鬱結於內，所以一面要補陽，一面要滋陰。在冬天吃些清涼順氣的蘿蔔，以及鴨、鵝、蓮藕、木耳等滋陰的食物，可以避免陽氣鬱結。

真正需要冬令進補的是一些體質偏虛寒，常常身體畏寒，手腳冰冷、臉色蒼白、貧血、倦怠乏力、腹瀉、尿量多而色淡的人。可以用植物性高蛋白質的食物，如黃豆、黑豆、毛豆、豆包等，搭配黃耆、肉桂、黨參、白蔘、茯苓、當歸、首烏、枸杞、桂圓、熟地、紅棗等溫補氣血藥材，為身體增加熱能，而不增加太多油膩負擔。

冬季也是腎氣運行的時段，容易出現腎的病變，所以冬天要養腎，可以多吃黑色的食物，如黑桑葚、黑芝麻、黑米、黑豆、何首烏等，可益腎抗衰老。雖然說鹹味入腎，但過鹹反而傷腎。中醫認為，腎是人體陽氣之根，腎陽被傷也會引起很多疾病，所以主張少鹹，少吃點海鮮，因為海鮮屬鹹；宜苦，可適量吃一點苦味的食物，如白色杏仁，補心的陽氣。

五色蔬果功能表

代表色	代表食物	主要的植化素	主要生理功效
紅色	紅鳳菜、紅甜椒、甜菜根、紅番茄、紅蘿蔔、紅櫻桃、紅辣椒、蔓越梅、紅蘋果、紅石榴、西瓜、草莓、紅李	茄紅素、槲皮素、花青素	降低罹癌風險 強化心血管 強化黏膜組織 避免泌尿道感染
黃、橘色	南瓜、玉米、地瓜、薑、甜蘿蔔、黃豆及其製品、木瓜、柑橘、鳳梨、葡萄柚、黃桃、芒果、柿子	胡蘿蔔素、玉米黃素、類黃酮素	降低罹癌風險 強化心血管 維持視力健康 提高免疫功能
綠色	花椰菜、蘆筍、菠菜、芥菜、韭菜、莧菜、芹菜、青蔥、地瓜葉、四季豆、九層塔、青椒、奇異果、芭樂、酪梨、綠茶	類黃酮素、花青素	維持視力健康 降低罹癌風險 強化骨骼與牙齒
藍、紫色	海藻類、黑木耳、紫甘藍、香菇、黑豆、芝麻、茄子、紫葡萄、藍莓、黑棗	類黃酮素、花青素	降低罹癌風險 強化泌尿系統 維持記憶力 抗老化
白色	大蒜、白菜、白花椰、包心菜、白蘿蔔、洋蔥、磨菇、美白菇、山藥、百合、杏仁、香蕉、水梨、柚子	蒜素、多酚、花青素、微量元素硒、植物性雌激素	強化心血管 降低膽固醇 降低罹癌風險 提高新陳代謝

（癌症關懷基金會提供）

附錄二

問答篇

很多讀者在改變飲食的實踐中遇到疑難問題，我把共通性的問題分類解答於下，提供大家參考：

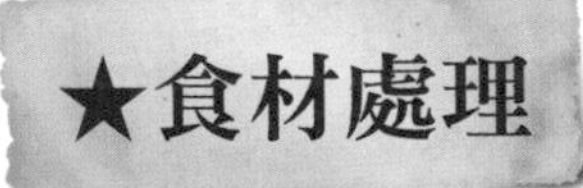

Q. 食材一定要完全有機嗎？

有機食物不僅能保持體內生機，也維護大自然的生機。真正的有機或自然農法，非常重視土壤，必須經過休耕或換土，其種植時間比較長、種植密度低，所以營養密度比較高，而且不用農藥、化肥，有些連有機肥都不用，整株可以食用的比例高，風味較足。

精力湯裏生食的生鮮蔬菜、芽菜或堅果，我會選擇主婦聯盟、里仁、有機緣地、統一生機、聖德科斯、天和、柑仔店、

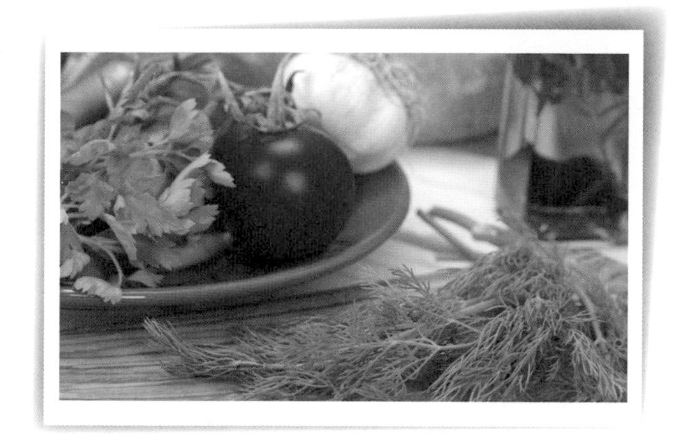

太平洋鮮活、迴鄉等有機商店或農坊，有些也有宅配服務。

可以去皮的水果，我並不堅持非有機不可，因為果樹生長期長，要完全符合有機種植的條件難度比較高，盡量選購當季、當地最新鮮的即可。

我也常到傳統市場買一些附近農民自種的菜。我特別喜歡一些不需要農藥就可以長得很好的青菜，像地瓜葉、紅鳳菜、空心菜、A菜、韭菜，和川七、山芹菜、山茼蒿等。通常當季盛產的蔬果，農藥也會比較少。

Q. 生食安全嗎？

常有人把「有機飲食」和「生機飲食」混在一起。其實，「有機」是一種種植方法，「生機」是一種飲食方法。

生機飲食並不等於「生食」。現代人幾乎不能消化生食，所以生機飲食特別發展了像發芽、發酵、攪拌等，使食物易於消化的方式來調理食物，以避免過度烹調，而破壞了食物中的營養。

Q. 什麼蔬菜不可以生吃？

穀類、豆類和一些根莖類，當然不能生食，一定要煮熟。例如，屬於澱粉類的馬鈴薯，就應該煮熟後食用；此外，馬鈴薯發芽後，會在芽眼周圍產生一種劇烈毒素龍葵素，生吃會破壞紅血球，造成中毒，使人嘔吐、發冷。

部分蔬果可以生食，如中國菜裏一些涼拌菜的食材，就可以生食。一些中醫和西醫也都同意，有些食物，如蓮藕、紅蘿蔔、山藥、番茄、洋蔥等，生吃和熟食獲得的營養不同，兩種方法輪流吃，能吸收更多元的營養。

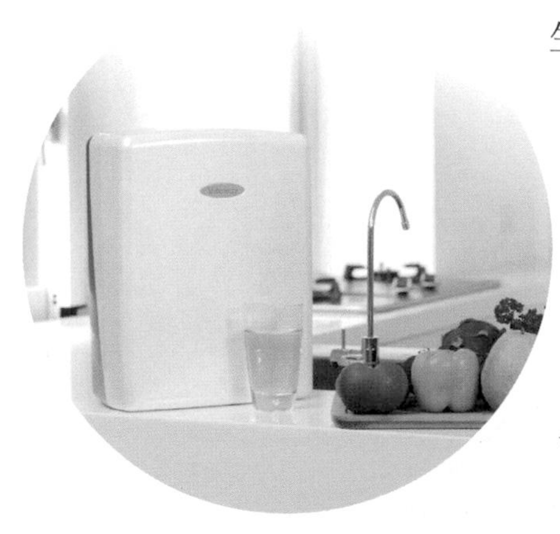

不過，生食蔬菜一定要注意充分沖洗乾淨。不放心的話，把水燒開，關火後再把蔬菜放進去，汆燙30~60秒，以殺死蟲卵，又不會流失太多營養。

含草酸的食物，如：菠菜、竹筍、茭白等，最好用開水燙一下，除去其中大部分草酸。因為草酸在腸道內會與鈣結合，形成難吸收的草酸鈣，干擾人體對鈣的吸收。

Q. 苜宿芽有毒嗎？

芽菜是各種作物的幼苗，含有豐富的酵素、維生素、礦物質和蛋白質。苜宿芽也是芽菜的一種，可以降低血液裏的總膽固醇，以及壞膽固醇的含量，也有抗氧化作用。

但是，苜宿芽含有刀豆胺基酸，屬有毒鹼性胺基酸，食用過量會減弱免疫功能，所以每天最好不要吃超過兩杯的量。事實上，長期大量吃任何一種食物，都可能產生負面效應，所以飲食最重要的原則，就是均衡多元。

Q. 五穀雜糧如何選購，才不會買到發霉的？

我通常也在有機店買堅果和豆類、穀類，因為較注重來源與保存方式，回去還要冷藏，因為台灣夏季太溼熱，要避免黴菌、黃麴毒素。

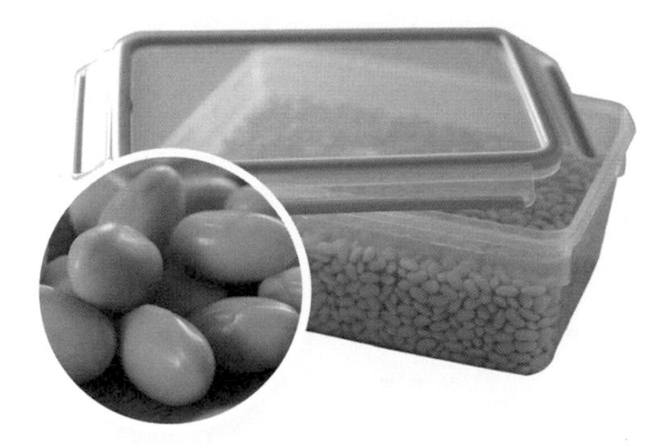

蔬果清洗小提醒

★蔬菜

一般葉菜類：不斷地以流動的水沖洗，稀釋表面的農藥濃度。或按照生長形態（根在下、葉在上），放在盆中用流動過濾好水沖洗15分鐘。

包葉菜類：高麗菜和捲葉萵苣等，剝除外面老葉，在根部劃十字，創造一個新傷口，讓葉片吸收純淨的好水，自我潔淨。

芽菜類：由於生長期短，幾乎沒有化肥、農藥問題，可用流動的過濾好水沖洗5分鐘。

★水果

不吃外皮的水果：鳳梨、木瓜、橘子、柳橙、奇異果等，最好洗過再切，以免外皮的髒污會污染果肉。

一般有皮的蔬果：番茄、葡萄、芭樂、梨子等，先沖掉灰塵，再在半盆水裏噴兩下天然的「橘寶清潔劑」，稍加浸泡，將農藥解離，再用清水沖洗乾淨，最後用流動的過濾好水沖洗15分鐘，瀝乾之後放保鮮盒保存，要用時再分切。

皮比較厚或硬的食材：如蘋果、甜菜根、紅蘿蔔等，除了浸泡在橘寶溶液的時間拉長至3~5分鐘之外，還要「刷皮去蠟」：利用硬毛鬃刷或專門刷洗蔬果的菜瓜布，去除表層的食用蠟和髒汙。

表皮凹凸不平、不易洗淨的蔬果：小黃瓜、青椒、苦瓜等，則以軟毛刷子或木漿海綿刷洗過，沖洗乾淨後，再用流動的過濾好水沖洗15分鐘。

（詳見上冊〈聰明做好食材管理〉）

★飲食調整

Q. 口味太清淡，實在吃不下，怎麼辦？

一般來說，越健康的人，口味越清淡，而且味蕾的記憶只有三週，所以要進行飲食調整只要找三週的空檔，堅持只吃健康的飲食，通常11天就可以感受到健康改善，三週以後味蕾也變得更敏銳，就可以分辨出哪些是食物的原味，哪些是人工調

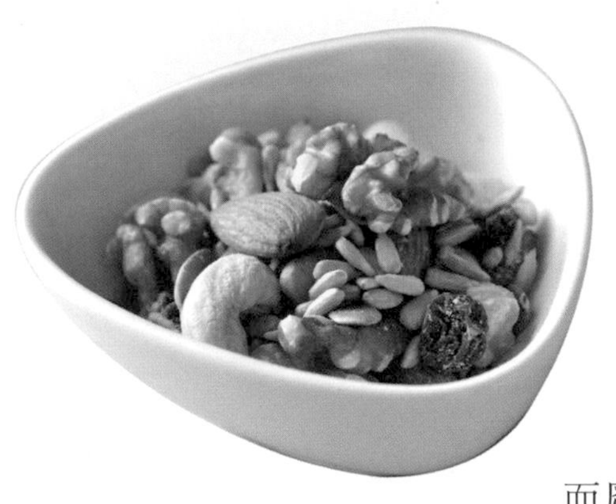

味料。一旦你吃進越多有益健康的高營養食物，身體自然會慢慢忘記垃圾食物，最後對它們完全失去興趣。

堅持一下，千萬別半途而廢。問問自己，你比較愛舌頭，還是整個身體？當然，你偶爾還是可以品嘗一下所謂的「美食」，身體還是可以代謝得了少量的毒素，只是別太頻繁、太大量。不過，根本解決之道，我認為是要重新定義「美食」，真正的美食是，以適當的方法保持或增添食物的天然風味與營養，而非用一大堆化學物質轟炸味蕾。

Q. 調整飲食該循序漸進，或者要很快改變？

這要視個人的情況而定。我們家一開始調整飲食時，因為是邊研究邊改變，所以是一項項調整、逐步適應，但因有疾病的威脅，所以執行徹底，時間沒有拖得很長。如果你已經生病，我建議立即進行大改變，否則效果不明顯。

無論如何，你還是最好先了解個人體質，並徵詢醫師或營養師的意見，譬如腎臟病人不能喝含鉀量太高的蔬果汁，也不宜吃全穀類等含磷量高的食物；有些人則可能必須吃低蛋白飲食。另外，糖尿病患者也要避免高升醣指數的蔬果；化療期間也要小心生食，並補充足夠的蛋白質。

Q. 吃穀類、蔬果容易餓，怎麼辦？

這類食物本來就比較容易消化，不像油脂、肉類會讓腸胃工作6、7個小時，讓人有飽足感的錯覺，其實消耗掉很多體能，所以很多人在吃完豐盛的大餐後，都感覺很累。要減少飢餓感，可以把主食改為全穀類，因為它們含有膳食纖維，所以消化比較慢，也比較有飽足感。

少量多餐也是一個好方法，既可以穩定血糖的濃度、避免胰島素急速升高，還可以減肥，一舉數得。例如，早上喝杯蔬果精力湯或豆穀奶漿；十點左右吃塊全麥饅頭或水煮蛋；午餐適量的吃；下午三、四點再吃份水果；按時吃晚餐。這種週期性的進食方式，可以讓身體知道食物會定時補充，就不需要一次吃得過量或太有效率的貯存熱量了。

★精力湯

Q. 精力湯太生冷會拉肚子？

我原本屬於胃寒體質，曾經有六年時間，連冬天也喝涼的蔬果精力湯，並沒有傷胃氣或拉肚子的情形。不過的確有一些讀者有這種反應，可能是胃腸比較衰弱或體質虛寒。

我建議有拉肚子情況的人，或胃炎、胃潰瘍患者，可以選擇比較不甜的水果，早上起床後先喝一杯150c.c.～200c.c.的溫水，半小時後再喝精力湯；或者先吃一點軟質食物再喝精力湯，有些人從此就不會再有這種情形了。

Q. 吃全穀很容易脹氣、不舒服，怎麼辦？

有些人可能腸胃系統比較弱，或吃飯較急而沒有細嚼慢嚥，容易產生脹氣的現象。喝精力湯時，只要注意不要牛飲，小口小口喝，同時在口裏咀嚼一下，讓精力湯與唾液充分混合，再慢慢喝下，這樣就可以避免脹氣，還可以讓味蕾品嚐到精力湯更豐富的滋味。

Q. 打精力湯只能用冷水嗎？

我的建議是，前一晚將蔬果從冰箱拿出來，早上就可以喝到室溫的精力湯；或者加40°C左右的溫水，以免溫度過高而營養流失。

一般來說，春夏可以多喝清涼的蔬果精力湯，秋冬則多喝溫熱的穀類、豆類和根莖類的精力湯。至於寒性體質的人，冬季可用煮熟的根莖類或五穀雜糧，打溫熱的精力湯；或加入堅果、芝麻、薑片、酵母粉、小麥胚芽粉等，調節食物的寒性。如果真的擔心太過生冷，可以從少量、少樣的食物開始嘗試，再慢慢增加種類。

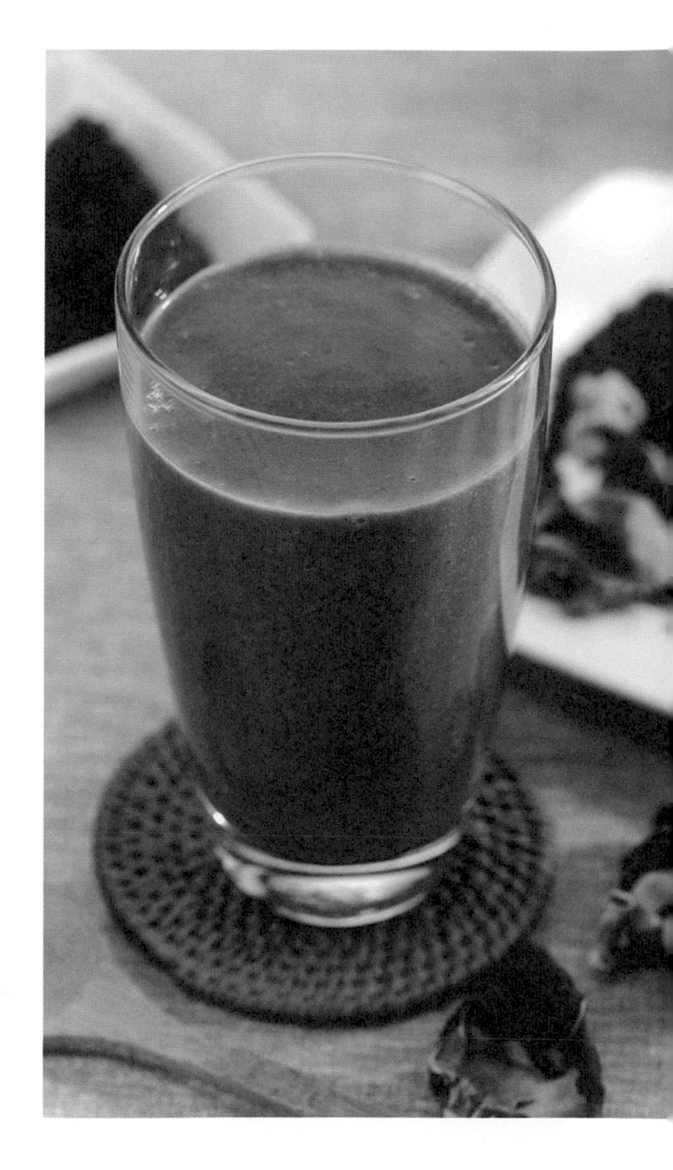

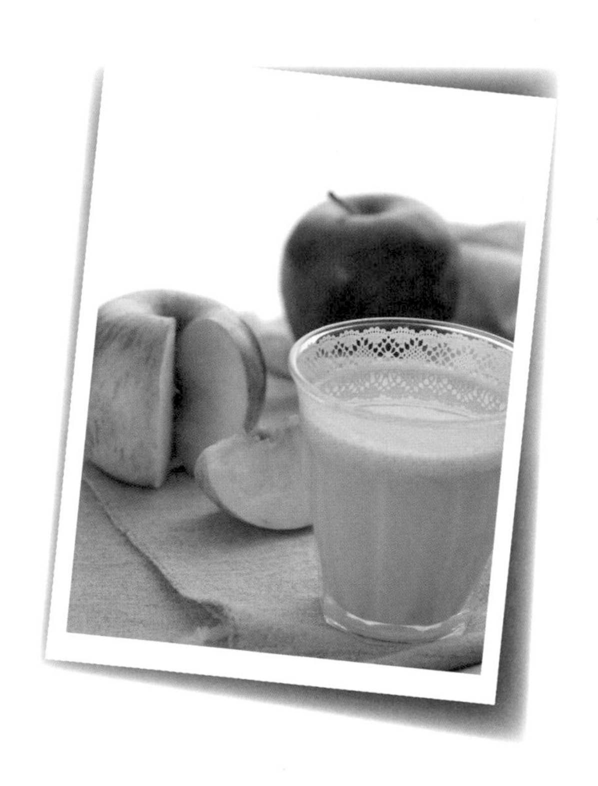

Q. 精力湯一定要早餐喝嗎？

其實精力湯三餐都可以喝，只是早餐喝的效益最大。

若在早上補充豐富酵素、維生素，就能促進碳水化合物、脂肪、蛋白質的代謝，讓我們一天的精力與情緒更好。所以，早餐要多吃芽、苗、蔬果、全穀類等多纖、高抗氧化、高酵素的食物。

此外，早餐喝杯精力湯能降低血液濃度，使血流通暢，新陳代謝運轉順利。晚餐反而要吃得少，如果太晚進食，可以喝個蔬菜濃湯或豆米漿，以免吃下一大堆食物妨礙睡眠。美國生機飲食專家安・威格摩爾（Ann Wigmore）博士的意見是：少量多餐最好，餓了隨時可以來一杯精力湯。

Q. 一天可以喝多少精力湯？

在我們家，大人會在早餐喝一杯500 c.c.的精力湯，小朋友則喝300 c.c。我們通常都是現打現喝，很少放冰箱到下午再喝，因為蔬果攪碎後容易氧化，口味和營養都會變差。

如果實在無法一次飲用完畢，我建議可以裝在保冷效果較好的杯子裏，減緩氧化的速度，也比較保鮮；加入一些冰塊並蓋緊蓋子，也能減緩氧化速度。

Q. 化療的病人可以喝精力湯嗎？

精力湯可幫助癌症病人吃到更均衡多元的營養，而且更容易消化吸收。尤其蔬果內含有豐富的植物化學營養素、強力抗氧化物質如維他命A、C、E，以及膳食纖維，可以抗癌；豆類及穀類含有蛋白質，混合在一起，更可提高蛋白質的利用率。

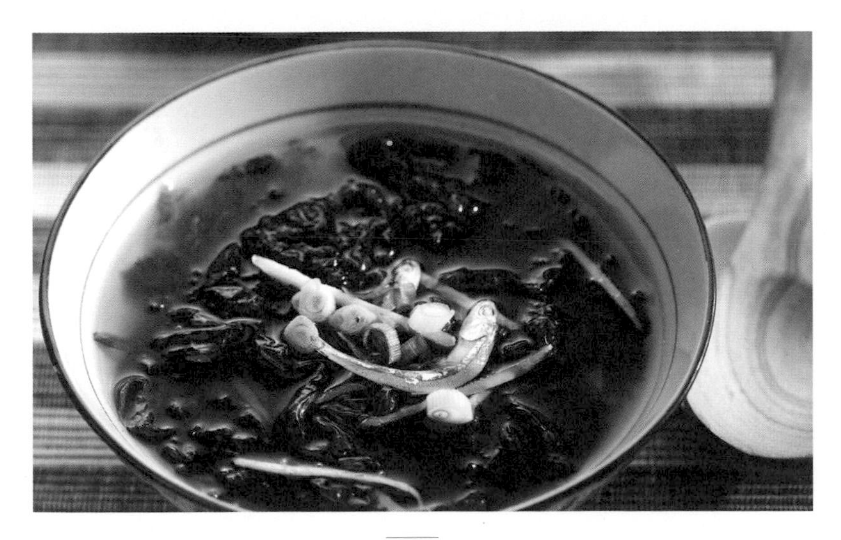

做化療和放療時，醫生一般都會建議病患盡量少吃生冷食物，以免感染，但我很多的朋友在化療期間照樣喝精力湯，並無白血球降低或感染問題，所以要看病患個人情況，並與醫生討論飲食上的調整。

真的不放心的話，我建議在化療期間可以選擇全豆漿、番薯五穀米漿、南瓜精力湯等，完全熟食的精力湯，並盡量選擇可以削皮的水果。

喝精力湯的小秘訣

- 一般人最好每天喝不同顏色的精力湯，吸收不同的營養化學素。
- 早上喝蔬果精力湯可幫助大腸排泄；晚上喝溫熱的精力湯可補充體力。
- 熱量過剩，血壓血脂較高的人，通常屬熱體質，宜多喝蔬果精力湯。
- 新陳代謝差，手腳冰冷、血壓低的人，可以多吃溫熱的精力湯。
- 春夏多喝清涼的蔬果精力湯，秋冬多喝溫熱的穀類、豆類和根莖類的精力湯。

（詳見上冊〈金質早餐〉）

★調養體質

Q. 痛風患者可不可以喝豆漿？

基本上只要不是高血鉀患者，都可以喝蔬果汁及五穀雜糧（非豆類）的粥品和奶漿。含有大量纖維的蔬果汁及五穀雜糧粥，可加速尿酸代謝。至於痛風病人在急性發作時要避免吃豆類，非急性發作可以吃，當然，如果不放心，不吃也可以。其實，尿酸、痛風患者最要少吃的是紅肉，尤其不要喝肉湯、雞湯。

Q. 讓大豆發芽可以減少普林嗎？

大豆發芽會產生酵素、維他命，同時讓種子內不易分解的礦物質及微量元素，變得容易消化。若是要吃豆而不是芽，只要把種子泡到發脹、撐破種皮就可以了，真的長出芽來有時反而會有「臭青」味。

夏天大約浸泡四、五個鐘頭，冬天則泡七、八個鐘頭，如果怕泡餿了，也可以放冰箱底層，泡十二個小時，中間要記得換水。

一般尿酸過高的人，不要一次吃太多，或同時吃下好幾樣高普林的食物，如內臟、紅肉、肉湯、豆苗、蘆筍、酵母及無磷魚貝類。但蛋白質過量也會使體內自行合成的普林增加，所以有時候更該注意是不是蛋白質，尤其是紅肉吃的量太多了。

Q. 不孕體質該怎麼吃？

地中海飲食法可提升受孕機會，其飲食原則是：不吃加工食品和罐頭，吃大量的新鮮水果、蔬菜、豆類、堅果、穀物和種籽，並以橄欖油為日常食用油；肉類也以家禽和魚類為主，少吃紅肉。

我建議可以選擇南瓜精力湯、番薯五穀米漿、高鈣芝麻豆漿、蓮藕豆漿、柳橙南瓜豆漿、翡翠銀耳羹等溫熱奶漿，改善體質；或是在蔬果精力湯中添加堅果或薑，既寒熱平衡又營養充沛。

Q. 容易失眠該怎麼調理？

有失眠症狀的人，可以多補充富含維生素B群的食物，如糙米、小米、玉米、麥片等全穀類，以及菇蕈類（蘑菇、香菇等）、小麥胚芽、水果、綠葉蔬菜、蓮藕等。另外，百合和紅棗也都有助眠效果。

要改善睡眠，不妨在日間增加體力勞動或養成運動習慣，在睡前保持心情平靜，聽聽音樂、靜坐片刻、看看喜歡的書，泡個水溫不太高（約38～39度）的溫水澡，泡腳的效果也不錯；或者試試氣功的八段錦與經絡按摩、腳底按摩，也能幫助睡眠。

Q. 體質偏寒怎麼辦？

除了在精力湯加堅果和老薑外，因為虛寒需溫補，宜選擇偏甘平、溫熱食材如核桃、南瓜、龍眼等，多有滋補元氣養心安神的功用。

後記

我們需要重新定義美食

提到美食，你會想到甚麼？

牛排、龍蝦、鵝肝、魚翅、生魚片、帝王蟹、魚子醬、佛跳牆、紅燒蹄膀、炸雞、漢堡、冰淇淋、巧克力……或者以上皆是？

傳統對美食的定義，通常食材要稀罕昂貴，最好是山珍海味，要不也得是雞鴨魚肉、海鮮；香味要濃郁撲鼻、香氣四溢；口味要香醇甘甜、汁濃味厚；口感要香酥滑順、Q 彈爽脆……要這麼「好吃」，通常得加很多調味料、慢燉久煮、大火快炒、炸得酥脆，烤得油亮，甚至可能還有秘而不宣的添加物。

這樣的美食吃多了，不僅銀子很傷，健康更傷，因為它根本違反人體的需要。根據專家研究：高油、高糖、高動物性蛋白質，卻缺乏微量營養素的食物，會讓人體產生「惡性飢餓」，只有更多高糖、高油的食物才能滿足，於是形成可怕的「食癮」。

很少人會把蔬菜、水果、豆類、全穀當美食，但是人體需要的第三種微量營養素：植物化學素，在加工食品裏沒有，動物性食品裏也找不到，只有在植物裏存在。這就是為什麼我們要吃比較多量的蔬果、豆類、全穀，也因此，我們應該重新定義美食，要把「應該多吃的東西」，當成美食、做成美食。

對我來說，美食就是：天然的好食材，在對的時空季節，用適當的烹調、簡單的提味，吃到食物天然的好滋味和完整的營養。如果在烹調過程中，還加入對家人的愛心、對土地的關心、對自然運行法則的了悟，收穫就更大了。

《吃對全食物》就是我學習、實踐這種美食信念的紀錄。雖然還沒達到理想，但願意跟大家分享一些原理、原則和成果，希望能號召更多人加入這樣的行列，創造更多這樣的美食，也常常動手做這樣的美食，讓身體更健康、家庭更幸福、環境更自然。

經過一年的努力，《吃對全食物》上、下冊終於全部撰寫完成，長期壓在心頭的無形壓力為之一鬆。雖說是改寫舊著，卻等於是重新書寫，無論是內文、食譜都有很大的變動和全新的構想，我認為只有這樣，才對得起所有讀者。

謝謝書中跟我分享實踐全食物飲食成果的朋友，你們的生命故事讓這本書有了溫度；還有許多朋友的故事限於篇幅沒能載入，也一樣感謝，你們讓我的心有了溫度。

要完成一件事，需要許多人協助，因此要感謝的人與事很多。謝謝天和鮮物提供拍攝食譜所用的食材，包括有機的蔬菜、魚、海藻雞和海藻豬。

謝謝所有為這兩本書的出版投入心力和寫序的朋友與先

進，沒有你們，這兩本書不能如此完整、精美的呈現。謝謝女兒在一堆考試和報告中，抽時間寫出她吃了二十年全食物的真實感想，畢竟她是我最真誠、嚴格的評審。

不過，還是那句老話：我最最要感謝的是所有讀者，急切想跟你們分享是驅動我在忙碌生活中，願意承受壓力、完成書寫的最大動力！謝謝你們一直以來對我的支持和鼓勵！也祝福大家健康升級！幸福加分！

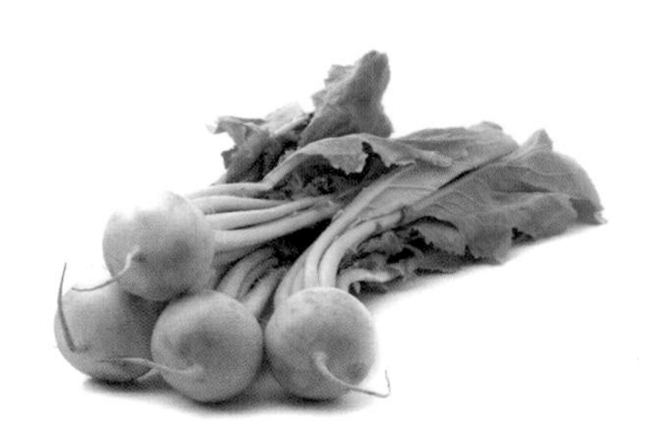

健康生活 BGH155B

吃對全食物（下）

作者一陳月卿
總編輯一吳佩穎
責任編輯一丁希如、方意文（特約）
封面設計一江孟達工作室
內頁設計一黃淑雅
插圖一巧可
攝影一小山攝影本舗／張振山
周禎和、徐博宇
感謝天和鮮物提供部分食材

出版者一遠見天下文化出版股份有限公司
創辦人一高希均．王力行
遠見．天下文化 事業群榮譽董事長一高希均
遠見．天下文化 事業群董事長一王力行
天下文化社長一王力行
天下文化總經理一鄧瑋羚
國際事務開發部兼版權中心總監一潘欣
法律顧問一理律法律事務所陳長文律師
著作權顧問一魏啟翔律師
地址一台北市104松江路93巷1號2樓
讀者服務專線一(02)2662-0012　傳 真一(02)2662-0007；2662-0009
電子信箱一cwpc@cwgv.com.tw
直接郵撥帳號一1326703-6號 遠見天下文化出版股份有限公司

製版廠一東豪印刷事業有限公司
印刷廠一鴻源彩藝印刷有限公司
裝訂廠一精益裝訂股份有限公司
登記證一局版台業字第2517號
總經銷一大和書報圖書股份有限公司　電話／（02）89902588
出版日期一2015年3月31日第一版第1次印行
2024年5月17日第三版第2次印行

定價一550元
4713510943595
書號一BGH155B
天下文化官網 bookzone.cwgv.com.tw
※本書如有缺頁、破損、裝訂錯誤，請寄回本公司調換

國家圖書館出版品預行編目資料

吃對全食物／陳月卿作;
-- 第一版，-- 臺北市 :
遠見天下文化, 2014.10-2015.03
面； 公分. -- (GH155)

ISBN 978-986-320-579-1 (上冊 : 精裝)
ISBN 978-986-320-691-0 (下冊 : 精裝)

1. 健康飲食 2. 食譜

411.3　　103019955

天下文化
BELIEVE IN READING